协和医学院系列规划教材

护理伦理学

（第5版）

------------------------ 供高等院校护理专业使用 ------------------------

主　　编　张新庆　刘　奇

主　　审　杜慧群

副 主 编　李惠玲　佟晓露　尹秀云

中国协和医科大学出版社

北　京

图书在版编目（CIP）数据

护理伦理学 / 张新庆，刘奇主编. — 5版. —北京：中国协和医科大学出版社，2022.2
ISBN 978-7-5679-1812-2

Ⅰ.①护… Ⅱ.①张…②刘… Ⅲ.①护理伦理学 Ⅳ.①R47

中国版本图书馆CIP数据核字（2022）第012022号

协和医学院系列规划教材
护理伦理学（第5版）

主　　编：张新庆　刘　奇
责任编辑：杨小杰
封面设计：许晓晨
责任校对：张　麓
责任印制：张　岱

出版发行：中国协和医科大学出版社
　　　　　（北京市东城区东单三条9号　邮编100730　电话010-65260431）
网　　址：www.pumcp.com
经　　销：新华书店总店北京发行所
印　　刷：三河市龙大印装有限公司

开　　本：880mm×1230mm　　1/16
印　　张：16.25
字　　数：387千字
版　　次：2022年2月第1版
印　　次：2022年2月第1次印刷
定　　价：52.00元

ISBN 978-7-5679-1812-2

前　言

　　护理是一项崇高而神圣的事业，广大护士肩负着救治生命、减轻痛苦、增进健康的神圣职责。1942年5月，毛泽东在《解放日报》的"护士节专刊"上题词："尊重护士，爱护护士"。中华人民共和国成立以来，党和政府高度重视护理事业的发展和护理人才队伍的建设。2005年以来，国家连续颁布实施了3个《全国护理事业发展规划》。2008年5月12日起，国务院颁布实施《护士条例》，明确了护士专业职责、护理行为规范，保障了护士的合法权益。截至2020年底，我国注册护士总数达到470万，成为名副其实的"护士大国"。我国临床护士短缺的问题得到初步解决，人文护理理念深入人心，优质护理服务蔚然成风。医疗执业环境的改善为护理伦理学研究、教育和实践创造了良好的外部条件。

　　20世纪80年代后期以来，我国护理伦理教育在医学院校得到迅速发展。我国现有护理伦理学教材数十种之多，各有侧重，满足了各类护理学生的需要。我国护理伦理学教材建设始于20世纪90年代。我国护理伦理学在充分借鉴伦理学理论和原则基础上，结合护理实践不断进行理论创新，同时也注重实用性，强化对护理人员护理伦理规范意识和伦理决策能力的引导和培养。1997年，由北京协和医学院杜慧群教授率领的专家团队撰写了《护理伦理学》，构建了一套较完整的护理伦理学体系。该教材在中国协和医科大学出版社付梓后的20多年间历经3次修订，获得了良好的社会效益，得到了广大师生的认可和好评。

　　杜慧群教授主编的《护理伦理学》（第4版）的特色表现在2个方面。第一，护理伦理学秉承仁德的价值观和南丁格尔精神，增进健康、预防疾病、恢复健康和减轻痛苦。第二，护理伦理学理论来自护理实践，服务于护理实践，扎根于护理实践。护理伦理体现的是护理伦理价值，处理好护理过程中的权利、义务和护理人际关系，可实现护理目的。正如杜慧群教授在第4版前言中写道："伦理学理论工作者应当努力成为时代精神的表达者，通过严肃的理论思维方式呈现伦理学理论的价值分析、道义批判，自我反思、自我批判。我们需要有更多伦理学理论的应用研究。这种研究应当勇于探索与回答现实生活中重大紧迫的实践和理论问题"。

　　《护理伦理学》（第5版）既秉承了第4版的基本结构和主要观点，又顺应了新时代人文护理事业发展需要，在内容选取、写作体例等方面有所创新。在写作体例上，既尊重国内同类护理伦理学教材惯用的风格，又适度借鉴国外较为个性化且鲜活的内容安排方式；既传承了前4版积累下来的宝贵经验，又结合教材使用过程中的反馈意见和时代要求有新的发展。本版教材吸收了中外护理伦理学研究的最新成果，构建了三级概念体系，确立了以伦理原则为基础的分析框架，回应了广大护理学生、护士和护理教育者关心的护理伦理问题或难题。本版教材共分15章，增加了全生命周期护理伦理及涵盖手术室和临床特殊科室伦理的章节，旨在不断适应"健康中国"战略下的护理新需求和新型护患关系、医护关系，对新型冠状病毒肺炎等重大传染病疫情下的护理伦理问题进行提炼，使教材紧贴时代需要。

　　本版教材的编者团队是由护理伦理学专家和护理专家构成，使本版教材在知识结构和能力结构上相互补充，为这本带有强烈交叉学科特点的护理伦理学教材的编写创造了优势。在各章节的内容选取、要点提炼和语言论述上，力争做到理论性和实践性相统一、知识性和价值性相统一。"志当存高远，行当积跬步"，希望《护理伦理学》（第5版）能够寓护理价值观于知识传授之中，引导护理学生积极发现问题、思考问题和分析问题，最终内化于自觉道德实践活动。

　　在本版教材的编写过程中，除编委会成员外，西安医学院常乃生和李闪闪，新疆医科大学郭艳艳，四川大学华西护理学院刘春娟，苏州大学护理学院崔恒梅、王亚玲和莫圆圆，上海交通大学医学院附属上海儿童医学中心陈昊洋均参与了相关章节撰写。由衷感谢全体编者的辛勤付出！行至半山，更应快马加鞭；船到中流，更应奋楫者先。在每一位编者的努力之下，本版教材得以顺利付梓，希望学生们能从中收获到更多、更广、更新的护理伦理知识，不断提高自身的人文素养。

　　《护理伦理学》教材涉及多个学科领域，护理伦理问题通常隐藏在具体的实践情形之中而不易察觉，护理伦理决策能力的培养也是一种与时俱进的实践智慧。因此，本版教材在理论基础、核心概念表述、伦理决策分析框架和案例研究等方面仍有诸多需要改进之处，敬请读者批评指正。

张新庆　刘　奇

2022年1月

目　录

第**1**章 绪 论

伦理学是一门对人类道德生活进行系统思考和研究的学科。伦理学历史悠久，学派多元。伦理思想、道德规范及相应的行为准则渗透到人们的日常生活和职业活动之中，指引着人们对美好生活的追求。在护理实践活动中，人们对疾病的照护蕴含着丰富的伦理价值。对护理道德现象及其内涵的辨识和反思成为伦理学关注的对象。护理伦理学是以伦理学基本原理为指导、研究护理道德的学科，并为日常的人文护理实践活动提供思想指引。

第一节　护理伦理核心概念

一个成熟的理论通常是由一系列基本概念、理念和观点构成的完整体系。南丁格尔（Nightingale）的"环境理论"就是围绕人、环境、健康和护理等核心概念展开的，华生（Watson）的"人文关怀科学"围绕"关怀"及相关概念展开论述，莱宁格（Leininger）用"日升护理模式"对跨文化护理理论进行了系统解释。护理伦理学也概莫能外，是由"护理"和"伦理"两个核心术语构成，明辨这两个核心概念的要义是掌握这个学科性质和内容的前提。

一、护理与护士

（一）护理

护理（nursing）一词源于拉丁文nutricius，有抚育、扶助、保护、照顾残疾、照顾幼小等含义。南丁格尔主张：护理是让患者处于接受自然作用的最佳环境，并从人、环境、健康、护理等概念及其相互关系中诠释护理的本质。护理专业形成后，"护理"概念的内涵和外延不断演变。1943年修女奥利丽维娅（Olivia）提出，护理是一种艺术和科学的结合，包括照顾患者的一切，增进其智力、精神、身体的健康。1966年弗吉尼亚·亨德森（Virginia Henderson）将护理定位为帮助个体保持健康或恢复健康并有能力独立照顾自身的活动。1970年玛莎·罗格（Martha Roger）提出，护理协助人们达到最佳的健康潜能状态。护理服务对象是所有人，只要是有人的场所，就有护理服务。2001年国际护士会（International Council of Nurses，ICN）将护理定义为："护理是针对处于所有情境中患病或健康的个人、家庭和社群，给予自主性和协同性的照护。护理涵盖健康促进、疾病预防及对病痛、残障和临终患者的照护。"

从护理概念发展史看，这是一个核心内容相对固定而具体表述又动态变化的术语，不同时期的学者对其概念界定有各自特色。这就意味着，护理是一个复杂且包含丰富内容的概念，随着护理实践的内容和形式变化而不断丰富其内涵。护理的基本内涵相对稳定，即保护生命、维护健康、预防疾病、协助康复、减轻病痛。随着医学模式的转变，护理从"以疾病为中心"到"以病人为中心"，再到"以健康为中心"转变，护理服务的对象、范围和工作性质也在发生变革。自南丁格尔创立护理专业以来，护理概念的内涵和外延均随着护理模式及相应的护理实践的变化而变化。

在"以疾病为中心"的医疗观念下，护理模式是以疾病的诊治为中心，关注的重点是患者的躯体症状，而忽视了对患者的人文关怀；在"以病人为中心"的医疗理念下，护理模式是以病人的诊治为中心，兼顾了病人躯体、心理、社会适应等方面的呵护；在"以健康为中心"的大健康理念下，护理范围也从病人拓展到有健康需要的个体和人群，护理模式及相应的服务内容也得到极大的拓展。当然，护理模式的转变还会受到科技进步、医疗体制、国家经济发展状况和社会文化环境等因素的影响。护理模式的转变、护理实践内容和形式的拓展和深化，反过来又会导致护理概念的内涵和外延发生变化。

（二）护士

现代护理实践的主体是护理人员，尤其是注册护士。护士（nurse）在照顾患者方面不可替代，提供专业照护，评估患者正确应对疾病的能力，倡导健康理念和健康行为方式，帮助患者恢复健康，对临终患者实施安宁疗护。随着人口老龄化进程加快和疾病谱改变，护理服务的领域从医院延伸至社区和家庭，护士在慢性病管理、康复护理、延续性护理等方面发挥越来越重要的作用。

不同医疗卫生机构的护士扮演的岗位角色不同，因而有了临床护士、社区护士、公共卫生护士之分。临床护士又细分为不同类型，包括门诊护士、病房护士，以及具备更高专业水准的专科护士。由于护理与预防、医疗、康复、保健等之间有着千丝万缕的联系，护士群体也必然与临床医生、全科医生、公共卫生医生、医技人员、药剂人员、卫生管理人员、患者及家属之间保持着密切的工作关系，从而形成丰富多样的人际关系。这些与护士相关的人际关系主要包括护患关系、医护关系、护际关系等。上述任何一种人际关系又可进一步细分，如护患关系可分为外科护士与外科患者的关系、社区护士与社区慢性病患者的关系、公共卫生护士与社区居民的关系。护际关系的和谐与否会影响到护士工作满意度和患者就医获得感。因此，在护理实践和护理研究过程中，护士需要遵循伦理原则和职业道德准则，树立良好的专业价值取向，培育良好的职业道德素养和人文胜任力。同时，护士还要学会积极应对各种护理伦理问题，培养护理伦理决策能力，开展符合道德规范的护理实践。

二、护理道德

（一）道德的含义

作为社会意识形态之一，道德（morality）是人们共同生活应遵守的行为准则和规范。道德是以善与恶、正义与非正义等为评价标准，通过内心信念、传统习惯和社会舆论等来评价人们的言行，维持人与人之间相互关系和行为活动的规范、原则和意识的总称。

"道"有3种含义：①从宇宙本体论解释"道"，中国古代学者老子认为"道先天地生"，是时空中永恒而唯一的范畴。大道是世界上一切事物发展变化的规律。"独立不改，周行不殆"，道是宇宙生生不息的永恒的生命力。②抽象法则和规律，具有某种客观性质和内容的不可变易的道，如《中庸》陈述的"天命之谓性，率性之谓道"。孙子也说"兵者，诡道也"。③"人生之道""伦理之道"，注重修道以成徒。孔子将"道"作为追求人生的一个目标，即人生的高尚道德情操和最终理想。目标在道，根据在德，依靠在仁。"仁"成为做人的法则和社会的规范。"德"字见于《周书》，指内心的情感和信念，古人以"德"为内心的道德境界，德是靠内心修养来发扬光大的。

道和德的关系可以概括为道为德之原，德为道之行，道为大路，德为行路。一是学道、守道，二是修德、行德。一个人既要遵循社会行为规范和伦理准则，又要注重内心的道德修养和实践，二者缺一不可。社会道德规范是一种为善倾向，只有植根于人心才能发挥作用。人们通过内心的修养才能达到所要求的道德境界。

（二）护理道德的要义

护理道德（nursing morality）属于职业道德的范畴。职业道德又称行业道德，是人们在从事职业活动的过程中必须遵循的与特定工作相适应的道德原则、准则和规范的总称。职业道德在特定的职业生活内形成，并在其范围内发挥作用，具体包括职业道德态度、职业道德理想、职业道德良心、职业道德情感。护理道德的基本要求是爱岗敬业。护理专业的学生会经历一个从认知到接纳、再从认同到热爱的过程。通过在校伦理教育及在岗伦理教育培训，护理专业学生可树立正确的人生观、价值观，端正学习态度和加深对专业的理解，培养职业情感和人文精神，做一名有专业理想、专业素养的护理人才。

中国古代护理伦理思想中的"道"是以"人道"为核心，人道源于天道、从于天道，可谓天人合一。"道"表明了做人的道理和基本原则，"德"是指人们内心的信念与情感，并遵循其道所形成的品质或境界。护理道德是以善恶、对错、正当与否等为评价标准，借助伦理守则、社会舆论、传统习俗和内心信念的力量来调整护理人际关系的行为规范。培育护士道德品质，倡导合乎道德的护理行为。护理道德借助具体的道德标准和行为准则来约束、调节医护患及护士与社会的关系，保障正常的医疗护理秩序，推动护理事业发展。

护理道德在护理人际关系中体现出做人的道理或原则、做人的美德。通常所说的"好护士"具备诚信、贤惠、善良、慎独、关爱等个人品行。护士应具备的品质包括充满爱心、富有责任心、贤惠、诚信、慎独等。从言谈举止、衣帽整洁、护患沟通、医护配合、护理技能运用等方面可反映护士的内心品德状况。护理道德的实质是珍视生命、关爱生命、敬畏生命、尊重生命，为患者、家庭、社会提供优质的护理服务。

护理职业的性质和服务对象的相对稳定性，使护理道德的很多内容超越时代而得以传承，这就是护理道德的继承性。护理道德的内容也会随着社会进步和护理理论与实践的发展不断修正、丰富和完善，与所处的时代相适应，以满足社会对护理的需求。

三、护理伦理学

（一）伦理学的含义

"伦"是"类"或"辈"的意思，进一步引申出人和人之间的辈分关系。"理"的本意为治玉，带有加工而又显示其本身纹理，可以解释为事物的条理和道理。"伦理"的含义是协调人伦的准则和方法。例如，社会伦理是维系社会秩序、协调职权与责任的准则和方法。

伦理学（ethics）又称道德哲学，是对人与自然、人与人之间存在着的各种道德现象、人际关系的哲学反思。苏格拉底（Socrates）追问"我们应该过什么样的生活"，孔子通过"仁学"重新诠释礼乐制度，这都是要解决所处社会中出现的道德问题。伦理学研究具体道德的起源、本质、作用及其发展规律。任何道德现象及相应的道德规范和行为准则都是在特定社会历史条件产生和演进的。对善与恶、正当与否、该不该之类道德问题的分析评判标准的制定要以伦理原则、准则和规范为依据。伦理学理论提供了为行动辩护的分析框架及具体的分析手段。

伦理学既离不开求真的天性，又离不开向善的渴求。现实生活和理性反思是推动伦理学研究的基本源泉。伦理学研究只有立足当代现实生活，识别普遍存在的道德现象，坚守社会成员普遍遵循的道德规范，鉴别和妥善解决棘手的伦理难题，才能帮助人们实现美好生活愿景。借助理性反思，将一般的伦理学理论和原则与具体的道德现象相结合，开展道德推理和道德论证，推进道德难题的解决。

（二）护理伦理学概要

护理伦理学（nursing ethics）是一门对人类护理道德生活进行系统思考的学科。它运用伦理学原理、原则和方法，识别、分析和解决护理实践和护理科研中的伦理问题及难题。基于特定伦理学理论的道德规范体系来分析和评判现实生活中该不该、正当与否、善恶及对错等伦理问题，进而指导护理实践行为，协调人与人、人与社会、人与自然等各方面的关系。

护理伦理学有深厚的理论渊源，理论派别众多，在本书第2章中将有详尽的介绍。此处主要引入3个主要的理论派别：美德论、道义论和效果论。一项人类的行动包括3个要素：行动者、行动本身和行动结果。美德论强调行动者的品格与德性，如儒家强调仁、义、礼、智、信，或温、良、恭、谦、让。它主要回答下列问题：什么是理想的人？人应该过什么样的生活？人应具有哪些品格？如何能具备这些品格？美德论注重个人修身养性，强调个人美德的社会价值。道义论强调了行动本身的考察，规定了在特定条件下应该从事某类行为的伦理原则、道德规范。道义论倡导一个人要讲诚信、不说谎、尊重他人、公平公正、不伤害、行善。效果论注重对行动结果的考察，即一项行动是否可以得到伦理上的辩护取决于这项行动会带来怎样好的或差的结果，通过利弊权衡，实现多数人的最大利益。

在开展判断和分析论证的过程中，提倡用道德智慧（如道德认知、道德敏感性和道德想象力）来分析情景依赖的、多元主义的和相互关联的道德难题。令人满意的护理伦理学分析不仅要强调个体的德性，还要承担道德责任，履行基本的道德义务。

根据研究内容的不同，护理伦理学又可细分为临床护理伦理学、社区护理伦理学、公共卫生护理伦理学、护理研究伦理学、护理技术伦理学等不同的分支领域。当前这些分支学科仍处于

"襁褓"之中。

四、护理伦理学与相关学科之间的关系

1. 护理伦理学与护理学 护理伦理学是现代护理学体系的重要组成部分。护理实践活动要运用科学知识、技术操作技能，同时也离不开护理人员的人文关怀。护理学是科学、技术与人文三者之间的内在统一体。护理人文和社会科学知识、理念、价值系统性地整合到现有的护理服务体系之中，成为一种内生的动力源泉。护理伦理学是对护理道德实践的系统反思，可丰富护理人文的内涵，而护理学研究也会拓展护理伦理学的视野。

2. 护理伦理学与护理管理学 护理伦理学和护理管理学关系密切。对护理实践活动的目标、计划、组织、协调和控制的系统研究构成护理管理学的主要内容。护理管理措施的制定、执行和评价离不开伦理学的理论指导。护理伦理学反思护理管理实践中存在的现实和理论问题。护理政策管理措施的制定、执行和评价均离不开伦理价值观念的影响。护理伦理学研究成果渗透到护理管理和政策制定之中，为人文护理实践提供价值指引。

3. 护理伦理学与卫生法学 护理伦理学与卫生法学相辅相成，共同规范人们的行为。法律体现了统治阶级的意志，是国家制定和颁布的公民必须遵守的行为规范。卫生法学影响护理实践、护士角色、护士职责。护理伦理学与卫生法学都是对人们行为活动的规范调节。道德强调的是自律，而法律侧重他律。若护士的行为与道德规范相违背，并做出损人利己的事情，会受到道德谴责。社会要达到伦理的价值目标，必须实现"自律"与"他律"的相互统一。

（张新庆 谢秀君）

第二节 护理伦理学的研究对象、内容和方法

护理伦理学有明确的研究对象、研究内容和研究方法，形成了相对完备的道德规范体系，具备较为成熟的分析论证框架，能够对纷繁复杂的护理道德现象做出解释，对具体的护理行为提供伦理指引。

一、研究对象

护理伦理学以护理领域中的道德现象、道德关系及其发展规律作为研究对象。护理道德现象是护理领域中普遍存在的善恶、正当与否、荣辱等具有评价意义的社会现象的总称，主要包括护理道德现象、护理人际关系和护理道德实践3个组成部分。

护理道德意识现象指护理人员在处理护理道德关系实践中形成的心理状态及护理道德思想、情感、意志、信念、理想、态度、观念的总和。护理人际关系现象在护理人员与患者、同事及其他人员相互关系的展现过程中呈现出来，也包括评价护理人员行为的道德标准，是判断护理道德活动善恶、荣辱、正义与非正义的行为准则。护理道德实践活动现象指在护理领域中人们按照一定伦理原则和善恶观念而采取的合乎伦理的行为总和，包括护理道德教育及修养、护理道德评价等。

在护理道德意识、关系和实践三者的关系中，护理人际关系是核心，是护理道德意识和护理道德行为准则形成的客观基础，而护理道德规范体系是对护理道德关系的反映和概括，护理道德意识及实践都为建立良好的护理人际关系而服务。护理道德意识是护理人际关系和实践的反映，护理道德实践是护理道德意识和护理人际关系的具体体现。

二、研究内容

护理伦理学研究内容主要包括：护理伦理学理论；基本的护理伦理原则、规范和准则；公共卫生护理、社区护理、中医护理、临床科室护理、护理研究、护理技术伦理等方面的具体道德要求、伦理问题及分析框架；护理道德实践、道德教育、修养及评价监督、护士职业精神等。

（一）护理伦理学的理论基础

伦理学作为人类最古老的学科之一，以善恶作为核心概念，思考人是什么、人们应当如何生活、应当如何完善自己等问题，而非只是简单地制定人们行动的规范或准则。自伦理学诞生以来，苏格拉底、柏拉图、亚里士多德、孔子、密尔、康德等人的思考和智慧为人们道德抉择提供了理论指导。不过，伦理学是生活的艺术，人们不能期冀从中获得唯一的、标准的答案，而是可以从争论中谋求共识。对于个人的道德抉择是如此，对于职业活动中涉及的道德判断问题亦然。

伦理学流派多，主要有义务论、效果论、美德论、关怀论等。这些伦理学理论结合具体的护理实践情形，形成护理道德、护理科研伦理、医患之间的权利与义务、护理资源的公正分配等伦理议题。同时，挖掘现有护理理论和实践中所蕴含的伦理价值、思想观念，丰富并发展着护理伦理学的内容。

（二）护理伦理原则和规范

人类在长期的道德生活中积淀了一系列伦理价值和基本伦理原则。这些普遍适用的伦理原则在医疗护理实践中得到进一步聚焦和拓展，形成了包含特定内容的护理伦理原则、护理道德规范和护士伦理守则等。护理伦理原则规定了护理道德的价值目标、医德手段和根本性的护理道德要求，护理伦理原则包括尊重、有利、不伤害和公正等，从而规定了原则性的道德要求。

临床护士要同患者及家属、医护人员打交道，社区护士要面向社区中不同年龄、文化程度、职业、健康状况等人群。为了患者的利益，医护之间应密切配合协作、互相尊重、互相监督，全心全意为患者服务。护理工作繁杂，社会接触面较宽泛，这就决定了处于复杂性的社会关系网络之中的护士要自觉遵循相应的道德规范。

第4章将展开讨论国际和国内的护理道德规范及其具体的护理道德要求。护理人员应该明确这些伦理道德规范要求，并在临床实践和护理科研中严格遵循。护理道德规范是多样性的内在统一。这些伦理原则和道德规范成为指导护理人员行为的道德要求，也是评价护理行为是否合乎道德的标准。自觉遵循伦理原则或道德规范，也意味着护理人员履行了道德义务，兑现了履行道德责任的承诺。

（三）鉴别并分析护理伦理问题

根据护理实践的内容不同，护理伦理问题（ethical issues in nursing）可以分为以下几大类：临床护理伦理问题、公共卫生护理伦理问题、涉及人的护理研究伦理问题、新技术引发的护理伦理问题、社区护理伦理问题、护理人际关系伦理问题等。依照护理人际关系类型的不同，护理伦理问题又可分为：护理人员自身的道德问题，护患关系和医护关系中的伦理问题，护理人员与自然、社会之间的伦理问题。

护理伦理问题通常与社会、法律、宗教、哲学等问题彼此交织，在常规护理操作、护理科研和高技术应用中所引发的伦理问题的表现和根源也不尽相同。诱发护理伦理问题的根源主要有经济利益冲突、道德义务之间的冲突、道德观念的差异等。识别特定伦理问题的表现、根源和后果后，需要基于伦理原则和方法进行论证和反论证，对不同方案的道德价值进行比较和权衡，对备选方案进行伦理辩护，进而选择合乎伦理的行动方案。护理人员要树立正确的伦理价值观，培养伦理决策能力。

（四）护理道德实践

中外护士伦理守则均明确地提出护士要合乎伦理地开展护理实践。在护理工作内外保护患者的隐私，尊重患者自主做出的医疗护理决定，提升患者自我照护的能力。临床护士不仅要开展给药、输液等临床护理服务，完成照料患者的饮食、睡眠、个人卫生等生活护理，还要维持病房适宜的温度和湿度、保持空气流通。护士必须尽职尽责、操作规范、准确到位，使患者身体舒适、心理满意、情绪稳定。护理道德规范要渗入护理规章制度和操作规程之中。

护理道德规范是外在的、客观的社会要求，其价值得以体现和实现，必须转化为护理人员内在的、主观的自身信念。护理道德实践要做到"由外而内"和"由内而外"两个过程相结合。"由外而内"指将外在的行为规范内化为个体的道德德性，理性的道德认知、情感的道德认同和意志的道德认定三者之间要有机统一。"由内而外"指将内在的道德德性外化为个体的道德行为。伦理价值观要内化为个体的道德德性，外化为个体的道德行为。

护理道德理念或规范需要得到广大护理人员的理解和认同，否则无法顺利执行。护理道德实践要顺应护理事业发展的时代要求，引导护理人员积极向上并达到人格完善。护理道德从现实生活中来，又高于现实生活。

（五）护理伦理环境

护理环境泛指影响人体健康、生命与社会适应相关的各种内外因素的总和，具体包括生理环境、生存环境、工作环境及生态环境。护士执业环境包括制度环境、工作环境、人际环境和社会环境等。此外，护理科研伦理环境对护士科研伦理意识、态度和行为也有潜移默化的影响。患者就医环境指患者在就医过程中所处的物理环境与人文环境。

护理伦理环境指与护理道德实践相关的各种经济、政治、法律、宗教、文化等因素的综合。护理实践离不开各种政策法规和规章制度的指导、规范、约束及监督，也会受到不成文的、隐性的制度文化的影响。特定的护理伦理原则渗透到护理相关政策法规制定和贯彻实施中，使制度本身更具伦理性，使制度实施的社会后果更合乎道德；将特定的道德要求转化为医疗卫生机构对护理实践的规章制度，起到应有的约束作用。

护理伦理环境的优劣直接影响护理服务的内容与形式，具体包括患者的医嘱依从性和就医获得感、医护患信任关系及护理人员的从业条件和从业态度。护理人员身处一个良好的伦理环境之中，才能更好地胜任本岗位工作，增加工作满意度和职业荣誉感，更好地满足患者的健康需要。

三、研究方法

自然科学的研究方法指在科学研究活动中，采集并分析新的资料和数据信息，借助逻辑思维和非逻辑思维提出新的概念、观点和假说，揭示现象背后的原理、机制或规律的工具和手段。人文学科和社会科学的研究对象、研究目的和基本理论与自然科学有很大不同，采用的研究方法也有所不同。护理伦理学研究方法（research methods）是系统考察和理解护理职业道德生活的方法。依据伦理学的不同类型，可分为规范伦理学方法、元伦理学方法和描述伦理学方法等3类研究方法。案例分析方法也常用于护理伦理现象识别或伦理问题的分析之中。

（一）规范伦理学方法

规范伦理学方法是对护理道德本质、道德规范进行哲学思辨，对护理伦理概念、范畴、判断、推理和论证结构进行逻辑分析的方法。伦理论证是为伦理学断言辩护。辩护某个行动的表达式是：用理由a为X辩护。如果说理由a可以得到辩护，这意味着采取行动X在道德上是对的。辩护的核心是论证和反论证。论证的要素是断言、支持和根据。形成论证后要对相反的或相对立的论证进行反论证。伦理论证是判定行动对错，为行动进行伦理学的辩护。伦理论证的根据与理由必须来自伦理学的理论、原则或规则。

（二）元伦理学方法

元伦理学方法通常是将哲学、逻辑学、语源学和语言学等领域的方法移植到护理伦理学中，分析护理道德语言、护理道德体系的理性根源或不同护理伦理观点的逻辑论证。对"道德"和"伦理"的本意考证就要借助语源学知识。概念分析是要分析概念的意义、概念代表实体的价值。概念分析是护理伦理学研究的基础。例如，护理的本质到底是什么，护理价值的类型和含义等。

（三）描述伦理学方法

描述伦理学方法主要指社会科学方法，尤其是实地考察、访谈和问卷调查方法。社会科学方法是研究护理人员或患者如何进行道德推理和行为。半结构性访谈是获得第一手伦理知识的重要方法，如了解临床护士对医学道德困境的体验和态度。在形成临床伦理指导原则、伦理审查办法等政策法规过程中，向专家和社会公众征求伦理意见时，会采用描述伦理学方法。另外，问卷调查方法所得的研究数据结果是判定医患关系紧张状况、诱因的有效手段。

（四）案例分析法

案例分析方法常用于哲学、社会科学研究之中。伦理学中的案例分析法指针对特定具体道德现象，识别其中的伦理问题，剖析其根源，开展伦理分析，甚至得出伦理结论或建议的方法。作为一种较为严谨的案例分析法，判例法（casuistry）是一种基于特定护理伦理案例（而非抽象的原则或规则）针对特定伦理问题进行道德推理的方法。它源自拉丁词casus（个案），常用于实践伦理学和司法实践。它从一个典型的护理伦理案例开始，考察该案例与范例引发的伦理问题的表现、根源、后果和影响因素之间的异同。如果该伦理案例与范例相同，应该做相同处理，与范例不同则做不同处理。判例法可以引导跨学科的伦理讨论，提供丰富多样的伦理论证，以便让不同护理道德立场的人以近似的方式对待相同的护理伦理案例。案例分析法包括5个基本环节：研读伦理案例和相关材料，界定伦理问题的性质、根源和后果，选择伦理理论工具和确定评估标准，确定备选方案并开展事前的评估和检验。

第三节 护理伦理学的历史发展

一、护理伦理学的萌芽

护理伦理学的萌芽与人类社会的护理实践密不可分。人类早期的疾病诊治过程孕育了朴素的护理伦理思想、观念。人类为了生存，需要不断地与疾病、痛苦和死亡抗争，为了解除和减轻自身的痛苦，人类离不开对生命的照护。

古代护理是伴随着人类的生存需要而与医学实践同步进行。远古时代的照护活动是本能的关爱。古埃及医生应用草药、动物和矿物质制成药剂来治疗疾病，对伤口进行包扎、止血，采用催吐、灌肠等净化身体的护理技术。古希腊医生希波克拉底创造了体液学说和冷热泥敷法等多种治疗方法。古罗马人创建了私人医院，注意环境、个人卫生及人的保健，要求供应清洁的饮水、修建浴室等，是疾病预防和健康促进的早期形式。

中国传统医学中，医疗和护理之间并没有严格的区分，护理理念和护理操作通常内含在医疗实践之中，护理伦理思想也散落在传统医德思想之中。"医乃仁术"展示出以仁爱精神为核心的人道主义思想。护理行为的目的是为患者服务，恢复患者的健康；善待患者，一视同仁；洁身自律，不损害患者利益；尊重生命，体现生命神圣观。

中世纪的欧洲，从事护理工作的主要是修女。她们秉承博爱济世的宗旨给患者提供生活照料和精神安慰。教会式的医疗机构遵循一定的护理原则，护理的重点是改变医疗环境，包括室内采光、通风和空间布局等。中世纪后期的十字军东征导致伤病员大量增加，急需救护人员。由信徒组成的救护团队包括受过一定专门培训的护士，男护士负责运送伤员和难民，女护士在医院实施护理。这一时期，在帮助病弱者解除痛苦过程中医、护、药浑然一体。

19世纪中叶，南丁格尔首创了护理专业，开创了正规的护理教育。南丁格尔的代表著作《护理札记》蕴含了对患者的关心和爱护，是现代护理伦理思想的开端。这一时期，护士角色得到社会初步承认，但护理实践主要依靠护士的责任心、爱心、经验及个人品德。南丁格尔的日记、信件、论著等历史经典文献涉及一系列的护理主题，反映了她的观点、价值和信念。正是这些远见卓识和实际行动，奠定了现代护理伦理思想的基础。这些哲学假设或信念形成了一个行之有效的概念模式，指导此后的护理实践，为护理研究概念化提供了分析框架。杰奎琳·福塞特（Jacqueline Fawcett）以南丁格尔提出的人、健康、环境和护理为基本概念，提出了护理学的元范式（metaparadigm）概念。她试图借助元范式将现有的护理知识整合到一个认知结构之中，使护理研究和实践更加科学化。

二、欧美国家的护理伦理研究状况

20 世纪初，护理学从职业向专业发展，逐步建立了完善的护理教育体制。美国约翰斯·霍普金斯大学、耶鲁大学等先后开创了护理本科及研究生教育。伴随着护理学科的发展，护理伦理学的理论、观点和方法也逐渐纳入学术视野，护理伦理类论文、专著、教材大量涌现。创刊于 1900 年的《美国护理杂志》发表过一系列护理伦理类论文，涉及学科定位、伦理原则、护患关系、医护关系、公共卫生护理伦理、临终护理、高技术伦理、护理伦理审查、护理伦理守则。例如，1901 年罗柏（Robb）在该期刊上发表了名为《护理伦理学：供医院和个人使用》的论文，并于 1921 年出版了全球首本护理伦理学专著《护理伦理学：从医院到个人使用》（*Nursing's Ethics for Hospital to Private Use*），书中论述了护士对患者、医生和机构应尽的专业义务，强调了需要创造性地解决良好护理照看中存在的问题。

第二次世界大战以后，一些重要的国际性和国家性的护理专业组织宣告成立，一些主要的护理学术刊物也纷纷创刊出版，这些都成为护理伦理学成长的重要标志。1953 年国际护士会（ICN）发布首份《国际护理伦理守则》，1973 年的修订版提出护理伦理的理念和规范，指出："护士的基本任务有 4 个方面：促进健康、预防疾病、恢复健康和减轻病痛。"1977 年推出《护士的困境：护士实践中的伦理考虑》报告。1965 年，美国护理学会（American Nurses Association，ANA）提出专业护士都应该具有学士学位。其中美国、英国和加拿大的作者发文最多，刊登护理伦理论文最多的期刊是《护理伦理学杂志》（*Journal of Nursing Ethics*），护理伦理研究最集中的领域是生命关怀、道德困扰和社区护理伦理。

创刊于 1994 年的《护理伦理学杂志》发表了一系列高质量的论文，内容涵盖伦理学理论和观念、伦理问题与决策、医患和护患关系、伦理环境等内容，成为展示国际护理伦理学研究成果的一面旗帜。20 世纪 90 年代至今，欧美国家的护理伦理学专著的出版如同雨后春笋。1992 年本杰明（Benjamin）和柯蒂斯（Curtis）出版的《护理伦理学》（*Ethics in Nursing*）一书讨论了护士角色、护患关系、家长主义、保密、护士自主性、个体责任等问题。1992 年怀特（White）撰写的《当代护理实践中的道德困境》（*Ethical Dilemmas in Contemporary Nursing Practice*）一文介绍了临床护理实践中凸显的伦理问题与应对方法。

进入 21 世纪，英文版的护理伦理学类论著增多。强调了护理的伦理责任。当代欧美国家护理伦理学研究注重对护理实践中具体伦理问题的分析与论证，注重研究方法的多样性和实用性。莱德曼（Redman）于 2012 年撰写了《慢性病自我管理中的护理伦理学》（*Advanced Practice Nursing Ethics in Chronic Disease Self-Management*）；奎尔（Quill）和米勒（Miller）于 2014 年出版《姑息治疗与伦理》（*Palliative Care and Ethics*）。2016年，斯坦尼斯洛斯（Stanislaus）出版《与护士对话：护理伦理学》（*Talks to Nurses：The Ethics of Nursing*），布考（Buka）和佩雷拉（Pereira）出版《脆弱老年人关爱：护理的法律和伦理方面》（*Care of Vulnerable Older People：Legal and Ethical Aspects of Nursing*）。2017年，玛丽塔·诺德豪格（Marita Nordhaug）出版《护理照看中的偏见与公正》（*Partiality and Justice in Nursing Care*）。当代欧美国家护理伦理学论著的特点是：①针对护理实践中具体伦理问题和困境开展论证分析，注重护理伦理多元化哲学探索；②研究方法多样，有交叉背景下的研究队伍，理念新颖。

推动国际护理伦理学研究主要有3股力量：护士、学术团体及人文社会科学研究者。第一，护士及护理专家对护理实践中伦理难题自觉反思和总结，主要表现：①对堕胎、临终关怀、艾滋病防控、精神疾病患者、重症患者护理伦理问题和道德冲突讨论；②护士角色模糊、角色冲突背后的伦理诱因，护士参与伦理决策的必要性；③护理科研伦理问题。第二，国际护士会和各国护理学会酝酿制定护士伦理守则，开展学术交流。美国、英国等国护理学会在学科建设、理念倡导、学术交流和科研合作等方面发挥了重要作用。第三，伦理学、哲学、神学、政策法规研究等方面的专家参与了护理伦理讨论并著书立说。杨（Yeo）等于1996年主编《护理伦理学的概念和案例》（*Concepts and Cases in Nursing Ethics*），对护理知识和经验进行了哲学分析；埃弗里（Avery）于2016年撰写《护理和医疗中的法规和伦理导论》（*Law and Ethics in Nursing and Healthcare：An Introduction*）；2017年基姆·阿特金斯（Kim Atkins）和雪莉·德·莱西（Sheryl de Lacey）出版《澳大利亚护士伦理和法律》（*Ethics and Law for Australian Nurses*）。这些论著细致地考察了护理伦理与法规之间的关系，值得国内学者学习借鉴。

三、中国的护理伦理研究状况

（一）中国护理事业和护理道德的发展受到西方的影响

1840年以后，西方传教士、医生及护士开始陆续进入中国，西方医学和护理学的理念与实践也相应地传入。1887年，一名美国护士在上海成立妇孺医院，并开办护士训练班。1888年，中国第一所护士学校在福州成立。1920年，北京协和医学院护士学校成立，并招收本科生。1941年5月12日，中华护理学会延安分会成立，毛泽东为大会题词："护士工作有很大的政治重要性。"新中国成立后，广大护士恪尽职守，为维护人民群众的健康积极投身于护理事业，推动了中国护理伦理的进步和发展。20世纪80年代以来，中国开始了护理伦理学理论的系统化建设，护理学院开设护理伦理学课程，出版多部《护理伦理学》教材，专业化教学队伍初步形成，学科体系建设逐渐规范化。

（二）护理伦理学向前迈进和发展

20世纪初，伴随着西方医学和护理学在中国的传播，西方的护理伦理思想、观点和原理与中国护理实践和民族文化背景相结合，为中国护理伦理学的创建和发展奠定了基础。护理伦理学进入学校教育课程的时间可以追溯到1926年，这一年中华医学会制定的《医学伦理法典》论及了中国医生和外国护士之间的关系。20世纪80年代，中国恢复了护理本科教育。1988年，全国首届护理伦理学学术讨论会在大连召开，研讨了社会主义初级阶段的护理道德问题。1996 年，中华医学会医学伦理学分会酝酿成立护理道德委员会。2000 年中华护理学会公布《护士守则》，并于 2008 年进行了修订。2008 年中华医学会医学伦理学分会全国护理伦理学专业委员会在广州成立，组织撰写了《护士伦理准则》。2015 年中国生命关怀协会成立了人文护理专业委员会。2020 年，该人文护理专业委员会与中华护理学会共同制定了《中国护士伦理准则》。

（三）教材编写数量和质量显著提升

进入 21 世纪，中国出版的护理伦理学教材有数十种，服务于护理本（专）科护理伦理教育。王卫红和杨敏于 2013 年出版的《护理伦理学》（第 2 版）为普通高等教育"十二五"规划教材，黄秀凤和臧爽于 2016 年出版的《护理伦理学》为全国普通高等医学院校护理类专业"十三五"规划教材，胡慧于 2012 年出版的《护理伦理学》被列为全国中医药行业高等教育"十二五"规划教材，崔瑞兰于 2016 年出版的《护理伦理学》（第 3 版）为全国中医药行业高等教育"十三五"规划教材。2017 年姜小鹰和刘俊荣主编的《护理伦理学》（第 2 版）以"案例导入 - 问题提出 - 启发思考 - 理论阐释 - 引申巩固 - 提升素质"为主线，较为系统、全面地介绍护理伦理学理论、原则和规范，旨在提高护生护理伦理问题分析和解决能力，提升伦理道德素养。2018 年尹梅出版的《护理伦理学》（第 3 版），确立了护理伦理理论基础、规范体系、医院常规护理伦理、特殊人群的护理伦理等。

护理伦理学教材编写质量显著提高，与高水平的编写队伍密切相关。一方面，不少医学人文学者潜心研究伦理学理论、教材体例，不断修改完善内容，以满足广大师生的需求。另一方面，护理学专家直接参与编撰教材，将伦理学原理、观点和理念有机融入护理实践之中，教材编写效果显著。中国护理伦理研究教材编写水平上台阶，推动了护理人文教育和人文护理的蓬勃发展。

（四）护理伦理类论文、论著数量激增

中国护理伦理学研究迅速发展，从研究论文数量就可见一斑。1982 年潘绍山在《医院管理》上发表《关于护士职业道德规范的探讨》，1998 年陈丽增在《实用医技杂志》上发表《浅谈护士在护理操作中的职业道德》。21 世纪初，我国护理伦理论文数量呈现快速增长势头。这些论文主要刊登在《医学与哲学》《中国医学伦理学》等学术期刊上。在论著方面，2003 年彭美慈出版《当代中国护理伦理学》，识别了中国特有的护理伦理问题，提出了伦理策略。2014 年张新庆出版专著《护理伦理学：理论构建与应用》，阐述了护理伦理学的哲学基础，探讨了护理本质，明确了护理伦理的概念和分析框架。2020 年香港浸会大学宗教及哲学系张颖在《中国医学伦理学》发表的《"AI- 阿铁"可以行孝吗？——机器人护理对医学/生命伦理学的挑战》一文中探讨了机器人护理伦理问题。同年，新型冠状病毒肺炎疫情暴发后，围绕突发重大传染病收治的护理伦理挑战也得到了学界关注。

当前中国护理伦理学已经形成一个较为完备的学科体系。推动中国护理伦理学成长和发展的有 3 股力量。第一，护士群体已有的护理伦理知识和技能不足，难以从容应对日益增多的护理伦理难题，构成了护理伦理学教学和研究得到发展的动力源泉。第二，护理伦理学学术组织、期刊搭建了护理专家和人文学者交流对话的平台。全国性或区域性护理伦理专题研讨及跨学科交流合

作平台的搭建为护理伦理知识传播、新观点的阐述、理论与现实的结合等创造了条件。第三，护士群体是护理伦理知识和技能的传播者和研究者。借助课堂伦理教育教学，护士获得了护理伦理学知识和技能，为日后处理日常护理难题打下理论基础。此外，相当多的护士发表了护理伦理论文。

（张新庆）

第四节 学习护理伦理学的意义和方法

一、护理伦理学的功能

（一）认知功能

借助护理道德判断、道德标准和道德理想等形式，护士可以正确认识和处理医、护、患关系，正确认识自己对患者应负的责任和义务，正确认识护理道德原则和规范，提高护理道德修养的自觉性。在卫生健康领域大力宣扬护理道德观念、道德准则、道德理想，增进护士群体的责任意识，正确选择道德行为。

（二）调节功能

护理道德的主要功能是调节护士与患者、护士与其他医护人员、护士与社会的关系，以促进护患关系、护际关系和谐，保持良好的医疗秩序。社会舆论、道德教育、医院文化的熏陶可评价、指导和纠正护士的道德行为和实践活动。

（三）教育功能

通过护理道德宣讲、评价、激励等教育方式，营造社会舆论，形成社会风尚，树立道德典范，塑造理想人格，培养护士的道德意识、道德行为和道德品质，提高护士的道德境界，促进护士自我完善和全面发展。

二、学习意义

护理伦理学的学习和应用可以提升护理专业学生的逻辑思维能力，拓展理论视野，提高伦理决策能力。护理伦理学可以指导护理专业学生的职业生活，协助判断和解决护理实践中碰到的伦理问题，规范职业道德操守。护理伦理学可以帮助协调医护关系、护患关系，提高护理服务的效率和质量。

（一）培育高尚的道德品质

护理人员学习和研究护理道德可在错综复杂的工作生活矛盾中培养分辨是非、荣辱、善恶和真伪的能力，提高正确处理问题的能力。随着社会的进步、科学与技术的发展、人们健康意识和维权意识的加强，生物医学模式向生物－心理－社会医学模式的转变，护理人员要树立新的伦理道德观，培养自身的道德品质。

（二）提高医院的人文管理水平

不良的护理道德行为可产生负面影响，降低医疗护理质量，甚至造成护患矛盾、纠纷。医院管理人员应忠诚执行上级及国家的各项法律、法规，并根据"一切为了病人"的原则要求，遵循机构的规章制度，保障各项工作顺利进行。认真学习、研究护理伦理规范，培育良好的道德修养，增强工作责任心，认真执行各项规章制度，切实做好护理工作，提高护理人文管理水平。

（三）增进职业伦理素养，实现护理道德理想

护理是崇高的职业，任务艰巨。护理人员必须具备高尚的道德情操、精湛的操作技术，勇于献身救死扶伤的高尚事业。道德的主要价值目标是实现人格完善，自觉认识基本人际关系及其处理原则，自觉践行"善"的价值理想，实现人生意义和人格升华。护理人员可以借助道德判断、道德标准和道德理想等形式，正确认识和处理护理领域中的各种人际关系，正确认识自己的道德责任和义务，自觉遵循伦理规范，营造良好的社会风尚。护理人员要通过身体力行和健康科普教育，推动先进护理伦理观念的传播，实现医术和医德的良性互动，积极投身于健康中国建设，争做人民群众健康的倡导者和守护者。

三、学习方法

（一）借助逻辑分析，掌握伦理理论知识

护理人员要善于运用比较、分类和类比、分析与综合、归纳和演绎等方法进行正确的逻辑思维，形成概念，提出假说，建立科学理论体系，在论证事物是否合乎道德的过程中，找出逻辑的严谨性和历史的连贯性。借助于逻辑分析方法，护理人员可建立护理伦理学的知识体系，掌握伦理学的基本理论知识。

（二）善于理性反思，培养伦理决策意识和能力

通过伦理教育培训，护理人员可掌握伦理理论、原则和规则，熟悉国内外公认的伦理准则，了解国内外护士伦理守则的基本要求，运用伦理理论与原则分析，解决护理伦理问题和难题，确定伦理行为方案，采取伦理行为并对自己的行为进行辩护、评价和反思。在伦理学知识和技能的系统学习过程中，护理人员要培养伦理思维能力、分析论证能力、伦理决策能力、道德评价能力等伦理能力。

（三）学以致用，理论联系实际，知行合一

护理伦理学理论体系是否合理、是否完善需要接受逻辑检验和实践检验。第一，理论体系要做到逻辑自洽。第二，理论要与实践保持一致。护理伦理学理论的正确与否，要诉诸护理实践来检验。那些能够合理解释护理实践和护理研究中现实的道德现象的理论学说，就有顽强的生命力，

就会得到广泛的社会认可。

本章概要

伦理学是一门对人类道德生活进行系统思考和研究的学科。护理伦理学是一门研究护理道德现象的学科。它运用一般伦理学原理、原则和方法，识别、分析和解决护理实践和护理科研中伦理问题及难题。护理人员要善于借用描述、归纳、演绎和逻辑实证主义的方法，提出、分析和解决护理伦理问题。它以护理领域中的道德现象、道德关系及其发展规律作为研究对象。研究内容主要包括护理伦理学理论、伦理原则和规范、具体道德要求及护理道德实践。常见的研究方法包括规范伦理学方法、元伦理学方法、描述伦理学方法及案例分析方法。护理伦理学有认知、调节和教育功能。

思考题

1. 简述护理道德的内涵。
2. 护理伦理学的研究内容是什么？
3. 护理伦理学的研究方法有哪些？
4. 为什么要学习护理伦理学？

案例分析

精神科年轻护士小严刚开始工作时，时常会因患者的不雅举动而感到委屈，后来就习以为常，对此淡然一笑。她自我安慰道："他们的行为有时不受自我意识控制，也需要关爱与理解，自己无法真正生他们的气。"精神科患者的意外事件很多，如自杀、自残等。患者的表情、动作都可能反映出其精神症状和潜在的问题。为此，小严很注意观察患者的言行，及时采取措施来防范各种意外发生。精神疾病患者无陪护，小严担负着护理和监护的双重角色。安全护理是第一位的，既要确保患者安全，又要保证自身安全。几年下来，小严平等对待每一位患者，从来没有歧视性言行。每当看到患者好转出院，回归社会做一些力所能及的事情时，小严总会感到所有的辛苦和付出都是值得的。小严无怨无悔地投身于精神科患者护理工作中，赢得了医院领导、同事和患者家属的一致认可。

问题：①小严身上体现了哪些值得学习的品德？②在将来的护理道德实践中，你如何做到"由外而内"和"由内而外"的有机结合？③结合小严的护理行为，谈一谈你对学习护理伦理学意义的理解。

（张新庆　李红丽）

参 考 文 献

[1] 彭美慈, 王春生, 汪国成. 护理是什么? ——诠释植根中国文化的护理概念 [J]. 中华护理杂志, 2004, 39 (1): 2-5.

[2] 张新庆. 护理伦理学沿革与进展 [J]. 中国实用护理杂志, 2016, 32 (36): 2802-2806.

[3] 张新庆. 护理伦理学: 理论构建与应用 [M]. 北京: 学苑出版社, 2014: 1.

[4] 邱仁宗. 试论生命伦理学方法 [J]. 中国医学伦理学, 2016, 29 (4): 551-556.

[5] BLAŽUN VOŠNER H, ŽELEZNIK D, KOKOL P, et al. Trends in nursing ethics research: mapping the literature production [J]. Nurs Ethics, 2017, 24 (8): 892-907.

第 **2** 章　伦理学理论基础

护理伦理学是应用伦理学知识对护理实践中涉及的护理道德现象和护理道德行为的伦理学思考。在护理情景中，当护理专业人士需要做道德抉择时，有哪些规则或原则可用，必须依靠综合的伦理理论。鉴于护理专业诞生的历史、发展和特性，本章将介绍并讨论与之有着最为密切联系的4个主要伦理学理论：效果论、义务论、美德论和关怀论。每个理论均代表护理道德抉择时所趋于依据的基本原理或价值观念，它们定义了什么是好的或道德的行为，为护理人员在道德抉择和评价行为、政策或制度制订时提供指导和标准，为解释某种职业行为的合理性提供辩护的依据。

第一节　效　果　论

效果论（consequentialism）又称效用论或后果论，价值核心是行动的结果或后果。效果论是以行为结果，而不是行为人或行为本身作为道德上的好坏评价和是非判断的依据。效果论是人们日常生活中最经常使用的道德推理方式，具有普适性，追求的是对于最大多数人而言的最大善，而不仅仅是针对行为者个人，后者属于伦理利己主义的观点和主张。

一、历史渊源

效果论是目的论（teleology）的一种。目的论是最早诞生的伦理学理论，其思想渊源可以追溯到古希腊，其哲学基础是任何存在包括人在宇宙中都有其存在的目的。德谟克利特（Democritus）最早提出将幸福作为人生活的目的，人的本性就在于追求幸福；亚里士多德在《尼各马可伦理学》中开篇写道："每种技艺与研究，同样地，人的每种实践与选择，都以某种善为目的。所以有人就说，所有事物都以善为目的。"古希腊哲学家伊壁鸠鲁（Epicurus）提出："快乐是自然赋予我们的目标，它也是我们判断每一种事物是否为善的标准。"他的理论在很大程度上强调的是行动中个体对快乐和痛苦的经验，追求的是"身体无痛苦，心灵无纷扰"，严格来讲是属于某种形式的伦理利己主义，但其却是17～18世纪出现的经典效果论的理论源头。

自17世纪以来，英国经验主义哲学家如大卫·休谟（David Hume）、亚当·斯密（Adam Smith）等都对效果论的形成有所贡献。休谟首次提出"效用"（utility）的概念，用来表述人们的行动所带来的令人快乐的后果。19世纪的英国哲学家边沁（Bentham）在《道德与立法原理导论》一书中指出："自然把人类置于两位主公——快乐和痛苦的主宰之下。只有它们才能指示我们应当干什么，决定我们将要干什么。是非标准、因果联系，俱由其定夺。"边沁认为，人们所具有的"趋乐避苦"的本性导致其行为必然遵循所谓的功利原理，即"它按照看来势必增大或减小利益有关者之幸福的倾向，亦即促进或妨碍此种幸福的倾向，来赞成或非难任何一项行动。"在边沁的理论体系中，所谓"善或好的东西"就是那些能够最大限度地促进人的快乐和减少痛苦的行为。如果一个行动带来的快乐多于痛苦就是好的、正当的；反之，如果行动带来的痛苦多于快乐则是不好的或不正当的。因为快乐是唯一被人们的本性所追求的目标，追求快乐是人的一切行为的最终目的，故边沁提出"最大多数人的最大幸福"原则作为功利主义指导人们行为的基本原则。

在《功利主义》一书中，穆勒（Müller）对功利主义（utilitarianism）的基本观点做了全面澄清，驳斥了各种错误理解，对"幸福"或"快乐"做了细致的解释，区分了高级的快乐和低级的快乐。穆勒论证了功利主义的道德标准对人的约束力来自何处的问题，即功利原则的人性基础，以及功利主义道德标准的证明问题、理论和正义的关系问题。虽然穆勒对功利主义做了比较全面的经典论述，但其论证依然存在争议。

自边沁、穆勒之后，人们对功利主义理论的批评之声一直没有停止。非效果论伦理流派否定功利主义的观点；功利主义者修正功利主义的论证方式，使理论在逻辑上更具合理性。19世纪末英国哲学家西季威克（Sidgwick）出版了《伦理学方法》一书，对当代英美伦理学产生深远影响，是穆勒之后古典功利主义学说的最好阐述者。西季威克之后，斯马特（Smart）和威廉姆斯（Williams）在《功利主义：赞成和反对》（*Utilitarianism: For and Against*）一书中对支持和反对功利主义的观点进行了重新审视，使之能避免某些严重的批评。

二、基本观点

边沁和穆勒的功利主义奠定了效果论的理论基石，功利主义的核心是最大幸福原理："行为的对错，与它们增进幸福或造成不幸的倾向成正比。所谓幸福，是指快乐和免除痛苦；所谓不幸，是指痛苦和丧失快乐。"也就是说，只有那些能够为最多数的人带来最大幸福的行为才是正确的、道德的和值得称赞的行为。这是功利主义的效果论与伦理利己主义观点的最大区别。

效果论可以概括为3个基本观点：①判断行为对错的唯一依据是其结果，而不是行为本身，构成行为的其他一切——行为的动机、目的和手段都不重要，唯有结果才是效果论在道德评价时真正关心的和最重要的；②行为的结果只与行为所涉及的更多或更少的个人幸福相关，一个行为所涉及所有当事人的痛苦和快乐都应当被考量；③评价结果时，要同等考虑每个人的幸福，即在道德上每个人都同等重要，没有人因为其权利、财富或其他特质而比其他人的快乐或痛苦更重要或给予更高的赋值。效果论不只适用于道德领域，也同样适用于对法律和制度好坏的评判。

效果论者都以行为的最大功利后果为衡量其正确与否的最终尺度，但对达成一致行为的最大后果的方式存在不同观点，由此形成了2种经典的类型：行为效果论（act-utilitarianism）和规则效果论（rule-utilitarianism）。

行为效果论主张：假设某人X需要在A和B两种不同的行为之间进行选择，如果A与B相比能产生更好的结果，那么X选择A就是正确的，选择B就是错误的。行为功利主义强调行动者应该根据行动当时的情况判断行为的效果来做出选择，而不是根据既定的、所谓能够带来好结果的规范或原则来选择应该做什么或怎样做是对的。如果没有其他的行为能够产生比某一种行为更高的效用，那么这种行为就是最好的选择。在行为效果论者看来，对道德规范如诚实、不撒谎等规则的遵守不是普遍的、义务论式的，在实际行动过程中一种规范或规则只有能给人们带来最大化的利益才值得人们遵守，甚至在某些情况下为了行动的利益最大化可以违背道德规范。在人们实际的日常生活或职业活动中，行为效果论对于行为发生之后的道德评价或许有用，但对于事前行为选择的价值可能较小。一方面，大多情况下人们并不会在每一种情况下都进行必要的计算后才确定那种行动是正当的然后再做选择，大都是自发而迅速地行事；另一方面，影响行为最终结果的因素多，总是存在未被考虑的、可能导致结果不同的因素。这都不意味着行为效果论者主张的任何理论和实践存在价值。

规则效果论主张，一种行动是正当的，当且仅当它是一条规则所要求的，这条规则自身又是一组规则中的一条，而对这组规则的认可则会给社会带来比其他任何可行的替代方案更大的效用。也就是说，在行动中能够将效用最大化的最好方式就是遵循那些最有可能给人们带来最佳结果的一组规则。绝大多数人对道德的理解是一系列规范或规则的总和，合乎道德的行动就是遵循这些规则。规则效果论认为，人们不必在每种情况下都计算某个特殊行为的功利效果如何，而只需要遵循某个一般情况下的功利最大化的规则即可，一旦某一个规则被确立，人们在行动时就要依靠这些规则来确定某一具体行为是否正确或合乎道德。根据效用原则确认的能够产生或带来效用最大化的规则行动，确实会在一定程度上简化人们选择时的困难。

效果论是在道德实践中常用的伦理学理论。效果论的理论基础是经验主义，具有普遍的人性基础，人们会自觉不自觉地运用效果论。但效果论的致命缺陷是存在为了"对大多数人的幸福可以牺牲少数人利益"的可能性。这是效果论在理论方面的局限性，也会导致实践上出现不公正现象。

三、在护理实践中的应用

作为一种人类反思其生活及行为活动比较成熟的理论框架，效果论能为解决护理伦理问题与道德困境提供思路和方向。对于患者而言，什么才是其在医疗实践过程中的最佳利益，这已经变成一个难以决断的问题。例如，对于一个请求安乐死的癌症晚期患者，其最大福利应该如何判断？是否应该让自己护理的患者参加医学研究？这一系列问题护理人员在护理实践中越来越经常碰到，如何决策既考验着护理人员的道德判断能力，又影响到其工作效果及职业幸福感。

护理人员在职业活动中面对每一个道德决策时，首先要做的是应当对风险－受益进行权衡和评估，选择受益大于风险的护理行为，从而做出最佳的护理决策。在护理实践活动中关注行为的效果是必要的。完全不关注行为后果的行动在道德上有瑕疵，如未加思考、脱口而出的话语可能会伤害到患者的身心。实际上，不少患者是自发行动，对于行为的可能后果估计不足。因此，效果论的主张看似简单，但实施不易。

护理专业以其所护理对象的健康福利为职业宗旨。在具体的护理实践活动中，护理人员面临的选择日益多元化，需要考虑的利益日益复杂化。护理人员不仅面临患者的健康利益和风险之间的评估问题，还面临自身利益、专业利益、机构利益和患者利益等诸多利益相互冲突的困境。当发生冲突时，护理人员应以现代的医疗保健观念出发，以患者的利益为最高的行为原则，尽可能高品质地进行医疗照护；当患者的健康利益与公共健康发生冲突时，护理人员应兼顾社会的整体利益和长远利益，实现最大多数人的最大福利。

按照效果论的理念，护理人员要清楚地知道利他（患者）才是真正利己的行为选择。另外，在诉诸"最大多数人的最大幸福"时，也要避免仅强调行为的物质与经济层面的最大后果，而使"个人的道德生活趋向于物质和个人化"，忽略了在人们精神层面所造成的行为后果。例如，一位夜班护士出于良好的动机，对患者采取了紧急护理干预，但患者却因病情恶化而导致病情加重或死亡。在此情况下，若仅从结果的角度评价护士的行为，则该护理干预不能得到伦理辩护。这一评判无疑会影响护士的工作热情，不利于其将来在护理工作中更加积极地为患者服务。对于护理人员的行为道德评价要注意不能不看重结果，也不能只评价结果而忽视行为动机。

第二节 义 务 论

义务论（deontology）又称道义论。它是以对行为的对错评价为核心，其评价的依据与效果论着重于行为的结果不同。义务论认为，决定一个行动正确与否的不是其产生的后果，而是这个行动自身是否正确或者该行动背后所代表的那种规则是否包含着某些绝对的道德价值。对于义务论的阐释贡献最大的是德国哲学家康德（Kant）。

一、历史渊源

义务论的理论渊源可以追溯到古希腊时期的德谟克利特，其将按照公正原则去做自己应该做的事理解为义务，并将道德义务和行为的内在动机联系起来。义务的概念在中世纪进一步得到强化，基督教神学家将遵从上帝的意志看作人的道德义务。康德的思想受基督教虔敬主义的深刻影响，重视诚实、深厚的感情和道德生活，是一种内心的宗教，而非强调宗教仪式和神学学说正统的宗教。另一个对康德理论的形成产生重大影响的是法国启蒙思想家卢梭（Rousseau），其有关人类尊严的意义和重要性、自由和自主的思想构成了康德理论的核心概念。

在康德义务论诞生之前的17～18世纪正是欧洲哲学界经验主义和理性主义相互论争的时期。前者主张，仅凭纯粹理智人类就可以把握世界，而不需要经验的帮助；后者认为，人类所有的知识都来自经验。这种伦理延续到道德知识的领域就是康德以理性基础的义务论和边沁、穆勒以经验为基础的功利主义。1785年，康德出版的《道德形而上学原理》一书指出："在世界之内，一般而言甚至在世界之外，除了一个善的意志之外，不可能设想任何东西能够被无限制地视为是善的。"在康德看来，只有出于"善良意志"的行为才能称为道德的行为，而作为理性的人的义务就是听从"善良意志"发出的"绝对命令"，而"'善良意志'之所以善良，并不是因为它产生好的结果或达到所追求的目标，而是因为它自身就是善良的"。康德认为："道德源自理性而不是经验，义务不是来自人性或所处环境，而是来自纯粹推理。"每一个行动的背后都意味着一条准则：无论何时，当处于行动所发生的情况下，任何人都可以这样做。而不是只有我可以这样做，而其他人不可以，这样的行为准则不具有可普遍化的特性，同时也是自相矛盾的，不能被称为真正的"准则"。康德的义务是对每一个人都有约束力的可普遍化的道德义务。对普遍义务的义务就是人的责任，康德坚持认为"只有出于责任的行为才具有道德价值"。一个出于责任的行为，其道德价值依赖于行为所遵循的意愿原则，与任何欲望对象无关。康德的义务论可归纳为3个原则：可普遍化原则、目的性原则和自律原则。康德行为的动机作为判断道德价值的唯一根据，而反对以行为结果为依据的效果主义目的论，赋予人以自由、权利和尊严，从而提高人在道德实践中的主体地位。

康德的义务论抽象而复杂，同时也充满争议，其中最重要的争议就是完全不计后果地强调道德规范的绝对性，有时会导致理论与实践及人们常识的冲突。在康德之后的英国哲学家罗斯（Ross）也是一个义务论者，他不同意行为仅由它的后果决定其正确性的功利主义观点，但他也对康德的绝对规则提出责难。罗斯相信在做道德选择时，有必要考虑后果，即使他认为并不仅仅是行为的后果决定其正确性。为了解决康德义务冲突的矛盾，罗斯提出了实际义务（actual duty）和初始义务（prima facie duty）的概念，前者是一个行动者在某一具体情况中的真实义务，后者是不考虑特殊情况下一个人应该做什么的义务。例如，一名临床护士许诺和朋友一起吃晚饭，其初始义务是履行诺言，但如果她在要下班准备赴约时负责的患者突然出现了紧急情况，此时这位护士如果不遵守诺言而是照顾患者，这就是其在履行实际义务。罗斯将人们认识到的初始义务列了一个清单，包括忠诚义务、补偿义务、感恩义务、公正义务、行善义务、自我提升义务、不作恶义务。他认为这些义务是真实的，人们承认和愿意接受它们都是正当的，并且会被没有争议地遵守。

在罗斯之后，还有几位当代的伦理学学者接受了康德伦理学理论并对其进行了发展，其中有代表性的是罗尔斯（Rawls）、诺齐克（Nozick）等。义务论在伦理学思想史上的地位重要，且其理论观点也在现代社会的政策和制度中有所体现。

二、基本观点

康德的义务论从否定效果论的许多观点开始，首先指出以行为后果的好坏、大小作为判断一个行动是否道德或正当。康德反驳道："善良意志并不因它所促成的事物而善，并不因它期望的事物而善，也不因它善于达到预定的目标而善，而仅是由于意愿而善，它是自在的善。并且，就它自身看来，它自为地就是无比高贵。任何为了满足一种爱好而产生的东西，甚至所有爱好的总和，都不能望其项背。"这就是义务论最为核心的观点：不唯以行为的后果如何判断行为的正当性，而是以行为本身的特性即是否出于善的意志来判断行为的对错。

义务论中"应该"是必须如何，没有条件或例外的情形，其表述形式是"你应当做某事，就这样"。不能因为人们的不喜欢或任何其他的原因而不这样做，康德将其称为"绝对命令"，义务论有绝对主义色彩。义务论将人类社会称为"目的王国"，与自然界所构成的"自然王国"一样。自然界遵循着一定的规律，任何违背自然规律的行为都将受到大自然的惩罚。这些存在于"目的王国"的规律，无法通过人类的经验来获得，只能通过人类理性才可以把握。人们的道德行为就是对"目的王国"存在规律的尊重。按照规律所要求的行动，此即人的责任或义务。人们可以从这样的行动中获得自由、自主和作为人的尊严，因而这样的行动是正当的、正确的和有道德价值的。在义务论看来，如果人们只是出于偏好或满意的结果而行动，则其行为无道德价值可言，其行为与动物基于欲望的行动并没有本质差别。

与效果论一样，义务论也存在2种基本类型：规则义务论（rule-deontology）和行为义务论

（act-deontology）。规则义务论者认为，作为道德的唯一基础规则是存在的，遵循这些规则就是道德的，与行为结果无关。康德的义务论是规则义务论的典型。康德诉诸于一致性，即求不自相矛盾，以"可普遍化"的原则为中心。康德将各种经过普遍化而不自相矛盾的道德规范或规则视为"绝对命令"，是一切有理性者必须遵守的规范。行为义务论者认为，没有任何普遍的道德规则或理论，只有不能加以普遍化的特殊的行为、情况和人，人们在某一特殊情况下所做出的决定基于自己所相信或感觉应当采取的正确行为。行为义务论不以理性为基础，而是诉诸于人的直觉，其主要代表人物是罗斯。

义务论虽然在伦理逻辑上优于效果论，思想上也比效果论更具深刻性，在理解和判断行为方面有理论价值和优势，但也不是完美无瑕的。单纯依靠义务论依然无法解释人类的全部道德生活。义务论的成败均在其绝对化，以及对行为后果的忽视。义务论也因为其对人们道德行为的要求太高而显得过于理想化。

三、在护理实践中的应用

义务论帮助护理人员更好地理解、思考和讨论护理专业的本质，以及在职业活动中正确地决策和行动。伴随着医疗环境的变化及人们对医疗保健需求的不断增长，护士的角色、功能和承担的职责也在不断变化。护士在护理实践中需要对医生负责，同时也要为患者提供服务和满足其需求，并且对社会也负有责任。如果仅仅将护理工作视为一份可以赚取报酬的职业，则很容易在烦琐、重复的日常中产生职业倦怠的情绪，而当人们从义务论的视角来看待职业活动时，则在道德价值的层面提升了职业活动本身的性质和地位，这也解释了人们为何会自然给予医生和护士更高的社会地位和尊重，这与其职业行为的首要动机是患者的福祉而非自己的利益有关。

在护理道德评价中，义务论补充了效果论在进行道德评价中的片面性和局限性。义务论坚持行为的对错、好坏或行为的内在性质，而不是行为的结果。义务论强调护理行为的动机，而不关注护理行为所带来的实际后果在道德判断中的作用。它主张人们在判断一位护士所实施的护理行为是否是好的，只应该看其实施该行为的动机怎样。如果其动机是好的，那么不管这个行为所带来的结果如何，都不影响该行为的性质。相反，如果其行动的动机是坏的，那么不管行为的后果是什么，都是错的行为。虽然护理行为的动机难以直视，但好的动机常对应好的结果，坏的动机通常导致不道德的、恶的行为结果。对于善意的护理行为，即使没有取得好的结果，也不应该认定护理人员的行为是不道德的。在现代日益趋向复杂的护理实践活动中，动机与效果的对应并不总是一致的。善良的动机并不必然导致好的结果，好的结果背后也可能是出于恶的行为动机，即人们通常所说的"歪打正着"。如果护理行为的动机与结果不一致，单纯地看重效果的道德评价方式可能伤害护理人员的工作热情，或者可能让一些人心存侥幸，总会导致一种不公正的评价。

义务论强调护理人员在做护理伦理决策时，应该遵循护理道德准则和规范，以确保做正确的决定。例如，护士应当尊重患者人格尊严，以诚相待，切实地履行自己的专业责任。护理义务论也面临着一些困境。由于每一个个体都承担着多重角色，每一个护士既是护理特定患者的工作者，同时又承担着子女、父母、员工等角色，每个角色都负有相应的责任和义务。在面临不同义务相互冲突的困境，如何解决这些冲突，罗斯区分实际义务和初始义务的做法，对解决义务冲突有一些启示和帮助，但并不能消除义务冲突的必然困境，这也是由于义务论的局限性所决定的。护理人员也不必完全期许依赖义务论来解释和解决全部护理伦理难题。现实的职业活动和生活是复杂多变的，理论是生活的指导而不是模板，"生命之树常青，理论是灰色的（歌德语）"。

第三节 美 德 论

美德论（virtue ethics）与前述两种伦理学理论关注人的行为正当性问题不同，其基本问题是"什么样的人是善的"，探讨"什么样的品格使一个人成为一个好人"或者"应当做一个什么样的人"的问题。美德论把道德落实于人的内在品质，关注的是人的内在品质，以人的道德品质作为道德评价的中心。从时间的角度看，美德论是最早诞生的伦理学理论，在道德哲学中占据支配性地位，对东西方文化中人们的道德生活曾产生极大的影响。但随着时光流逝和世事变迁，其重要性被其他伦理学理论替代，直到20世纪80年代才再度迎来美德论复兴。

一、历史渊源

美德论有着漫长的历史。麦金太尔（MacIntyre）认为，在人类社会早期，社会依据人们履行的角色来描述人，评价词的使用是匮乏的。人类到此阶段才有好坏的对比和观念。古希腊时美德论将其推广到一个善良的人身上存在着的独特的"品质的技能"是什么，此时期美德论倡导的基本美德是勇气、节制、智慧和正义。

古希腊时期的哲学家苏格拉底、柏拉图、亚里士多德都是美德论的倡导者。苏格拉底是第一个思考有关人类应该如何生活问题的人，按亚里士多德所言："苏格拉底致力于研究品质的卓越（美德）"。苏格拉底提出了"美德即知识"的观点，因为他认为"任何人犯错误都不是出于自愿"。苏格拉底的伦理思想在色诺芬、阿里斯托芬、柏拉图、亚里士多德等人的著作中出现。柏拉图写作的很多对话集都是以苏格拉底为主角，但也有学者认为柏拉图不过是借苏格拉底之口在传递自己的伦理思想。柏拉图在《理想国》一书中提出了人为什么要有道德的问题，指出美德是值得追求的。柏拉图的学生亚里士多德是美德论的集大成者，《尼各马可伦理学》是其最具代表性的著作，也有学者论证指出其成熟的观点体现在《欧台谟伦理学》。亚里士多德将"善"定义为某物或某人活动的目标、意图或目的，而美德是人们追寻善的目的或幸福。亚里士多德称，美德是实践理性所规定的相对于人的过度与缺失之间的中道，勇敢是怯懦与鲁莽之间的中道，节制是放纵和冷漠之间的中道，友谊是奉承和争吵之间的中道等，而正义作为一种美德，其过与不及都是不正义。

亚里士多德之后，美德论分为2派，一派是以伊壁鸠鲁为代表的快乐主义派，另一派是秉承了亚里士多德美德论的斯多葛派。斯多葛派强调美德与自然的一致，有德的生活就是自然、自足的生活。中世纪的美德论将信、望、爱加入人类美德的条目中，被称为"神学美德"。古希腊时期的美德论认为"有德性的生活是与理性的生活密不可分的"，但中世纪的美德论却不相信理性的力量，强调"道德的善在于使自己服从于上帝的意志"。随着文艺复兴运动和英国工业革命的开始，美德论被新兴的英国边沁、穆勒的效果论和康德的义务论所取代而逐步地衰落。

儒家伦理学也是一种美德论，尽管儒学大家如牟宗三通过分析论证儒家伦理学是类似于康德的义务论伦理学，但多数中国学者更趋向坚持儒家伦理是美德论伦理学的观点。儒家伦理学对人更高的道德要求不是正确的行动，而是要成为道德上的完人，即大人、君子，甚至圣人。这里所谓的大人、君子和圣人实际上就是仁者。孟子曾说："舜明于庶物，察于人伦，由仁义行，非行仁义也"，强调了行为者在道德判断中的重要性。但儒家美德论可以很好地指导实践，但缺少系统的推理和论证。

美德论的复兴发生在20世纪后期，代表人物有安斯康姆（Anscombe）、麦金太尔、泰勒（Taylor）、威廉姆斯（Williams）、斯洛特（Slote）等。他们的共识是义务论和效果论无助于解决许多道德问题，也不能鼓舞和激励人们采取良好的行为。伦理考虑的焦点应当从行为者的行为转到行为者本身。麦金太尔认为，伦理学要么是规则主义的，要么是美德论的，而近代人类道德生活的实践证明了规则伦理学的失败。所以，现代伦理学要回归到亚里士多德美德论传统。

二、基本观点

美德论是以人的品格作为最基本的道德判断的理论，它聚焦在道德主体，即行为的推动者，主张道德主体的品格是道德行为的推动力，而不是像效果论和义务论那样，集中关注人们的行为本身。因此，美德论属于以德性为基础的理论，而效果论和义务论则属于以行动为基础的理论。前者认为，人们应当获得好的品质特点，而不是仅仅根据道德规则来行事，以及应该做一个有德性的人；后者认为，人们应该遵循道德规则适当地行事，应该根据人们如何行事来评判他们，而不是根据他们是不是有德性的人来评判他们。当代的美德论认为，以行动为基础的伦理学理论缺乏生气或人性，忽视了伦理学的自发性维度，是最低限度的伦理要求，忽视了对人们品质的培养，过度强调自主而漠视了人生活在共同体中的事实。

美德论的出发点是"人是政治的动物"，共同体是人之成为人的前提，是塑造人们道德品格的力量之一。此外，人们天赋的品性在其道德品格的形成过程中也很重要，有些人可能天生比别人更容易变得品德高尚，而有些人则相反。个人的反省、努力和经验也对一个人的品格性质起重要作用。一个人一旦养成了高尚品格，当其面临道德抉择时，就会做出正确的事情。因此，美德论并不需要引用原理或规则来引导行为。当人们养成良好的品格、习惯时，就能更好地调节情感和理智，在面临艰难的选择时做出道德上正确的决定。美德就是人们表现于习惯行为中的品格，是源自人们内心坚定的品格，是善的品格。

卓越、美德、实践、道德智慧和幸福是美德论的核心概念。美德是一系列品质和特性的集合，美德论传统上将其分为道德美德和非道德美德两大类：①道德美德，主要包括仁慈、怜悯、诚实、宽容、同情、忠实、尊重、体谅、善心、周到、忠诚、正义等；②非道德美德，主要包括理智（或智慧）、能力、耐心、审慎、娴熟、坚定、精明、精通等。道德美德与好的生活有关。好的生活就是幸福的生活，而美德正是使人类幸福的原因，而实践智慧是可以很好地审思对自己好的和有利的事情。有实践智慧的人能够分辨什么是真正的好，什么是对人不好的事物，而且能够就当下的情况很好地筹划、决策，以使自己的行动达到最好的结果。实践智慧表现为一个人以正当的方式、在恰当的时间达到正确目标的禀赋。

不过，美德论也存在不足。在现实生活中，具有"正确"道德品格的人可能确实容易做出常见的道德决定。如何成为具有高尚道德品格的人是一个复杂的系统工程。在面临许多道德困境时，具有美德的人也同样需要仔细地推理和思考，做出正确的决定。

三、在护理实践中的应用

美德论对实践活动的意义不仅在于使人"做得好"，还在于使人"活得好"，在这个意义上，它不仅可以指导护理人员在职业活动中如何正确地行动，还能使其达至职业幸福的目的。具体而言，美德论在护理实践中的应用还表现在以下方面。

护理人员应该认识到护理道德品格的形成是一个循序渐进、不断培养和发展的过程。对个人而言，道德品格的形成过程中有先后、程度的差异，其中有主观方面的因素，又受客观环境的影响。故在护理道德品格的培养中必须从主客观两方面入手，既要创造良好的职业环境，又要自觉地培养个人的道德品质。

护理人员要认识到护理职业的本质是为患者提供良好的服务，护理专业本身包含了善的目的。护理职业本身就天然地包含了卓越或美德的成分。在职业活动中，护理人员对"我应该是或成为哪一种人"的答案是非常明确的，做好自己的本职工作，就构成了自身美好或幸福生活的一部分。护理工作又苦又累，有何幸福可言？美德论对此疑问的回答是人应当追求卓越，被人需要，帮助他人，并在此过程中获得自我的价值和满足，这就是有德性的生活。

现代护理实践也面临各种各样的利益矛盾和利益冲突。在此背景下，将道德生活中的问题仅仅交给各种互不相容的道德原理或道德原则，常无法找到解决问题的答案，还要依赖于每个护士所具有的稳定的道德品质与道德情操。美德论应用于护理实践活动，要求护士关注"好的护士应该是什么样"的问题，而不仅是着眼于一时的"什么样的行为是好的"。

美德论的复兴是对人类社会生活需求的回应，在物质欲望充斥社会生活各个方面的当下，简单的对错之争背后是对好坏标准的消解，并且降低了人类对自身的道德要求。因此，现代人应该时常反思"要做什么样的人"这一美德论的根本问题。"非仁爱之士不可托，非廉洁淳厚不可信，非聪明理达不可任"，这句话强调的也是个人品质在医疗职业活动中的决定性作用。随着生物-心理-社会医学模式的形成，以及优质护理服务的开展，同情心、正直、洞察力、可信赖、负责任等都是护理人员不可或缺的美德。

第四节　关　怀　论

关怀论（careethics）又称关系论或关怀伦理学，是以关怀和关心为核心的道德哲学中的一个分支。关怀指给予照顾、付出情感、为关系重要的人的利益服务，强调亲密人际关系所珍视的品格，如同情、怜悯、忠诚、洞察力和爱等。关怀论是女性伦理学的产物，作为一种理论形式，其形成是道德心理学发展的结果。

一、历史渊源

关爱患者一直是医疗护理行业中从业者重要的品质要求。唐代名医孙思邈在《大医精诚》中明确应对患者"发大慈恻隐之心"。南丁格尔以自己的亲身实践，体现了关怀在护理工作中的道德价值。关怀论的实践是先于关怀伦理学理论而诞生。

20世纪60年代，美国心理学家柯尔伯格（Kohlberg）在从事认知道德发展研究的过程中，提出了儿童道德发展的"三个水平六个阶段"的观点，揭示了人的道德观念从认知的低级形式到高级形式的发展过程。在其一项研究中，他让11岁的男孩杰克和女孩艾米去解决被称为"海因茨困境"的伦理难题，并以2人给出的答案和推理过程得出"男孩所处的道德发展阶段高于女孩"的结论。但是，曾经作为柯尔伯格研究助手的心理学家卡罗尔·吉利根（Carol Gilligan）对此有不同的观点。1982年，她出版了《不同的声音——心理学理论与妇女发展》一书来反驳柯尔伯格关于杰克和艾米的说法，指出在思考道德问题的方式上，男性与女性存在明显差异：男性的思考方式是诉诸非个人的原则，将面对的具体道德情景特有的细节抽象化；而女性的基本道德导向是以自己特有的方式关怀他人，将他人的需要和观点融入自己的道德考量和判断中。

1984年，美国关怀论的代表人物诺丁斯（Noddings）出版《关怀：女性主义的伦理学和道德教育》，她以吉利根的心理学发现和伦理学为基础，提出了关怀论伦理学的观点，并将其运用于道德教育的实践中。她从妇女"通过另一扇门进入道德行为的实际领域"的假设出发，将关爱关系理解为是人类生存和意识的基础："关系是存在的基础，关怀是道德的基础"。诺丁斯认为，关怀的关系仅在"关怀者"与"被关怀的人"产生互动的情况下才会存在，所以对"在遥远区域需要帮助的人"没有关怀的义务。

赫尔德（Held）在分析关怀、关系、关怀者等概念的基础上，将关怀论定义为一种独具特性、独立的伦理学理论。关怀论也是可以作为普遍适用的道德，成为更广泛的道德框架和一种使人满意的综合性道德理论。此外，拜尔（Baier）、基塔伊（Kittay）、鲁迪克（Ruddick）和特伦托（Tronto）等也对关怀伦理的论证和完善作出了贡献。

二、基本观点

关怀论以男、女性别之间存在的不同道德发展，推导出两种道德思维模式：关怀伦理模式与权利和公正伦理模式。前者根据源于与他人情感的关怀责任来看待道德，倾向于接受关怀伦理，关注需要、关怀和避免伤害之相互关联网络中的责任；后者则根据权利和公正来看待问题，倾向于接受权利伦理，使用法律术语和公正原则，并且不带感情色彩地权衡利弊，解决冲突。关怀论的持有者认为，两种道德思维模式与性别并非呈严格线性相关性。尽管在男性中也存在着关怀伦理模式，女性中也有人秉持权利和公正伦理模式，但两种道德思维模式的存在是不容置疑的事实。

关怀论的基本观点是给予关怀和关怀他人，而这种关怀的基础就是人与之间的关系事实，而不是什么"目的王国"的普遍规则或原则，更不是对快乐、痛苦的计算和权衡。关怀论的支持者抨击公平原则、普遍原则过于抽象、客观，而忽视了人们在关系中的具体情景，那是对人的复杂性和丰富性的无视。因此，关怀论的中心概念不是权利或普遍化，而是关心、信任和关系的伦理学理论，其所愿意赋予道德价值的是人类社会生活中存在的关怀、信任、照顾、友谊和爱等这些有明显属于女性色彩的美德。

关怀论的核心是人与人之间的相互依赖关系和对这种依赖关系的情感反应。关怀论提示，在许多的人际关系中，总有一方是脆弱的、需要依赖他人的主体，如家庭关系中的孩子和老年人、医护职业活动中的患者。对于这些个体，单纯地强调对权利的尊重是不够的，因为通常情况下他们对于自身权利的主张能力可能是缺乏或不足的。在存在依赖性的人际关系中，一种可取的道德反应是关注依赖者，同情和理解他们的处境并给予适宜的关怀。这种道德反应可能的基础是人的情感。传统上，美德论都将伦理学理论和道德判断看成是理性的，而把情感排除在外。关怀论者认为，在道德判断中，将人只视为理性的存在也是一种认识偏差，人作为情感的存在也是一种历史事实。在道德判断中适当对情感因素予以考量、对行为表现出的适度情感表达给以道德上的肯定才是恰当的。道德实践活动应该是既包含理性的推理，又不缺情感的表达。

有学者认为，关怀论是一种价值观念或信仰，而不是一种伦理原理，对于解决复杂的伦理困境或道德矛盾缺乏一致性的指导原则，但可能事实并非如此。关怀论为道德行为指示了另一种思路。关注复杂情形和人的多样性，而非强调绝对的是非概念，也不失为人们寻求更好生活的路径。关怀论纠正了规范伦理学理论过分强调公正、权利的做法。

三、在护理实践中的应用

跨文化护理概念的提出者是莱宁格（Leininger）。她于1984年提出"护理即关怀，没有关怀就谈不上护理"的观点。她认为，护理的本质是关爱，关爱是护理实践的中心，护理的目标是帮助患者达到身体、心理更高程度的协调，而目标的达到需要人与人之间相互关爱的过程及关爱的表达。莱宁格精辟地阐明了关爱与护理之间的关系。1987年，另一位关怀论倡导者罗彻（Roach）指出护理关爱有独特的表达方式及内涵，由同情（compassion）、能力（competence）、信心（confidence）、良心（conscience）及承诺（commitment）组成，即护理的5C理论。后来，罗彻又将责任感（comportment）和创造力（creativity）加入其中。罗彻认为，关怀是护理工作的核心和基础，是护士每天要做的事情，包括任务和情感两方面的内容：前者包括观察病情，在患者需要时给予帮助，提供信息，展示专业知识，提供个体化的帮助等；后者包括护士个人和职业方面的素质，是其知识的积累、能力的培养及经验的汇聚。两位学者以其自身的体验和思考说明护理专业的本质是关怀论。关怀论为护理道德教育和人文护理实践提供了重要的理论基石。

关怀是护士最基本的美德和素养，培养和提升关爱能力是最重要的职业技能。护理人员要了解如何通过语言沟通恰当地表达对患者的关心，应努力与所照顾的患者建立亲密的信任关系，充分了解患者的生理、心理、患病状况、文化水平及精神状况等，继而针对每个患者的不同特点、性情和需求给予不同对待和关怀，满足其个性化需求。例如，帮助初入医院的患者适应环境、缓解压力；为手术患者提供必要的治疗信息并开展护理方案的协商；对心理负担重的患者提供必要的心理疏导；鼓励性格内向的患者积极表达自己的情感和观点等。护士对患者的关爱、尊重，在工作中的细心、耐心、责任心，让患者及家属产生信任感，让患者和家属在最无助的情况下、最依赖他人的时期能获得情感支持。这是每位护士将自身内在的、高水平的职业素养外化，自觉地施展个人创造性服务患者的才能。

关怀论也为护理实践提供了解决护理伦理道德难题的新维度。现代临床护理实践给护士提出的伦理难题越来越多，如维护患者健康利益与尊重患者自主之间的冲突、保障患者权利与维护社会公众健康利益之间的冲突等难题。效果论与义务论在回答上述问题时，观点通常是对立的，而关怀论关注事件细节和关系，强调护理事件中对相关个体的利益关注和适宜的考量，并期待通过关怀而使各方利益冲突达到最小化。关怀论为思考现代护理实践中的伦理难题提供了有益的补充，让照护成为一种带有人性温暖的关爱活动。

关怀论与医护职业有着天然的、密不可分的联系。相对于其他伦理学理论对医护职业的理论价值，关怀论有其独特的地位和价值。在医院环境中，绝大多数患者的无助是普遍现象，他们依赖和需要医护人员的专业技术和责任担当，"他对自己的病情完全无能为力，唯一能做的就是等待与忍耐"。医护人员首要的义务就是满足患者的医疗需求。护理人员与患者建立不同于一般人际关系、特殊的亲密信任关系，从学会关怀开始。医疗机构管理者也必须要意识地到关怀者也同样需要关怀。实际上被他人关怀是社会中每个个体都需要的情感体验。

总之，上述的伦理学理论和观点都是对人性、人类社会生活特别是道德生活现象的哲学思考。通过对伦理学理论的学习，特别是伦理学经典著作的阅读，可以进一步理解人——他人和自己，进而思考在这样的一个世界中，如何行动、怎样生活及成为什么样的人。伦理学理论不是告诉我们应该或必须如何教条，而是给我们介绍了关于这个世界的一种可能的解释。通过自我的沉思，护理人员要有自己选择方向、制定行动的准则和期待实现的目标。唯有如此，人们在行动中才能够"具备镇定、更平静的头脑，具备更清晰、更确凿的知识，而比他人更少为疑惑和困难所困扰"，知道"怎样在不确定的条件下生活，却不被踌躇弄得无所作为"。

本章概要

效果论、义务论、美德论和关怀论等伦理学流派为判断、论证和指导护理实践和科研活动提供了理论工具。效果论称判断行为正确与否的标准主要依据行为所产生的结果是否能够满足绝大多数人的利益要求；义务论称判断行为正确与否的标准主要依据行为所发出的动机是否遵守普遍性规则；美德论称判断行为正确与否的标准主要依据行为主体是否具备卓越、美德、实践、道德智慧和幸福等美德；关怀论强调人与人之间的依存关系，注重情感交流，用实际行动践行护理人文关怀。4种理论学说相互依存，互为补充。但因历史和时代的局限，4种理论的局限也需客观对待。

思考题

1. 比较效果论和义务论在基本观点上的差异性。
2. 简述美德论的含义及其在护理工作中的具体体现。
3. 简述关怀论的基本观点及实践意义。

案例分析

年轻护士小张错将25床患者加有氯化钾的生理盐水输给了26床患者，半小时后被家属发现才关掉了调节器。家属神色紧张地找到小张，言语之间想讨要说法。小张核对后赶紧将加有氯化钾的生理盐水换下来，她一边道歉，一边询问患者是否有尿，有无不适反应。小张向患者和家属保证由此发生的后果由自己承担。得知此事的护士长私下批评了小张，并再次带小张到患者床前给患者道歉、解释，对患者和家属进行安抚，并保证今后不会再有类似事件发生。患者和家属原谅了小张，并表扬了她的真诚、敢于承担责任。

问题：①如何从美德论的视角，看待护患双方的行为？②分别从效果论和义务论的立场讨论，小张该不该把这件事告诉护士长？③今后如何避免此类事件的发生？

（尹秀云）

参 考 文 献

[1] 亚里士多德. 尼各马可伦理学 [M]. 苗立田, 译. 北京: 中国社会科学出版社, 1999.

[2] 麦金太尔. 伦理学简史 [M]. 龚群, 译. 北京: 商务印书馆, 2003.

[3] 廖申白. 伦理学概论 [M]. 北京: 北京师范大学出版社, 2009.

[4] 汤姆·比彻姆, 詹姆士·邱卓思. 生命医学伦理原则 [M]. 第5版. 李伦, 译. 北京: 北京大学出版社, 2014.

[5] 徐向东. 自我、他人与道德——道德哲学导论（上）[M]. 北京: 商务印书馆, 2007.

第**3**章　护理伦理原则

护理学与其他医学专业一样也受到医学职业道德规范的一般性指导。在医学职业道德规范体系中，基本原则是医学职业活动中得到普遍认同的行为标准。1932～1972年，美国亚拉巴马州梅肯县的塔斯基吉梅毒人体试验丑闻给医疗实践和医学科学研究带来了深刻的反思，美国政府于1974年成立了国家保护生物医药和行为研究受试者委员会，该委员会于1979年发布《贝尔蒙报告》。该报告提出，医学研究必须遵循尊重、有利、不伤害和公正的基本伦理原则。随后，比彻姆（Beauchamp）和丘卓斯（Childress）在其著作《生命医学伦理原则》一书中详细阐述了尊重原则、不伤害原则、有利原则和公正原则的内容，这些伦理原则也为护理人员履行专业职责明确了应遵循的行为规范。同时，这4个原则是评估护理行为的基本道德依据。

第一节　不伤害原则

不伤害原则源自古希腊的古老医学箴言——首先，不伤害。它是人们应共同遵循的伦理道德底线，是医学界所共享的、跨越了语言壁垒的职业自律法则，是医者世代传承的职业道德。2006年颁布的《国际护士伦理守则》规定，护士要通过不间断的学习来保持业务能力，在护理实践中要履行个人职责和责任，保证患者的安全。在一个倡导"不伤害"理念的安全文化中，医疗差错和严重不良事件得到较好的预防和应对，相关的信息得到及时分享和公开讨论。为此，护理人员要做好自我职业安全保护，坚持做到自我保护才好开展操作。

一、医疗伤害的含义与种类

医疗伤害（medical harm）指医疗护理行为给患者带来可避免的生理、心理、社会伤害。生理伤害如疼痛、并发症、痛苦、残疾或死亡，心理伤害如心理创伤，社会伤害如财产损失和受侮辱、遭受歧视等。这是一种职业性伤害。

依据不同标准，医疗伤害可以分为多种类型。例如，依据伤害性质可分为正当伤害和不当伤害；依据伤害后果可分为躯体伤害、精神伤害和经济损失；依据伤害影响时间可分为近期伤害和远期伤害等。此外，医疗伤害还有以下4种分类。

（一）有意伤害与无意伤害

有意伤害（intentional harm）指医护人员故意伤害患者的身心健康；或不负责任，没有采取应该采取的医疗与护理措施。例如，出于打击报复，拒绝给患者提供必要的临床诊治或急诊抢救；或为了不义目的而对患者采取不合适的医疗与护理措施。无意伤害（unintentional harm）指非医方主观故意，而是实施正常诊治所带来的间接伤害，如手术治疗带来的创伤。

（二）可预见伤害与不可预见伤害

可预见伤害指医护人员在采取医护措施之前可通过预测而预先知晓或应该知晓的对患者的伤害。不可预见伤害指虽经医护人员预测，但难以预料或无法预估的对患者造成的伤害，主要是指意外伤害，如麻醉意外。

（三）可控伤害与不可控伤害

可控伤害指医护人员在现有诊疗条件下可以控制的伤害。例如，严格实施无菌技术，避免患者发生医院内感染。不可控伤害指超出医护人员控制能力的伤害。例如，由于患者受到自身疾病和高危因素的影响，虽然护士采取2小时内翻身、保护皮肤完整性等多种措施，但仍然难以避免患者局部组织压力性损伤的发生。

（四）责任伤害与非责任伤害

责任伤害指由医护人员的责任问题所导致的对患者的伤害，如有意伤害，可知可控却未加预测与控制，或放任其出现的伤害等。非责任伤害指并非由医护人员的责任心不强所导致的患者伤害，如无意伤害、可预见而不可控伤害、意外伤害等。发生责任伤害通常应追究医护人员的法律责任；而对非责任伤害，应认识其存在的必然性，监测并将其伤害最低化。不伤害原则主要是针对责任伤害而言的。

二、不伤害原则的含义

不伤害原则（principle of nonmalficence）指在医疗卫生实践活动中不使患者受到不应有的伤害的伦理原则。不伤害原则源自希波克拉底誓言："我愿在我的判断能力所及范围内尽我的能力，遵守为患者谋利益的道德原则，并杜绝一切堕落及害人的行为。我不得将有害的药品给予他人，也不指导他人服用有害药品，更不答应他人使用有害药物的请求，尤其不施行给妇女堕胎的手术。"《南丁格尔誓言》强调护士应该预防有害的事，不应用有害的药物。英国功利主义理论的代表人物密尔提出，不伤害他人是每个人的义务。随着生命伦理学的兴起，不伤害已成为生命伦理的重要原则之一。国际护士会指出，护士的基本义务是对那些需要护理的人负责。临床诊断、治疗和护理工作不应给患者或受试者带来本来可以避免的伤害。护士要有高度的责任心及严谨的职业风险意识，努力为患者提供优质的医疗护理，减少任何给患者带来身心伤害的行为。在无法避免伤害发生的情况下，要"两权相重取其轻"。

临床诊疗技术有时难免会给患者带来无法避免的身体或心理不适与伤害。相反，如果实施的诊治手段对患者是无益的、不必要的或禁忌的，从而使患者受到伤害，就违背了不伤害原则。护士要和医生一起权衡患者的利弊，最大限度地使患者的受益大于伤害，并将伤害最小化。护理人员要恪守行为规范，落实护理核心制度。进行护理行为前要科学评估可能会给患者造成的影响，选择受益大于伤害的方案；重视护理对象的愿望和利益，对合理的诉求尽量给予满足，不合理的及时给予说明和疏导。

护理人员要强化以患者为中心的服务和意识，坚决杜绝有意伤害并减少责任伤害；恪尽职守，主动防范无意但却可知的伤害及意外伤害的出现，减少医疗费用负担；正确处理审慎与胆识的关系，经过伤害、受益的比较评价，选择最佳诊治、护理方案，将不可避免但可控伤害控制在最低限度。此外，护理人员还需具备足够的职业责任感和真挚的爱，在实践中充分诠释不伤害原则的真实内涵。

三、遵循不伤害原则的要求

（一）杜绝责任伤害，努力控制伤害程度

护理人员应重视患者的利益，绝不可滥用诊疗护理手段，坚决杜绝过失性责任伤害。例如，在新生儿的护理过程中，护士需要细心观察、温柔呵护，严格执行无菌操作，做好手卫生，有效避免新生儿出现院内交叉感染。护士要具备扎实过硬的专业知识与技能，具有认真负责的态度，力求避免可预知的伤害，尽量将可预知但不可避免的伤害控制在最低限度。避免或减少由于技术不精或粗心大意给患者造成的可控伤害，保证患者健康和生命安全。例如，新生儿出生后所面临的环境与母体环境截然不同，特别是患病新生儿所要面临的医疗环境存在母婴分离、缺乏母婴交流、高噪声、强光度、多疼痛刺激等多种不良因素，这就要求护理人员不仅要关注患儿疾病的诊治，还要关注潜在的影响患儿生理和心理健康的因素，减少医疗环境中多种不良因素所带来的伤害。

（二）完善护理安全质量管理体系和管理制度

医院应制定相应的预防与控制措施，规范护理工作流程，始终将"安全第一"的理念贯穿于各个环节，积极采取措施，消除护理安全隐患，保证护理安全。对有危险或可能造成伤害的护理措施要进行评估，进行受益与伤害的分析，审慎地选择受益大于伤害的护理措施。

（三）积极预防并应对严重不良事件的发生

不良事件指医疗活动中任何未预期或不适的症状、体征、疾病或身体伤害。应加强护士的医疗安全教育、医德医风教育和医疗安全意识教育，加强护理技能培训。从工作制度、管理制度、不良事件报告制度和不良事件处理制度入手，完善护理安全保障制度，并狠抓制度落实工作。建立无惩罚、有效、通畅、无障碍的不良事件自愿上报系统。护士是以操作台和患者的病床为中心，工作具有连续性、重复性，且和患者接触的时间较长，任何一点失误或不到位都可能对患者造成伤害。因此，一个无惩罚、有效、通畅、无障碍的不良事件自愿上报系统是营造护理安全文化的重要条件和前提，否则护士可能为了逃避处罚而隐瞒不良事件。上报系统强调以患者安全为中心的人性化模式，解除护士的心理负担，使其工作环境得到有效改善。

四、伤害最低化策略

在医疗护理活动中，绝对的不伤害是做不到的。许多检查和治疗措施即使符合适应证，也可能给患者带来生理或心理伤害。例如，肿瘤化疗虽能抑制肿瘤，但会对造血和免疫系统造成伤害；即使简单的注射、输液等护理常规操作也会对患者产生一定的创伤。凡是医疗上必需的或是属于适应证范围所实施的诊治手段都应符合不伤害原则。对于符合适应证可能带来的伤害要注意尽量避免或将伤害减少到最低限度。

要伤害最小化原则指在制订护理方案和采取护理措施时，将对患者造成的生理、心理和社会伤害降到最低。在追求风险最低化的过程中，人们首先想到的是技术风险最低化，但技术的高风险并不意味着必然会导致严重不良事件。实现风险最低化是综合规避所有"技术的"和"非技术的"风险因素的结果。

要正确认识和处理好医疗伤害带来的双重效应。双重效应（dual effect）指某一个医护行动的有害效应并不是直接的、有意的，而是间接的、可预见的、非主观的效应。例如，为异位妊娠患者施行卵巢切除手术，直接效应是挽救生命，间接效应则是身体伤害。尽管切除卵巢必然会对患者的身体造成伤害，但这是挽救生命的代价。因此，权衡利弊，这种可预见的伤害通常是可以接受的。这是因为医护人员的主观愿望是为了给患者带来益处，而且带来的益处等于或超过可能带来的伤害。应对双重效应的原则有：①所选择的行动必须是有益的或行动本身必须是善意的；②伤害必须是非有意的，即行动者必须是希望有益的结果而非有害的结果；③有害的结果小于它带来的益处时才可以被接受。

（刘春娟　张凤英）

第二节　有利原则

有利原则（principle of beneficence）又称行善原则，指护理人员在护理实践中直接或间接地对其所护理的患者履行仁慈、善良的义务或实施对其有益的行为。在医疗实践活动中，医护人员首先必须不能故意或尽其所能地避免给患者带来伤害，更应当增进患者的福利。

一、有利的含义

有利指仁慈、善良的行为，这种行动通常意味着利他。人的行动有3类：一是与道德无关的行动，二是属于有义务必须做的行动，三是并非有义务但却有利于他人的行动，这种超越了道德义务的利他行为通常被称为善举（supererogation）。在广义上讲，第二、三类行动均属于有利原则的范畴；在严格意义上讲，不少人仅将第二类行动视为有利原则应该适用的范围，反对将第三类涵盖在有利义务之中。

英文中的beneficence强调的是行动者做好事的心理或倾向，而非做好事本身。有利原则是一种有关道德义务的规范性陈述。一个人有义务去开展能让他人受益的行为。有利是护理人员的一项基本道德义务。做好事对于人类来说是应当的、必然的责任，这是人类的行为中体现出来的为了他人利益而行事的一种性格特征或美德。"善"指行善和慈善的行为。形式上，仁慈的原则或责任与人类仁慈的美德或特征相符合；"做好事"被认为是高尚的行为。南丁格尔在其著述中特别说明，护理人员在护理患者时，既要为患者做善事，又要预防伤害患者。

二、有利原则基本内容

（一）含义

有利原则要求护理人员应预防伤害、不应施加伤害、应做善事、应去除伤害。狭义上，有利原则指护理人员有职责或义务去帮助患者、促进健康福祉，努力促进患者获得最大利益。护理人员尊重患者生命，维护其尊严，尊重其权利，减轻其痛苦。广义上，有利原则指护理人员的行为不仅要对患者有利，而且要有利于护理事业和护理科学的发展，有利于促进社会人群和人类的健康福祉。

（二）主要内容

1. 护理人员的行为不但要对患者确有助益，而且在利害共存的情况下要进行合理的权衡　确有助益指在防治感染、治疗病痛、解除患者痛苦时，护理人员所采取的行为确实能够给患者或感染者带来益处和帮助，即护理行为要有良好的疗效或能够使健康人进一步增强健康，提高免疫力，预防感染等。确有助益一方面强调护理人员的行为动机要以行善为目的，另一方面也要求实现善的效果。为此，有以下4个方面的要求：①护理行为要与解除患者的痛苦有关；②护理行为要具有解除患者痛苦的可能性；③当护理行为对患者可能会产生利害共存的后果时，要使护理行为给患者带来最大的益处及最小的危害；④护理行为在使患者自身受益时要确保不会给他人带来太大的伤害。

2. 护理实践中有利原则的对象和内容的确定　在为患者提供诊疗和护理过程中，护理人员首先应当确认的问题是对谁有利。例如，在护理严重传染性疾病患者时，存在对患者有利与对护理人员不利的情况；另外，在医疗活动中，患者的利益日益多元化，其中一类是患者的客观利益；另一类是患者的主观利益，其是因患者的价值观念或信仰而形成的利益。通常患者的主、客观利益是一致的，但也存在不一致和冲突的情况，对护理人员实践有利原则造成一定的困难。鉴于此，需要护理人员在护理实践中要综合考虑患者的主、客观利益，深入地与患者进行沟通并结合患者的自主能力，从而制订能够确定满足患者最佳利益的医疗护理决策。

3. 有利原则要求护理专业人员要具备一定的风险－受益评估能力　在现代医疗和护理实践中，患者常会遭遇风险与受益并存的情况，为了能够更好地促进患者健康福利的实现，护理人员必须要思考和判断患者的风险－受益比。风险－受益的平衡问题在护理实践研究中表现得更为突出。例如，在给气管切开患者吸痰时，吸痰时间过短则无法将痰液彻底清除，而吸痰时间过长则会延长患者的痛苦。若一项护理研究希望了解已有护理标准中规定的吸痰时间是否准确，就需要了解患者会承受何种风险，何种收益。

4. 有利原则与其他原则之间存在冲突　例如，在护理癌症患者时，护理人员是否应该告知患者其真实的病情。在患者拒绝治疗时，如果继续救治对患者是有利的，那么护理人员是应该鼓励或劝说患者还是应该尊重他们的决定。当护理人员准备对一个患者行善而可能会影响到其他患者的福利时，护理人员就遭遇到有利原则与公正原则的冲突。

三、权衡"有利"与"不伤害"

希波克拉底在《希波克拉底文集·流行病》一文中曾提到，医生在治病的过程中必须做到帮助患者或至少不能做对患者有害的事情。其中包含现代医学伦理学中两个重要的行为原则——有利原则和不伤害原则。在希波克拉底时代，医疗或护理实践中的行为从消极或底线的角度说是不伤害，从积极角度来说就是要对患者确实有帮助或助益即有利。

做医疗决定应同时考虑有利与不伤害。不伤害原则意味着在道德上禁止对任何人造成伤害。护理人员有义务在任何时候不对任何人造成伤害。有利涉及治疗带来的益处与风险之间的平衡，不伤害则意味着避免造成伤害。由于许多治疗方法都包含某种程度的伤害，不伤害原则意味着伤害不应与治疗的益处不成比例。

对患者的治疗预期、想要获得的益处必须超过造成伤害的潜在风险。例如，球囊血管成形术为患者打开冠状动脉带来了极大的好处，提高了患者的生活质量。然而，医疗团队和患者必须考虑斑块在动脉内脱落并导致心肌梗死、卒中或死亡的风险。医疗团队首先要评估患者的身体状况及患者的精神和情感能力，以判定患者是否能够理解手术的重要性及可能造成伤害的风险，在此基础之上权衡手术可能带来的好和坏的结果。如果患者在其他方面是健康的，那么预期的好处通常会超过非故意带来的坏处；然而，如果患者已经遭受心脏损伤或有严重的呼吸系统疾病，那么不良后果可能会超过其预期的好处，甚至掩盖得到的好结果。善的行为和避免恶的行为都对患者有好处，在做决定时必须要在受益与风险之间权衡。

四、遵循有利原则的意义

有利原则应该处于日常护理实践的核心位置，"以患者的利益为中心"是现代医疗和护理实践的基本原则。有利原则作为医疗护理实践中的基本原则，为护理人员提供了明确的行为准则。护理人员在临床护理实践中为了实现有利原则的要求常会面临一些伦理难题，通常是为了遵循有利原则可能会与不伤害原则、自主原则或公正原则相冲突。护理人员要认真思考和分析什么才是真正对患者有利的行为，护理人员所认为的对患者有利并不一定确实是对患者有利。结合患者的现实情况及个人、监护人或家属的自主意愿综合考察，做出最佳的伦理决策是对其伦理分析能力的考验。

（常乃升　张新庆）

第三节　尊重原则

尊重原则（principle of respect）指在医疗实践活动中医护人员应该尊重人的自主选择的行为准则。在具体的医疗活动中，医护人员、患者及其家人均应对尊重原则的自主权的内容、范围和方式达成一致看法。

一、尊重的含义

通常，作为动词的"尊重"指的是"给予特别关注的行为""为……感到敬重或显示尊崇""表示对……的考虑，并避免侵犯或干扰……"。作为名词的"尊重"指的是一种"尊敬、荣誉或尊重的感觉""被尊敬的状态""存在的品质或状态"及"崇高或特殊的敬意"。

"尊重"是个人内在修养的外在表现，也是一种对待他人的态度和行为。康德认为，尊重人源于承认其具有无条件的价值。每个人都有决定自身道德命运的能力，侵犯一个人的自主，就是仅把这个人作为手段来对待，而每一个人不应被当作达到目的的手段。因此，尊重他人也可以理解为对自主的人和对其自主性的尊重。人与人之间的互相尊重产生了个体的价值感和尊严感。尊重人主要体现在对人的知情权、自主选择权、隐私保密、人格权和人格尊严等方面的尊重。

尊重是护理专业和护理学科的一个基本概念，在国内外护理实践标准和护士教育计划的内容中都有相应要求。尊重与生俱来的尊严、价值和独特性是护士职业道德的基础所在。在护理实践中，尊重原则指护士与患者、医生、其他人员之间，应该在言行方面保持尊敬或敬重的道德要求或伦理准则的总称。尊重原则主要包括尊重患者的生命、隐私权、保密权、自主权等。

二、尊重自主性

（一）自主的含义

自主（autonomy）一词源于希腊语autos（"自我"）和nomos（"统治""治理"或"法律"），它最初指独立城邦的自治，现在的用法已扩展到自我支配、个人选择、隐私、自由等，具体含义需要视情境而定。自主性指个体做出自我决定的能力，包括独立性、推理能力和决策能力。个人自主指个人既不受外在限制，又不受内在限制，可以根据自己选择的计划自由行动。外在限制主要包括一个人对另一个人的胁迫、操纵等，监狱里的犯人受外在限制；内在限制主要包括行为能力受限的人，如未成年人、精神障碍患者等。

判断一个行为是否是自主的，必须具备以下3个条件：①意图。一个行为要么是有意图的，要么是无意图的。有意图行为要求个人的计划以一系列事件的形式表现出来，以达成最终行动目的，且行为人对其行动后果有所预期。可预见但不期望的结果往往也是有意图行动计划的一部分。②理解。如果行为人不能充分理解一个行为可能带来的风险与受益，它就不是自主的。限制理解的条件包括疾病、非理性和未成年。沟通过程中的缺陷也会妨碍正确理解。③不受外在或内在的限制。全面了解患者的自主性，将有助于护士较为准确地识别影响患者自主决策的各种因素。

（二）自主权

尊重患者自主权的前提是护士应该承认患者有权持有观点，以及根据自身的价值观、偏好、个人意愿、信仰等做出选择并采取行动。尊重患者的自主权，要求护士以有助于患者做出明智决定的方式，提供准确、完整和可理解的信息；并为患者权衡其治疗的风险、受益和可用选项（包括选择不治疗）方面提供必要的支持。以住院患者为例，与医生相比，护士与此类患者的接触最多，能够更好地判断患者的价值取向，可以协助患者获取其做出与自身价值观一致的选择所需的信息，确保患者做出明智的决策。

自主权的履行只适用于有行为能力的人。如果当事人没有行为能力，就要由法定代理人做决定。尊重自主权不是绝对的，假如患者或其代理人的选择可能伤害患者自身、危害公共健康、伤害他人等，护士可以正当地违反尊重自主的要求，当患者或其代理人做出的决定明显危害患者的健康，或者代理人的决定明显违背患者的个人意愿时，护士都有权加以抵制、纠正。护士尊重患者的自主权，绝不意味着放弃维护患者健康的道德义务，也不意味着完全听命于患者、家属或法定代理人的错误意愿和要求，而是要以患者的最佳利益为出发点，积极承担自身应尽的责任。

三、尊重原则的内容

在护理实践中，尊重原则突出表现在尊重人的自主性。患者自主性是指有自主能力的患者可按照个人意愿自我管理和自我决策。当患者或其家属的自主选择与诊断治疗或社会利益发生冲突时，护士要履行对患者、社会的责任，最大限度地维护患者利益。

（一）敬畏生命，维护患者人格尊严

生命是人存在的基础，是人的根本利益所在，有其固有的内在价值。尊重患者的生命，首先要求护士承认并尊重患者的人格尊严，抛开任何偏见，以患者为中心，考虑其生活方式、文化、价值体系、民族习俗、宗教或精神信仰、社会支持体系和语言等，根据患者的需要为患者及其家属、群体和社区提供服务，尽力救治患者。护士要竭尽全力做好护理工作，尊重患者的生命价值，为患者的根本利益着想，帮助患者维护其生命健康。发生个别医护人员不尊重患者生命的情形时，护士有义务谴责、制止该类行为。

（二）保护患者隐私

隐私（privacy）指自然人的私人生活和不愿为他人知晓的私密空间、私密活动、私密信息。隐私权包括允许或限制他人接近身体的权利、允许或限制他人获取信息的权利、自主决定的权利。它主要包括5个方面：①信息隐私，如患者的医疗记录；②身体隐私，指患者的身体及私人空间；③决策隐私，指个人的护理选择；④专有隐私，强调人的财产利益，如姓名、肖像、遗传基因信息；⑤关系隐私，包括家庭和类似的亲密关系，在这种关系中，个人单独或与他人共同做出允许或限制他人获取隐私的决定。人类可以通过允许或拒绝等方式，来建立和维系与他人的各种有意义的关系，隐私从而具有工具价值。尊重患者的隐私，并不是基于隐私的工具性，而是患者不想被窥视、触碰、侵扰的自主意愿应该得到重视和尊重。

（三）为患者保密

保密的要求最早出现在《希波克拉底誓言》中，在国内外医学道德准则中均有体现。当一个人通过言语或其他方式向他人透露信息时，只要被披露信息的人承诺，未经当事人同意，不会将该信息泄露给第三方，即为保密。保密的信息是私人的，是自愿以保密和信任的方式传递的。在护患关系中患者的信息隐私、身体隐私、决策隐私、专有隐私和关系隐私等均应属于保密范围。

为患者保密体现了护理人员对患者隐私权、人格权的尊重。只有为患者保密，患者信任护士不会将信息透露给第三方，患者才会愿意完全袒露信息，配合护士的工作，护士才能更好地维护患者的健康。

护理人员为患者保密的义务不是绝对的。例如，一名精神疾病患者把他想杀掉自己女朋友的想法透漏给了主管护士，护士应不应该将此信息告诉这名患者的女朋友？如果将保密视为绝对要遵循的义务，那么它可能导致严重的本可预防的伤害和损失。护士应评估保密可能带来的伤害的概率和程度，必须将其与违反保密可能造成的伤害进行权衡。医疗实践中，当为患者保密给患者自身、他人或社会带来的可能不利或危害超出违反保密所可能带来的伤害时，护士可以并应该不保守秘密。

（四）知情同意

知情同意（informed consent）指患者对医疗干预或参与研究的自主授权。当面对干预措施，患者满足以下所有标准的情况下才给予有效的知情同意：①有采取行动的行为能力；②自愿地行动；③充分获知病情资料和可供选择的干预信息；④获得一个建议的干预计划；⑤理解③和④项；⑥赞同干预计划；⑦授权：以文字、语言或行为的方式表示同意。如果患者拒绝干预计划，但满足其他所有标准，患者则做出了知情的拒绝。

当患者和护士之间的沟通涉及患者授权或同意接受特定的护理干预时，就需要获得知情同意。护士应该注意了解患者的护理需求，识别和尊重患者对护理方案的选择偏好，尊重患者拒绝某些护理服务的权利。在知情同意过程中，护士应协助患者获得必要的决策信息，确保患者做出符合其最佳利益的决策。例如，当医生忽视了患者的需求和偏好，将个人治疗偏好强加给患者，而护士意识到医生向患者提供的信息可能不足时，应代表患者利益与医生进行沟通交流，这可能有益于平衡患者的自主权和医护人员的专业自主权，更好地维护患者利益。

护士是医生与患者之间良好沟通的桥梁。为了真正做好患者的知情同意，建议护士要做到：①可以将医学术语尽量转化为大众化的语言，帮助患者理解信息，并评估患者对信息的理解，从而促进患者和医生间良好的沟通与对话；②当患者及家属之间在决策过程中存在意见分歧时，护士要促进家属与患者之间有效沟通，充分理解和支持患者经过深思熟虑后自主的决定；③对于代理同意的情况，护士应该和医生共同判断患者自主决定的能力，要尊重无行为能力者的最佳利益，以及尊重该患者以前任何已知的愿望或遗嘱。

四、贯彻尊重原则的意义

尊重是一个相互体验的过程。护患双方均希望得到对方的尊重。患者不仅希望从护士那里得到技术服务和生活护理，而且希望得到护士的尊重和一视同仁。护士尊重患者，患者也需要尊重护士的人格和辛勤劳动。尊重原则在护理工作中的实现取决于护士对"尊重"的认同、理解，是护士为患者提供更好的服务、维护患者最佳利益的前提。在护理实践中，护理人员只有尊重患者，尊重患者的生活方式、文化、价值体系等，患者才会由衷地尊重、信任护理人员，彼此间才能建立信任关系。

（李闪闪）

第四节　公正原则

公正原则在医疗实践中的应用主要涉及医疗卫生资源的分配问题，同时也包含平等对待患者的问题。在医疗过程中，患者获得平等的医疗服务和医疗保障是社会公正的重要体现，护理人员在护理实践中也同样承担着公正地分配部分医疗卫生资源和医疗服务的责任。

一、公正的含义

公正（justice）又称正义、公道、公平、应得或权利资格。在人类社会不同的经济发展阶段，公正的内涵并不完全相同。在中国的传统文化中，公正与正义、公道、公平含义相当，只不过在意义强弱、范围大小方面存在差异。班固在《白虎通义》中将公正解释为"公之为言，公正无私也"，指不偏私、不偏袒和正直的意思。在社会生活中，有时"公正"指按同一原则或标准对待出于相同情况的人与事，即通常所说的"一视同仁"，如护理人员平等对待不同类型的患者。有时公正指所获得的与所付出的相称或相适应，如招募的受试者参与人体试验获得与试验风险相匹配的收益或赔偿。

柏拉图将"公正"阐释为"每个人作为一个人应当只做适合他本性的事情"。亚里士多德认为，广义的公正是依据全体社会成员的利益，使行为符合社会公认的道德标准；狭义的公正主要是调节个人之间的利益关系。尽管存在社会变迁，但公正始终是西方伦理学和社会、政治生活中的重要概念。无论是在西方还是在中国，在法律抑或是伦理角度，公正所强调的核心都是对人"权利"的维护。

近现代以来，西方思想家越来越多地使用"正义"的概念去评价社会制度，并认为"正义"是社会制度的首要价值。约翰·罗尔斯（John Rawls）认为，公正是给予某人应得的报偿或合法的要求，并提出了2个正义原则：①平等自由的原则；②机会的公正平等和差别原则。第一个原则优先于第二个原则，而第二个原则中的机会公正平等原则又优先于差别原则。这2个原则的要义是平等地分配各种基本权利和义务，同时尽量平等地分配社会合作所产生的风险和受益，坚持各种职务和地位平等地向所有人开放，只允许那种能给最少受惠者带来补偿利益的不平等分配。任何人或团体除非以一种有利于最少受惠者的方式谋利，否则就不能获得一种比他人更好的生活。诺曼·丹尼尔斯（Norman Daniels）在罗尔斯正义理论基础上，将卫生保健正义理论建立在健康的"战略重要性"前提之上，即每一个人的健康状况将会影响其正常的机会范围，从而深刻地影响个人的能力和人生计划的实现。所以，社会应该以一种平等的方式来提供卫生保健，以最大限度地促进健康。生病和残疾严重地损害了个人的工作机会范围，最大限度地维护所有社会成员的健康，将有利于追求工作机会的平等。丹尼尔斯还将机会平等原则的适用规范领域从工作和职业扩展到人生计划。

二、公正原则的内容

公正原则（principle of justice）指在护理实践活动中，护理人员涉及患者或医疗的行为要遵循平等、正义的原则。公正的本义是给予每个人或群体应得的，而护理实践中的公正原则有3层含义：①分配公正，风险和受益的公平、公正和恰当分配；②回报公正，所获得的和所付出的相称或相适应，贡献与报酬相适应就是公正，否则就是不公；③程序公正，要求建立的有关程序适合于所有人，任何人不能例外。

程序公正指有关决策的程序尊重所有人。在护理实践活动中主要指护理人员的意见和建议被倾听和采纳。主要表现为管理者在重大决策的制订过程中主动、如实告知护理人员相关内容；管理者与护理人员的关系中，管理者信任护理人员，尊重护理人员。

回报公正指对护理人员奖励、激励措施公平、公正。管理者要公平地安排护理人员的责任，合理地分配护理人员的工资报酬，公平地评价护理工作绩效，实现薪酬公平分配、技术职称评聘公正合理。

分配公正指稀缺医疗卫生资源的合理、公平配置。护理人员要在护理工作中一视同仁地对待每一位患者，尤其是特殊患者（如经济贫困、患病部位恶臭等）。公平公正是建立良好护患关系的前提和基础，也是护理人员最基本的道德品质。护理人员要采用平等、先来先到及优先为急危重症患者提供服务的原则。当有机会参与卫生资源的分配决策过程，护理人员要积极建议推动医疗卫生资源的公正分配。同时，医疗政策的制订过程也需要尊重护理人员对相关问题的立场和看法。

三、护理实践中的公正问题

公正原则是一个基本的道德要求。它要求护理人员在自身权益维护、患者护理资源分配之间寻求平衡，但在具体的医疗实践层面，医疗护理公正主要表现在如下几个方面。

（一）公正原则的理论基础

奠定公正原则的基础理论是多元的。平等主义理论强调商品和服务的平等可及，强调对所有的人提供所需的医疗保健服务。在平等主义最极端的形式中，任何偏离绝对平等的分配都是不公正的。但平等主义理论忽视了资源的稀缺性，回避了人类欲望无穷与资源稀缺的矛盾；功利主义理论强调为最大数量的人带来最大利益。功利主义一般将政策规划和干预作为重新分配商品和财富的方法，以带来公共效用。功利主义着重的是结果公正，许多西方国家的公共卫生政策是根据功利主义理论制定的。忽略起点和过程而只看重结果的分配形式，本身就是不公正的。

（二）理解公正原则的内涵及要求

正确理解公正原则要区分形式公正与实质公正。按照亚里士多德的观点，形式公正原则指在分配风险和受益时，"平等的人必须得到平等对待，不平等的人必须得到不平等的对待"。形式公正原则就是形式平等原则，形式公正没有对平等性的确定提供任何标准，除平等的人必须平等对待外，对于如何平等对待没有说明。例如，将2名新毕业护理人员分配到2个人员编制不足的科室，形式公正是每个科室分配1个，但实际上在这种情况下分配可能是不公正的；如果一个科室缺编1人而且工作量甚少，而另一个科室缺编3人而且患者多、工作量大，应该将2位新人都分配给后面这个科室才是公正的。实质公正原则指根据哪些方面来分配风险和受益，它确定关于如何对待平等的相关特征或道德相关标准等实质准则，也构成了实质公正的基础。社会曾经使用各种标准来对资源进行分配，如个人需要、个人价值、个人对社会的贡献、个人所取得的成绩、个人职位、个人支付能力、个人在家庭中的角色地位等。

（三）医疗机构应公正地维护护理人员的自身权益

坚持分配公正原则就需要解决同工不同酬的问题。无论是编制内还是编制外护理人员，在劳动关系上均属于本单位员工。既然同样是从事相同或者相近的工作，付出相同劳动且取得相同的劳动业绩，那么医疗卫生机构理应实行统一标准支付，不该采取双轨制。医疗机构在做这样的抉择时，综合评估所有相关因素，同等条件下，同等对待，力求确保医疗护理卫生资源分配的公正性、合理性。

四、遵循公正原则的要求

护理公正原则体现的是一种人道主义公正观，即肯定人的价值，维护人的尊严和幸福，满足人的需要和利益，强调每个人都具有与生俱来的天赋人权，人与人之间是平等的，反对以血缘、出身、性别和社会地位等作为利益分配依据，也反对单纯以个人才能、智慧等决定利益分配。人道主义公正观强调保护弱者（如患者、残疾人、妇女、儿童及贫困者等）的利益，认为平等的人应当得到平等对待。护理人员通过充分理解公正原则的深刻内涵及要求，树立公正的观念和意识，并将其贯穿到自身的行为实践之中，一视同仁地对待患者。护士应公正地对待患者，公正地处理护理纠纷，建立良好的护患关系。

在医疗护理领域，公正原则有着特定的含义：一是平等对待护理对象；二是合理分配医疗资源。平等对待护理对象指在护理实践中，要坚持以患者的健康需求为导向，对任何不同的服务对象都应提供相同标准的护理照护。2020年护理人员在湖北抗击新型冠状病毒肺炎疫情中，"隔离病房、不隔离爱"就是平等对待患者最好的行为诠释。合理分配医疗资源指每一个社会成员都具有平等享受卫生资源的权利，同时也拥有对卫生资源使用和分配的参与决定权。在面对卫生资源紧缺的情况下，护士进行资源分配时要做到最大限度的公平、正义。当面对经济的诱惑，权力、权威的压力，有可能导致违背患者利益行为时，护士要以胆识和担当，拒绝诱惑，坚持以公平地协调和解决矛盾冲突，最大限度地保护患者的健康权益。

（温春峰）

第五节 护理伦理原则之间的关系

一、共同道德和具体道德

比彻姆和丘卓斯在《生命医学伦理原则》一书中，分析了效果论、义务论等多种伦理学理论，并提出4个伦理原则。以这些基本伦理原则为核心的共同道德理论，不同于儒家、基督教等具体的道德理论，希望成为一种超越具体文化局限的普适原则。

比彻姆和丘卓斯将共同道德（common morality）定义为"所有承诺道德的人所共有的整套规

范"。共同道德中的规范具有跨越不同社会人群的广泛认同性。而具体道德是基于某一特定的文化或社群而形成的道德规范体系，如儒学中子女有尽孝的义务。因此，共同道德和具体道德是一般和特殊的关系，共同道德包含具体道德规范的共性部分，而具体道德中的有些规范具有个性。

实际上，所谓"共同"亦是基于人们道德直觉、价值观判断上的相似性，而非完全一致的道德原则。比如说"有利原则"的共性，"有利"到底是一种"道德理想"还是"道德要求"？前者将之视为"超义务"行为，后者则认为它属于一般义务范畴。在具体的操作层面上，不同的解释就会产生不同的行为准则。因此，在很大程度上护理伦理学的4个原则不属于共同道德的理论，而是具体的方法指导。

从"道德理论"层次看，"共同道德"不是一个道德理论。类似康德的义务论、儒家伦理学等才是道德理论。"共同道德"只是指出一些行为规范，这些规范只说明如何行动是道德的，如公正原则指出我们要如何行动才是公平公正的，但没有说明为何这种公正行为是道德的。效用论可以说明公正原则是道德的，因为当人们按此原则而行动时，社会就会实现大多数人的最大幸福。因此，公正原则是道德的。公正是使每个人都得到公平而合理的对待，仁、义、礼、智、信等都是仁爱的表现，都是客观、合理的行为规范。

二、伦理原则之间的关系

伦理学理论是对道德反思的哲学推理。哲学推理集中表现在辩护（justification）上，哲学家根据理论和原则设法对道德标准或道德观点进行辩护。伦理学的中心问题是辩护问题。

为道德判断辩护就是为它们提供理由。然而，不是所有理由都是好的理由，也不是所有好的理由都是辩护的充分理由。例如，医护人员或家人将重症精神疾病患者送进精神病院，以免该患者对他人造成伤害，这是一个好的理由；但有人也会反驳说，这是一个坏的理由，因为它剥夺了精神疾病患者的自由选择权。

伦理辩护表达的是有关特定行动的决定、裁决或结论等方面的充足理由。道德规则是支配某一类行动的普遍指南，它们告诉人们在特定情况下应该或不应该做什么。道德原则比规则更普遍、更基本，它们是规则的辩护理由。伦理学理论是有伦理原则和规则的统一体，不同种类的伦理学理论可以看作一种多层次辩护的理论。因此，应该做什么的判断由规则辩护，规则由原则辩护，原则由理论辩护。

（一）伦理原则内在关联性

在护理实践中，有利原则和不伤害原则往往需要并举，既要有利于服务对象，又要减少对服务对象的身心伤害，做到受益最大化，风险最低化。中外护理伦理准则均要求合理权衡风险与受益，做到利大于弊。可接受的风险－受益比是衡量一项护理干预措施或涉及人的护理临床研究能否得到伦理辩护的重要依据。在知情同意过程中，医护人员要充分告知诊疗措施或临床研究的潜在风险与受益，让患者或参与对象在充分理解的基础上自愿选择。同样，合理分配风险、风险和受益也是分配公正原则的具体要求。在日常的护理实践中，护理人员要坚持关爱生命、以人为本的原则，对患者不歧视、不放弃，实现救死扶伤的伦理目标。

（二）伦理原则的优先性问题

护理伦理中的4个伦理原则只是具有初始约束力的道德原则，同等重要，无主次之分。对不同的道德规范进行重要性排序是一个具体道德理论的重要内容。当4个原则运用于实践活动解决具体问题时，由于文化差异、价值诉求不同，会产生原则之间的冲突。至于哪一个伦理原则更为根本、哪一个权益位阶更高、如何排序，不同的利益主体和行动者对其有着不同的诠释和解读，需要在具体的医疗护理情景中达到相对一致的道德共识。

（三）道德义务之间的冲突

英国哲学家罗斯试图将道义论与效果论结合起来。他否认，单凭行动的效果能够使行动正确，但康德的绝对规则使他感到困惑，这些绝对的规则对实际情况的复杂情形不敏感，且这些规则之间又通常出现冲突。虽然罗斯基本上是个道义论者，但他认为在做出道德抉择时要考虑后果。

1. 道德性质与非道德性质　罗斯认为，道德性质（moral properties）与非道德性质之间有不可逾越的差别。道德性质只有2类：对和好，两者不能互相代替，也不能用其他性质说明。然而，他也不否认道德性质与非道德性质之间有联系。道德性质部分取决于决定情况特点的非道德性质。罗斯认为，在有些案例中人们对错或坏的性质没有丝毫怀疑，如残忍、撒谎和自私。世界上也存在许多同情、可靠、慷慨的例子，显然存在着对和好。许多个别的经验使人们能够认识到像"引起不必要的疼痛是错误的"这样一般规则的有效性，人们的道德直觉能够提供我们普遍性质的道德规则。道德规则是帮助人们决定应该做什么的指南。在任何情况下，人们不仅必须依赖道德规则，也必须依赖推理和人们对情况的理解。因此，即使有了道德规则，人们也不能在一定情况下认识到什么是应该做的正确事情。有时，正因为有诸多道德规则，人们才弄不清应该做什么，如是否应该对临终患者谎报他的病情问题。假设人们对他撒了谎，可以避免引起他的焦虑，但却破坏了人与人之间的信任关系。在这种情况下，人们的道德义务之间发生了冲突。罗斯否认绝对的、不变的道德规则，如"永远讲真话""永远消除不必要的痛苦"等。

2. 实际义务与初始义务　像"永远讲真话"这样的道德规则是不是绝对的？在特定情况下这些规则发生冲突时，如何决定应用哪条道德规则？罗斯区分了实际义务与初始义务。实际义务是在某一情况下实际履行的义务，是从种种可能性中应该采取的行动。初始义务是当在某一情况下其他有关因素不予考虑时应该做的事。

初始义务允许人们提出一组普适的道德规则。例如，对罗斯来说，撒谎在初始意义上总是错误的。也许，在特定情况下一个人的实际义务要求自己撒谎，如自己通过撒谎来阻止恐怖主义者炸伤平民。即使这个人做的事在初始的意义上是错误的，但比讲真话的初始义务更重要。在初始意义上，撒谎仍然是错误的，因此要求这个人加以说明，并为自己行为辩护。

罗斯列出了一系列初始义务，包括：①忠实的义务，讲真话，信守诺言，不用虚构代替历史；②弥补的义务，纠正我给别人做的错事；③感激的义务，承认别人给我们提供的服务；④公正的义务，不让快乐或幸福的分配与相关人的功绩不符；⑤有利的义务，在美德、智能或快乐方面改善他人的处境；⑥改进自我的义务，改进我们的美德或智能；⑦不伤害的义务，避免或防止给他人带来伤害。罗斯引入实际义务与初始义务的区分是为了解决义务之间发生冲突的情况。

当一个人有多个初始义务又不可能同时履行时，就应该采取行动履行实际义务。罗斯提出2条原则来处理相冲突的义务：其一，在2个初始义务发生冲突时，应履行更紧迫的初始义务；其二，在初始义务之间发生冲突时，应履行其初始正确与初始错误的比值最大的义务。但罗斯没有告诉我们，如何判断一个义务更为紧迫，也没有提供确定初始正确与初始错误比值的规则。

3. 罗斯理论的意义　罗斯列出的初始义务有助于医护人员明确自身的道德义务，增强道德责任意识。在采取行动之前，对情况的独特特点要有敏感性。罗斯的伦理学吸取了效果论的优点，又不否认存在效果论不能解释的义务。罗斯强调注意行动的结果，而不仅注意行动背后的动机。

（四）解决伦理原则之间冲突的策略

综上所述，用单一的伦理原则难以解决伦理原则之间的冲突。用效果论解决冲突，将一切都归结为效果，但这种做法不合适，也难以奏效。例如，是否应该告诉一个临终患者患有晚期癌症，要考虑告诉后可能带来的身体和心理的益处和伤害以及不告诉可能带来的益处和伤害。除益处和伤害外，患者的意愿和选择偏好也很重要，用效果论原则并不能涵盖所有这些方面。最令人满意的解决原则冲突的方案是权衡战略。首先要看哪些原则牵涉到冲突之中，哪些行动方针会违反这些原则，然后选择对原则违反最少的行动方针。但这种办法并没有提供一种精确的测量技术使我们能够权衡各种不同的主张。这种解决冲突的模型需要社会契约，需要医护人员和公众一起讨论在道德困境时如何衡量伦理原则之间的冲突与融合。

本章概要

本章详细阐述了尊重原则、不伤害原则、有利原则和公正原则的内容和具体应用情景。在临床护理实践与护理科研中，护理人员依据这些基本伦理原则来做出道德判断，坚守正确的道德立场，实施符合伦理的护理行为。4个伦理原则之间有着内在的关联性，也有潜在的冲突。恰当地运用4个伦理原则，需要结合具体的医疗情境做出合乎实际、理性的判断。

思考题

1. 简述不伤害原则的含义及伤害最低化的策略。
2. 简述有利原则的含义和基本内容。
3. 简述尊重和自主的含义及护士应如何尊重患者的自主权。
4. 如何理解公正原则的基本内容及其在护理实践中具体体现。

案例分析

　　一位确诊为克罗恩病的 18 岁女大学生自从确诊以来，已经历了 2 次急性发作，每次发作表现为腹痛、腹胀、饮食不耐受和间歇性血便。医生给予口服药物治疗，患者病情无明显好转。原来，该女孩因担心长期服用糖皮质激素致向心性肥胖及影响容貌，拒绝接受糖皮质激素治疗，且态度坚定。父母虽然担心其病情恶化，但因溺爱女儿，对此也无可奈何，为此求助责任护士帮助。

　　问题：①该案例涉及哪些伦理原则的内容？②这位责任护士是否应该尊重患者本人还是其父母的意愿，为什么？

（张新庆）

参 考 文 献

[1] 汤姆·比彻姆，詹姆士·邱卓思. 生命医学伦理原则 [M]. 第5版. 李伦，译. 北京：北京大学出版社，2014.

[2] 约翰·罗尔斯. 正义论 [M]. 何怀宏，译. 北京：中国社会科学出版社，1988.

[3] BOUTAIN DM. Social justice as a framework for professional nursing [J]. Nurs Educ, 2005, 44 (9)：404-408.

[4] AXSON SA, GIORDANO NA, HERMANN RM, et al. Evaluating nurse understanding and participation in the informed consent process [J]. Nurs Ethics, 2019, 26 (4)：1050-1061.

[5] ROBERT VEATCH. A theory of medical ethics, when medical ethical principles conflicts [M]. New York：Basic Books, 1981.

第**4**章 护理道德规范及应用

护理道德规范又称护理道德规范体系，主要包括护理道德基本原则、护理伦理原则、护理道德具体规范。护理道德基本原则包括救死扶伤，防病治病，实行社会主义人道主义，全心全意为人民健康服务；护理伦理原则指尊重、不伤害、有利、公正4个原则；护理道德规范包括护理伦理守则或准则，以及更具体的道德或伦理要求。护理道德或伦理原则已在前面章节介绍，本章的主要内容是介绍具体的护理道德规范。

第一节　护理道德规范

比彻姆和邱卓斯在《生命医学伦理原则》（第5版）一书中指出，多数职业都会制定职业道德规范或行为准则。在医学领域中，这些职业道德规定了医疗机构、医疗服务和医学传统的一般道德规范。护理专业是医疗服务的重要组成部分，护理职业道德规定了护理从业人员的道德规范。它是调整护士行为及其相关人际关系的重要准则。

自护理专业形成以来，护理道德规范也在医疗实践和理性反思中逐渐形成和完善。护士职业道德规范为护理服务提供道德方向、操作指南，为个体化护理方案制定提供伦理依据，帮助解决护理工作中遇到的道德难题。不少国家的护理学会或国际护士会发布了一系列的护士伦理准则或守则，细化了道德规范内容。护士不仅要遵守职业操作规范和行为规范，还要熟知与护理职业相关的伦理规范、法律规范，不断更新知识，培养专业技能，促进自我完善。

一、道德规范概念辨析

（一）道德规范的含义

"规范"（norm）一词源于拉丁文"norma"，原意指木匠手中的规尺。在中文语境中规范指规矩、规定、行为标准。社会规范（social norm）指在一定的历史时期下，特定社会成员需要共同遵守的一系列行为标准的总称。社会规范对人们的社会行为起着调节、选择、系统、评价、稳定及过滤作用。

道德规范（moral norm）是对人们的道德行为和道德关系的普遍规律的反映和概括。作为社会规范的一种形式，道德规范既是调整人与人之间利益关系的行为准则，又是开展道德评价的准则，按照道德规范的要求行事，就是善行，反之就是恶行。

道德规范具有历史传承性，随着社会文明进步而不断发展变化。公民道德规范是全体公民需要遵守的道德规范的总和。不同国家的主流公民道德规范的内容和表述有着很大差异。公民基本道德规范涵盖社会生活的各个领域，是每一个公民都应该遵守的行为准则。它主要体现在社会公德规范、职业道德规范和家庭美德规范等方面。我国实施的《公民道德建设实施纲要》和《新时代公民道德建设实施纲要》均要求：以社会公德、职业道德、家庭美德和个人品德为着力点，践行以爱岗敬业、诚实守信、办事公道、热情服务、奉献社会为主要内容的职业道德；践行以爱国奉献、明礼遵规、勤劳善良、宽厚正直、自强自律为主要内容的个人品德。

社会公民道德规范是全体公民在社会交往和公共生活中应该遵循的行为准则，涵盖人与人、人与社会、人与自然之间的关系。其内容主要包括文明礼貌、助人为乐、爱护公物、保护环境、遵纪守法。职业道德规范是所有从业人员在职业活动中应遵循的行为准则，具体包括爱岗敬业、诚实守信、办事公道、服务群众、奉献社会。家庭美德规范是每个公民在家庭生活中应该遵循的行为准则，主要包括尊老爱幼、男女平等、夫妻和睦、勤俭持家、邻里团结。这些道德规范内容要成为全体公民普遍认同和自觉遵守的行为准则。

（二）道德规范与风俗习惯

日常生活中的道德规范是人类在世代传承中沉淀下来的道德自我认知、自我理解。其精神实质是个体通过良知、信念、情感、意志所做出的自我规范与约束。一个人必须做什么，应该尽什么义务才能成为有道德的人，这通常渗透在与其所处的生产生活实践活动之中。

道德规范通常存在于日常的风俗习惯中，但风俗习惯中的规范性要求并不等于道德规范。法国社会学家涂尔干（Durkheim）认为，道德是习俗中潜在的东西，而不是实际的东西。道德需要从社会现象中提炼伦理价值，它是深藏于习俗中的人类精神。《礼记·学记》中讲："夫然后足以化民易俗，近者说而远者怀之。""化民易俗"指教化百姓，改变风俗。这是一种日常化和具体化的价值观传递方式。它能够塑造人们的价值观念，改造人们的生活方式，提高人们的职业道德修养，促进风俗习惯变革，改善人际关系。

（三）道德规范与法律规范

道德规范与法律规范之间有着重要的区别。道德规范关注的是现实人的价值精神层面，寻求人的存在意义、生命价值与内心自由。道德规范指向的是自律，法律规范指向的是他律。道德与法律都具有应然的属性。来自社会舆论的道德压力也须通过个体自身内在的情感意志才能发挥作用。不过具有效力的法律规范通过国家强权见诸实效，道德规范则不然。

1. 道德规范与法律规范的统一性　两者的分化以人类对规范意义的自觉意识为前提，且以国家强权的存在为客观基础。道德规范在实践上和逻辑上均先于法律规范出现在人类社会。道德规范提供法律规范体系价值合理性根据。法律体系渗透着特定的伦理价值，受道德规范体系的指导。民众会拥护并自觉遵守一个有效的法律。凡是法律规范所惩罚的，会受到道义上的谴责。法律规范与道德规范有内在相通性，道德价值为法规政策提供了道德合理性基础，而法律规范又提高了道德的社会约束效能。不过，法规的合理性要从道德那里寻找根据，并不意味着道德规范本身直接就是法律规范。

2. **医德规范与医疗法规之间关系复杂**　在正确理解医德规范与医疗法规相互关系的基础上，综合、合理地运用自律和他律来调节手段；医护人员进行利害选择、职业人格塑造时，绝不能囿于医疗法规，无视医德规范，更不能以医疗法规代替医德规范，甚至否定医德善行。

二、护理道德规范

罗素说过："各种职业都有自己的道德规范，它和普通公民的道德规范有所不同，大体上更加积极。每个职业的积极职责部分由法律规定，部分按这个职业的传统或者公众的观念强制执行。"护理道德规范也不例外，它既来自护理职业在其历史发展过程中形成的传统，又来自社会公众对于这一职业的认知和期待。

（一）护理道德规范的含义

护理职业道德规范是护理从业者的道德行为和道德关系普遍规律的反映和概括。作为专业人员的护士应遵守其职业道德规范。国家卫生部于2012年发布的《医疗机构从业人员行为规范》明确了包括护士在内的所有医疗机构从业人员都应该遵守的从业规范。护士行为规范包括护士的道德规范和法律规范。

护理道德规范（nursing moral norm）是调节护士与患者、医护人员、社区、社会等方面人际关系时应遵循的伦理标准、准则和行为规范的总称。它是在护理实践中形成的一种约定俗成的或明文规定的道德要求。它是判断护理实践中善恶、荣辱、得当和失当、正义和邪恶、诚实和虚伪、权利和义务等的基本准则。

护理道德规范不可代替护理政策法规，也没有护理相关法律应有的强制权。不过，完善的职业道德规范细则在护理实践中具有通用性和实用性，能够明确护理义务、权利和责任，正确指导护理行为。因此，护士职业道德规范也可作为法律义务履行的基础。护理道德规范表达了护理职业崇尚的价值观，也是对患者和社会公众的郑重承诺。因此，护士要自觉遵守职业道德规范。

（二）护理道德规范与护理技术规范的关系

护理服务的专业属性与人文属性是内在统一的，为此要正确处理护理技术规范与护理道德规范之间的关系。践行护理道德规范离不开护理技术规范的自觉遵循。某一护理操作行为既不是纯粹的技术行为，又不是纯粹的道德行为，而是兼而有之。护理人员要践行护理道德规范，维护患者的生命和健康利益，严格执行护理技术规范。那些违背了技术操作规范的护理干预措施，会对患者带来身心伤害，偏离护理道德规范的要求。为了给患者提供更优质的护理服务，护理人员有责任遵循护理行业的技术标准。

三、护理人员的行为规范

（一）行为规范的含义

行为规范（code of conduction）指在现实的生产生活中人们依据社会需求、价值判断而逐步形成和确立的应遵循的标准或原则。行为规范建立在维护社会秩序的理念基础之上，对全体成员具有引导、规范和约束作用。引导和规范全体成员可以做什么、不可以做什么和怎样做，这是践行社会核心价值观的具体体现。特定行业的行为规范指特定行业人员在参与相关职业活动中所遵循规则、准则的总称，是行业内认可和从业者普遍接受的有约束力的行为标准。它包括技术操作规范、行为规则、规章制度、团体章程等。

根据医疗卫生有关法律法规、规章制度，结合我国医疗机构实际情况，卫生健康行政主管部门会制定行为规范来规范医疗机构从业人员的行为，如国家卫生部制定的《医疗机构从业人员行为规范》。

（二）医护人员一般性的行为规范

《医疗机构从业人员行为规范》所说的从业规范是指包括护士在内的医护人员都应该遵循的行为规范。医护人员要以人为本，坚持救死扶伤、防病治病的宗旨，以患者为中心，全心全意为人民健康服务。医护人员要遵纪守法，依法执业。自觉遵守国家法律法规，遵守医疗卫生行业规章和纪律，严格执行所在医疗机构的各项制度规定。

医护人员要尊重患者，关爱生命。遵守医学伦理道德，尊重患者的知情同意权和隐私权，为患者保守医疗秘密和健康隐私，维护患者合法权益；尊重患者被救治的权利，不因种族、宗教、贫富、地位、疾病等歧视患者。医护人员要提供优质服务，医患和谐。言语文明，举止端庄，认真践行医疗服务承诺，加强与患者的交流与沟通，自觉维护行业形象。医护人员要廉洁自律，恪守医德，弘扬高尚医德，严格自律。

医护人员要严谨求实，精益求精。热爱学习，钻研业务，努力提高专业素养，诚实守信，抵制学术不端行为。医护人员要爱岗敬业，团结协作，忠诚职业，尽职尽责，正确处理同事间关系，互相尊重，和谐共事。医护人员要乐于奉献，热心公益，参加上级安排的医疗任务和社会公益性的扶贫、义诊、助残、支农、援外等活动，主动开展公众健康教育。

（三）护士的行为规范

《医疗机构从业人员行为规范》论述了护士的行为规范。护士要提高专业技术能力和综合素质，要尊重、关心、爱护患者，保护患者的隐私，注重沟通，体现人文关怀，维护患者的健康权益。护士要严格落实各项规章制度，正确执行临床护理实践和技术规范，全面履行医学照顾、病情观察、协助诊疗、心理支持、健康教育和康复指导等护理职责，为患者提供安全优质的护理服务。

护士要工作严谨、慎独，对执业行为负责。发现患者病情危急，应立即通知医生；在紧急情况下抢救垂危患者生命，应及时实施必要的紧急救护。护士要严格执行医嘱，发现医嘱违反法律、法规、规章或者临床诊疗技术规范，应及时与医生沟通或按规定报告。护士要按照要求及时准确、完整规范地书写病历，认真管理，不伪造、隐匿或违规涂改、销毁病历。

（张新庆）

第二节　中外护士伦理准则要点解读

护士伦理守则是根据护理行业的伦理原则和价值观制定的。它为护理服务提供道德方向和行动指南，为患者个体化护理方案制定和实施提供了伦理分析的框架。在临床实践中，卫生管理部门或护理行业学会应逐步完善护理伦理守则的细则，使其在护理实践中更具有通用性和实用性，正确指导护理行为。

一、《国际护士伦理守则》概要

1953年国际护士会通过首部《国际护士伦理守则》（International Code of Ethics for Nurses），并于2012年发布最新版本。该守则概述了护士应该遵守的职业道德及履行职业义务受阻时该如何决策，强调护理专业人员对患者及家属和社区人员的社会责任，以及护士在卫生保健系统内工作和与其他卫生人员合作的问题。

该守则明确指出，护理职业应承担的四项基本职责是促进健康、预防疾病、恢复健康和减轻痛苦。护理是人们的普遍需求，其本质是尊重人权，包括尊重其文化、生存权和选择权，不论其年龄、肤色、信仰、文化、残疾、性别、国籍、种族或社会地位等。护士应为个人、家庭和社区提供保健服务，并与相关团体相互协作。护士伦理守则是基于社会价值和需求制定的行动指南，只有将其应用于随社会变迁的护理实践和卫生保健中才有意义。护士必须充分理解道德规范，并将其渗透在工作的各个方面。该守则包括护士与公众、护士与实践、护士与专业、护士与同事4个方面的内容。

（一）护士与公众

护士的主要职责是照顾那些需要护理的人。在提供护理服务的过程中，护士要在个人、家庭和社区之间营造尊重人权、价值观、习俗和精神信仰的环境。应通过恰当的沟通，确保患者及时获得准确、充分的信息，并在此基础上同意接受护理和相关治疗。护士应对患者的个人信息保密，并能够判断可否在需要的时候给予分享。护士应与社会共同承担责任，满足公众，特别是弱势群体的健康和社会需求的行动。护士倡导在资源分配、保健及其他社会经济服务方面的公平和正义。护士要表现出专业价值：尊重、响应、同情、诚信和正直。

（二）护士与实践

护士对护理实践负有个人责任和义务，护士要保持良好的健康，并应通过不断学习提升护理能力。护士在接受和委派责任时要根据个人能力进行判断。应始终保持良好的个人行为标准，身体力行，提高职业形象和公信力。护士在提供护理时，要在确保人们的安全、尊严和权利的条件下应用先进的护理知识和技术。

（三）护士与专业

护士在确定和实施临床护理实践、管理、研究和教育的可接受标准方面起主要作用。护士要积极拓展以研究为基础的核心专业知识，以支持循证实践；积极发展和维护核心的职业价值观。护士应通过专业团体参与营造积极的执业环境，维护护理工作安全、社会公平和经济保障。护士应维持和保护自然环境，并意识到自然环境对健康的影响。

（四）护士和同事

护士与同事之间应保持协作和互相尊重的关系。护士也应采取适当的行动支持和引导同事提高道德操守。

二、北美护士伦理守则概要

（一）美国护士伦理守则

1950年美国第一个正式专业护士伦理守则出现，它源于美国现代护理行业悠久、卓越而持久的道德传统。2015年发布了最新修订版。该守则明确了护士应该遵守的伦理标准以及护士个体和群体的伦理价值、道德义务、职责和专业理想，是美国护士群体对患者、社会做出的承诺体现。

该守则凸显的伦理价值是：第一，护士在工作中应当同情并尊重每个人固有的尊严、价值和独特的属性。第二，护士首要的是对患者负责。第三，护士应当促进、主张并保护患者的权利、健康和安全。第四，护士对护理实践有义务和责任，做护理决策及活动应为患者提供最佳的护理。第五，护士对自己负有和对他人同样的责任，包括促进健康和安全，保持完整的性格和诚实，并促进个人和专业成长。第六，护士通过个人和集体的努力，建立、维持和改善工作环境中的道德氛围和就业条件，提供安全、高质量的医疗保健服务。第七，护士应在各种角色和环境下，促进职业发展，提高专业标准，推进护理和健康政策的产生。第八，护士应与其他专业人员及公众合作，保护人权，促进卫生外交，减少卫生差距。第九，护士通过其专业学会清楚地表达护理价值观，保持专业诚信，并将社会公正原则融入护理和卫生政策。

（二）加拿大护士伦理守则

加拿大护理学会于2013年发布《执业护士伦理守则》，对护士道德职责做出明确规定。

1. 对公众的责任　护士应致力于提供安全、有效、富有同情心及符合道德的护理。道德责任包括保持实践和专业能力，遵守行为标准；护士经过教育或经验获得职能；理解自然和社会环境是影响个体健康的重要因素；尊重所有人的权利，不论其价值观、信仰和文化的差异；为患者、患者家属及医疗保健同事合作，促进个人、家庭和公共的健康和福祉。

2. 对患者的责任　护士应该为患者提供安全和充分的护理。护士的道德责任包括如下10个方面。第一，尊重患者了解自身健康状况和做出决定的权利。第二，倡导患者公平、公正地获得所需的、合理有效的卫生服务和资源。第三，尊重和保护患者隐私，保守患者的秘密，特殊需要公开的情况除外。第四，及时妥善处理各种不利条件和情况，包括向相关部门报告安全问题。第五，当发现不道德或不合格的护理行为时，及时向有关部门报告并采取相应措施，以确保患者护理安全。第六，承认每位患者的独特性和选择权利。第七，发展相互信任的治疗关系，同时保持专业界限。第八，运用循证和判断指导护理决策。第九，识别并降低患者风险。第十，应用新知识、新技术，保障患者的安全、满意度和福祉。

3. 对专业的责任　护士提供专业服务，促进患者、同事和公众对其的尊重和信任。护士维护行业标准和职业操守，以维护行业诚信。参与促进专业发展的活动，以满足新兴的医疗保健需求。依照负责任的原则、标准、法律和规定促进专业实践。

4. 对同事的责任　护士应与护理同事和其他卫生专业人员发展和保持积极的合作关系。适当处理跨专业团队中其他成员的不专业行为。以合作、建设性和尊重的态度与同事合作，为个人、家庭和社区提供安全、称职、合乎道德和适当的护理。向同事和其他保健专业人员展示执业护士的作用和能力，认可同事的角色及其贡献。尊重同事的专业技能。

5. 对自己的责任　护士应认识到自身和专业能力的作用以及价值体系，并在护理活动中展示出诚实、正直和诚信的品质。要明确自身的能力和局限性，在执业范围内从事护理工作，具备所需的知识、技能和判断能力。了解并遵照相关原则、实践标准、法律及规定行事，并承担其责任。当遇到无法依据道德规范进行操作的情况，应通知相关主管部门。护士应把握终身学习的机会，不断发展个人能力以符合专业道德和管理要求。工作中要恰当处理好利益冲突，保持必要的身心健康，履行护士的职责。

三、日本和韩国护士伦理守则概要

（一）日本护士伦理守则概要

1988年日本颁布《护士伦理守则》，2003年进行了审查和修订。该守则规定了护士作为专业人员对社会的责任范围，是护士在医院、社区、研究机构从事护理工作的行为规范，为护士提供了一个回顾其自身实践和自我职业道德评价的基准。修订后的守则包括如下伦理要求：

第一，护士应该尊重人的生命、尊严和人权。护士经常面临生死攸关的根本问题，其决定和行为需要很高的道德水平。护士做出判断和行动时应在保护生命、人格和尊严的基础上，尊重他人的自我决定，并始终以热情体贴的态度对待人。

第二，为所有人提供平等的护理服务，不论国籍、种族、民族、宗教、信仰、年龄、性别、社会地位、经济地位、生活习惯或健康问题的种类。人人享有平等的医疗和护理权。平等的护理并不意味着每个人都能得到同样的护理服务，而是护士要根据每个患者的实际需要提供护理。

第三，护士应与护理对象间建立信任关系，并在此基础上提供护理服务。护士需要强化先进的专业知识和技术，这能有效地增进护患关系，同时应鼓励患者积极参与护理程序，表达他们对护理的想法和意愿。及时对患者的疑惑提供充分的解释，以赢得理解和同意，并对护理结果负责。

第四，护士应尊重和保护护理对象的自我决定权。护理对象有权了解自身的健康状况和治疗方案，有权选择医疗和护理。护士应保护护理对象获得信息的权利和自我决定权。护士应尊重患者的意愿和选择，并鼓励和支持其自主做出决定，确保所做出的决定和选择符合个人的最佳利益。

第五，尊重隐私，保护个人资料，适当谨慎地分享这些信息。护士为提供恰当的个性化护理，需要收集有关患者身体、精神和社会状况的个人资料。护士在取得这些资料前，应清楚说明其使用目的，并确保取得资料的保密性。护士要谨慎对待病历和护理记录等个人资料，防止信息外泄。当医护人员要共享资料时，应采取适当的酌情决定权。

第六，在患者安全受到威胁时，护士应该保护患者。护士确保患者能够持续地得到适当的护理。如果医疗相关人员禁止治疗或护理，或有任何不适当的判断或行为，护士应与相关方合作保护患者或采用适当的解决办法。如果护士发现有任何危及患者生命的情况，必须要求解释和/或拒绝执行，以免对患者造成伤害。护士应注意并预防环境危险因素，包括自身行为可能会对患者造成的伤害。

第七，护士应清楚地认识到自己的责任和能力，并能够承担所提供的护理责任。护士有责任对所提供的护理措施做出解释，并对他们的判断、实践和结果履行责任。《公共卫生护士法》规定了护士的责任范围，助产士、护士不得从事超出法律规定责任范围的工作。

第八，护士有责任和义务通过持续学习来保持和发展自身的专业能力。护士必须具备高水平的专业知识并接受全面的教育，适应科学和医疗的发展，适应不断变化的社会价值观，满足日益多样化的健康需求。日本护理学会为护士提供持续教育的标准，并为护士提供各种课程。护士应充分利用各种在职培训机会，寻求专业发展。

第九，护士在工作中能够与其他护士合作提供护理服务，也能够和卫生保健及福利人员合作。护士在为护理对象提供护理服务时能够与他人相互协作，发挥彼此的创造力、独创性和努力。此外，护士应和其他医疗相关人员之间建立一种自主、专业及平等的关系，以便了解彼此的专长，发挥潜力，共同提供高质量的护理和医疗照护。

第十，为提供优质的护理服务，护士应针对护理实践、管理、教育和研究制定并实施理想的标准。专业人士应通过建立和遵守行为准则加强自我约束。明确护理实践的内容和意义，制定资源管理、质量保证计划。护理教育标准应明确教育内容和环境；研究标准则应明确研究辩论内容、优先评估的事项、研究方法以及发表研究成果的程序。

第十一，护士需要通过研究和实践，努力创造和发展专业知识和技能。护士肩负着护理研究和实践的专业知识及技能的发展，因此护士在工作中应经常利用最新的研究和实践成果，努力发展新的专业知识和技能，推动护理科学的进步。

第十二，护士需要努力保护和增进身心健康。护士是为患者的身心健康提供照护的专家。为保持能够实践优质护理的能力，护士必须首先维护和促进自身健康，平衡好工作和个人生活。特别是需要缓解好身心压力，加强工作压力管理。

第十三，护士应保持高度的个人行为标准，以增强公众的信心。护理的信心不仅取决于专业知识和技能，还来自护士真诚、礼让和谦卑的品行。护士应该了解职业的社会使命和责任。

第十四，护士应与社会共同承担保护环境的责任。护士应做好医疗废弃物的处理和处置监督，应积极致力于环境保护，维护和促进人类健康。

第十五，护士应通过专业组织参与优质护理服务系统的建立，为社会发展作出贡献。护士肩负着提升护理专业人员资格的任务，以推广优质护理服务。

（二）韩国护士伦理守则概要

1972年韩国首次公布《护士伦理守则》，2013年7月进行了最新的修订。该守则指出护士职业的根本理念是尊重并拥护人类生命的尊严和基本权利，护士的职责是增进人类全生命周期的健康，预防疾病，恢复健康，帮助患者减轻痛苦。护士应该尊重护理对象的自我决定权，为自觉进行自我健康管理的护理对象提供帮助，使其获得最新的医学知识和信息。韩国的护士伦理守则分为护士和护理对象、护士作为专家的义务及护士与合作者3个部分。

1. 护士和护理对象

第一，倡导护士在提供护理的过程中，不受护理对象的国籍、人种、宗教、思想、年龄、性别、社会地位、性取向、疾病和残疾的种类和程度、文化差异的影响，为护理对象提供无差别的平等护理。护士要尊重护理对象的宗教、信念和思想自由，要理解和尊重护理对象的习惯和文化多样性，不论护理对象的疾病和残疾的种类，为患者提供同等的护理。

第二，护士要尊重个别需求，尊重护理对象的习惯、信念及价值观的个人要求，根据护理对象的身体、社会心理、精神要求等个人要求，提供差异化的护理。

第三，保护护理对象的隐私。在遵守保密原则的同时，仅共享护理所需的信息。护士应教育并指导护理相关人员和护理学生尊重护理对象的个体生活。

第四，让护理对象参与护理的全过程，尊重护理对象的知情权和自我决定权。护士应尊重护理对象掌握自己健康状况和护理信息的权利，使其充分了解对自己执行的诊疗及护理服务并参与决策。在护理对象能力不足、无法做出决策、未成年或其他情况下，护士在护理决策前需征得法定代理人或成年监护人的同意。护士要尊重护理对象对护理选择或拒绝的权利。

第五，在护理过程中保护并照护处于弱势环境的护理对象。护士要维护老年人、女性、儿童、残疾人、被机构收容者、精神疾病患者、特困者等脆弱人群的人权，以免处于脆弱环境的护理对象在医疗资源分配、诊疗及护理优先顺序决定等方面受到不利影响。护士应该监督和保护处于脆弱环境的护理对象不受身体、精神和性虐待，不侵犯他们的人权。

第六，护士应保护护理对象免受社会性有害环境、灾害、生态环境污染对健康的威胁。当护理对象的生命安全受到威胁时，护士要积极参与救助活动。

2. 护士作为专家的义务

第一，要求护士遵守护理标准，一切工作按照韩国护理学会工作标准执行，并针对护理判断和行为承担责任。护士要以护理知识和技术为基础，根据专业护理实务标准，向护理对象提供护理，并能够解释和负责自己专业判断和决策进行的正当性。护士的护理行为应考虑其资质和业务能力，明确行为的范围和责任。在医护人员被要求协助非法或不符合伦理的不当行为，导致护理对象的生命安全受到威胁时，应按规定程序向相关部门或机构报告。

第二，在教育和研究方面，护士应参与提高护理水平和基础实践的教育和培训，为护理标准开发及研究作出贡献。护士应通过继续学习，努力保持和提高岗位能力，应参加市、道护士会、医疗机构、学会、研究会等主管的研修、教育，学习新的护理知识和技术。参与护理知识体系及技术开发时，护士应遵守研究伦理规范，并努力将研究结果运用到实际工作中，提高护理质量。

第三，在专业活动方面，护士以专家身份参与护理政策及相关制度的完善和发展。为提高专业性及权益，护士应积极参与协会或学会的活动，营造良好的护理工作环境。

第四，护士应该维持医疗资源分配和护理活动的平衡性及公正性。护士应监督护理对象所需的医疗资源和社会、经济资源的公平分配过程，以共同善为导向，以专业护士的身份增进护理对象的信赖。

第五，护士应把人的尊严和价值、个人的安全放在首位，并采取措施把危险降到最低，提供安全护理。

第六，护士应注意保护自己的健康，并保持作为专家的自豪感和品位。

3. 护士与合作者　护士与合作者之间要遵守关系伦理，护士应该满足国民的健康要求，进行地区、国家和国际合作。护士在与医疗相关从业者合作时，应履行对护理对象及社会的伦理义务。护士应理解并尊重作为医疗人员的固有责任和职务价值，在职务上保持相互合作的关系，相互配合，明确责任界限。护士应避免与其他医疗人员相互诽谤、诬陷、公开私生活信息，努力消除人际矛盾。在与其他医疗人员等合作者发生矛盾时，应将护理对象的安全放在首位。护士在护理对象的健康和安全受到威胁时，应采取适当的措施。在执行医嘱前，护士应确认处方是否能够给护理对象带来最大利益，如果认为不妥，应及时向医生确认。

四、《中国护士伦理准则》要点解读

2020年，中华护理学会和中国生命关怀协会联合发布《中国护士伦理准则》，共7章24条，其依据《护士条例》的宗旨、参照国际护士会《护士伦理守则》的内容，结合我国卫生健康事业发展需要，明确了护士的职责和应遵循的伦理原则，指导护士在专业行为、专业实践中做出符合伦理的决策。

（一）遵循伦理原则，履行护士职责

当代护理的宗旨是保护生命、减轻痛苦、预防疾病、促进健康。其中"保护生命"是护理的第一要务。

随着医学模式转变、人们健康观念的增强和医疗卫生水平的提高，护理服务的范围逐渐从医疗机构拓展到家庭、社区和养老机构，护理对象也从个体拓展到群体，从患者拓展到健康和亚健康人群。伴随这些变化，护士的职责范围也在不断拓展。准则规定了护士的职责：为护理对象提供专业的关怀照护、病情观察、专科护理，协助医生实施诊疗计划，及时与医疗团队沟通，开展健康教育、心理护理、康复指导，提供全生命周期的整体护理。

准则强调4个基本伦理原则：尊重、关爱、不伤害、公正。值得注意的是，与传统的护理伦理原则不同，该准则强调的"关爱原则"更能凸显护理服务的特点，"关爱"表达的伦理蕴含丰富，凸显了护理的人文关怀属性。护理伦理原则为护士解决护理实践中的难题提供伦理策略和方法，规范护理行为和技术活动。护士要自觉遵守护理伦理准则，认真履行专业职责，努力实现护理的宗旨。

（二）护士与护理对象

1. 尊重护理对象的权益　护士要敬畏生命，维护护理对象的生命权、健康权、身体权；尊重

知情权、自主决定权、隐私权，维护个体尊严；尊重护理对象的生活习俗、个性特征。理解每一个患者都是独一无二的个体，提供个性化的护理服务，这是对尊重原则最好的诠释。

2. 关爱生命　生存权是人最基本的权利，护士要将患者的生命安全放在第一位，护佑生命、守卫健康。关爱生命是护理的本质与核心，护士要把爱心、责任心、同理心融入临床护理工作，始终保持热心、耐心、细心，培养不怕苦、不嫌脏、不嫌麻烦、不畏困难、任劳任怨的专业素养，为护理对象提供个性化的照护和多元文化的整体护理。

3. 恪尽职守，审慎无误，坚守良知　是对护士的基本要求，也是护理安全的底线和保证。在落实责任制护理过程中，护士要深刻理解角色要求，确保护理行为对护理对象无身心伤害，更不应该故意损害护理对象的利益。安全、规范、高效、低耗、优质应该成为护理服务持续改进的目标。

4. 公正合理，和谐共赢　不论护理服务对象的性别、年龄、肤色、国籍、宗教信仰、贫富、社会地位如何，护士都要一律平等对待；在医疗资源紧缺情况时，在综合权衡生命质量、病情紧急程度、年龄、生存率等因素的基础上，做出临床伦理决策。此外，护士要认真倾听护理服务对象的主诉；与护理对象建立相互理解、信任、合作、愉悦、和谐的护患关系，有效化解护患矛盾。

（三）护士与合作者

1. 平等相处，互相尊重　护士应与护士、医生、药技、工勤人员及卫生行政管理人员之间保持人格平等、专业平等。护士与医疗团队其他专业人员之间相互尊重、相互理解是优质护理服务的基础。

2. 团结合作　围绕护理宗旨和目标，护士之间、医护之间、护士与管理人员之间要相互学习、相互支持、理解宽容，共建诚信、团结、合作、高效、和谐的医护患命运共同体。

（四）护士与专业

1. 依法行护，以德施护　依法行护是对护士行为的底线要求，是护理服务的安全保障。护理人员要遵守国家政策法规，遵守医疗卫生机构的规章制度、技术规范和临床指南，加强护士执业准入和执业管理，规范护理行为。护士要忠诚于护理事业，敬业爱岗；加强人文社科知识学习，提升人文素养和关怀能力。

2. 科教兴护，学习强护　护士要加强科研工作，通过科学研究提高护理的质量，紧跟高速发展的科学技术的脚步。护士之间要加强学术交流，善于循证，勇于创新，拓展和深化专科护理实践；坚守学术诚信，遵循科研伦理规范，抵制学术不端，以科研和教学助力护理学理论和实践创新。护士要坚持终身学习，刻苦钻研，强化专业素养，精益求精，确保提供高质量的护理服务。

（五）护士与社会环境

1. 护士肩负社会责任，彰显专业价值　护士要投身健康中国战略，以健康教育、个案管理、延续性护理、护理服务＋互联网等多种形式推进全民健康。在突发公共卫生事件中，护士要履行护佑生命、维护公众健康的职责，以人民至上、生命至上，勇敢担当，积极参加救护，主动承担社会赋予的责任。此外，护士要积极参与医疗护理改革和社会公益活动，建言献策，彰显专业价值。

2. 护士与执业环境　建立护理安全文化和持续质量改进机制，防范医源性损害和医疗废物污染，营造和提供安全、安静、整洁、舒适、舒心的物理与人文服务环境。促进有利于护理事业发展的政策法规出台；有效预防职业风险，防范工作场所暴力，创建和维护健康、公平、诚信、和谐的执业环境。护士要自觉遵守和维护国家、相关部门关于网络信息管理的政策法规；关注网络环境对人类健康的影响，制定相关护理对策；在应用互联网开展护理服务时，注意服务对象的隐私保护，共同维护安全健康的网络环境。

（六）护士自身修养

1. 以德修身，身心健康　护士要坚守社会公德，具备善良正直、自尊自爱、自信自强、严谨慎独、求真务实的专业品质和人格特征。护士要注意自身保健，保持良好的形象和身体状态；情绪稳定，精神饱满，直面困难，化解压力；积极进取，修炼良好的自控能力和社会适应能力，维护身心健康。

2. 爱岗敬业，家国情怀　爱岗敬业是护士应具备的基本价值观。敬业不仅是一种精神，更是一种能力。敬业精神源自对工作的信仰。护士要心怀天下，爱国爱家，以业报国。重视亲情，尊老爱幼，互敬互爱，提升个人与家庭成员幸福感，平衡工作与家庭关系，促进事业与家庭的和谐发展。

（唐吉明　张新庆）

第三节　护理道德要求

护理道德要求是对护士在日常职业活动中的明确要求，是指导其行为的具体道德准则。

一、关爱患者，倡导健康

护士要尊重并关心患者，以患者利益为中心。护士应急患者所急，想患者所想，同情和体贴患者，积极配合医生开展治疗，促进患者恢复健康。

（一）关爱患者

南丁格尔曾经说过："护理工作是一门艺术，护士要有一颗同情的心和一双愿意工作的手。"关爱（caring）是护理伦理原则的核心，体现了护理的本质与专业的核心价值。关爱包含了关心、照顾、帮助和爱护等含义。关爱是一种道德情感，也是一种能力，体现了护理的人道主义精神。护士的关爱体现在护理实践中的各个环节，如帮助患者适应环境缓解压力；尊重爱护患者，为患者提供必要的信息并参与护理方案的协商，及时满足患者心理需要并适时地安慰和开导患者，有效应用触摸缓解和减少患者的不安、恐惧、焦虑等不良情绪；让患者感受到来自护士的关爱之心。这些具体的关爱行为可帮助患者恢复或提高自我护理能力，以最终达到恢复或保持健康的目的。

（二）倡导健康

倡导健康（health advocate）指护士通过其专业工作和专业知识，促进社会、经济、教育和政治的变革，以减轻社会因素对人类健康和幸福感的威胁。护士有责任了解患者的需求，并将健康的社会因素纳入护理工作中，成为一名倡导者。这些因素可能包括教育、收入和就业、社会支持和住房及儿童早期经历。家庭、文化、经济和政治力量等因素复杂的相互作用不同程度地影响每个患者。护士要理解患者的需求，这会更加有利于患者与医生的配合，有利于患者健康的恢复，使医疗资源的使用最大化。

护士更多地接触患者，更易了解他们的问题，因此能更好地为患者伸张正义。患者经常受到不同程度的伤害，受到伤害的患者会经历恐惧、愤怒、沮丧、绝望。这就需要护士为患者维权。患者合理权益得到有效维护能够提高护理质量，为患者决策提供资源并支持患者决定，捍卫患者权利，保护患者利益。护士作为患者权益的倡导者，发挥着独特的作用。

二、团结互助，责任担当

护理工作是一项需要人人担当、团结合作的实践活动。医、护、患在医疗过程中是一个有机整体，应目标一致，步调统一。护士应该与医生密切合作，承担起自己的职业责任，共同维护患者的根本利益。

（一）团结互助

团结互助指在人与人之间的关系中，为了实现共同的利益和目标，互相帮助、互相支持、团结协作、共同发展。平等尊重、顾全大局、互相学习、加强协作是每个优秀护理团队的核心动力。护理工作繁杂琐碎，涉及面广，往往需要集体共同完成。因此，护理工作中需要充分体现团队精神，护士之间要彼此信任、相互包容、和谐共处。团结互助可营造良好的工作氛围，减轻心理压力，增强个人自信心，利于个人成长。互相帮助可为双方带来快乐和温暖。当出现问题时，团队领导者应本着公开透明、公平公正的原则化解矛盾，维持集体利益和个人利益的平衡，从大局出发，保障患者安全，维护医院的整体利益。护士之间应相互尊重，团结友爱，形成良性循环，营造宽容、和谐、充满信任的工作环境，促进集体和个人的双赢发展。

护士应具备团队合作意识，珍惜他人劳动成果，同事间相互关爱，相互尊重，相互学习，工作上服从上级安排，维护同事的形象和尊严，形成一个团结友爱的集体。当护士长因工作需要重新调整人员安排，保障工作正常运转时，此时准备休息的护士需要返回工作岗位。

护理工作充分体现了传、帮、带的特点，护士需在临床实践中不断积累工作经验。高年资护士通过言传身教，将丰富的临床经验及对突发事件的应急处理能力传授给年轻护士。护士要与医生保持密切的联系和沟通，这就要求护士必须处理好与医生的关系，积极配合医生了解患者情况，在执行医嘱过程中明确医生的意图及意义，及时反馈执行情况。护士要维护好与其他医技人员及医院其他部门同事之间的关系，互相尊重、理解、支持和信任，密切合作，互敬互帮。

团队精神包括思想信念、价值观念、传统习惯、道德规范和行为准则。在烦琐的护理工作中，形成相互学习和相互帮助的习惯，无论谁有困难，大家都应齐心协力，团结一致。如果每一位护士都能具有这种可贵的品质，定可打造出优秀的护理团队，提供高质量的护理服务。

（二）责任担当

一切为了患者的利益是护理工作的出发点和归宿。只有护士对护理工作认真负责，才能保障患者的生命安全。各项护理工作应该严格按照规章制度和操作规程进行，不能疏忽大意。护士要时刻保持严谨的工作态度，密切关注患者的病情变化，要做到多观察、勤动嘴、勤动脑，只有这样才能做到及时发现和解决问题。

护理工作具有社会性和公益性特点，被赋予社会责任。因此，护士在处理护患关系时，也要尽可能考虑到社会利益，勇敢地同滥用抗生素、开大处方等损害患者利益的现象做斗争，应在保证患者疾病的治疗和预防保健的前提下审慎处理。护士要普及健康知识，提高全民自我保健、自我护理的能力。护士要加强对患者的心理护理和心理健康指导，提高患者的心理健康水平和社会适应能力。高年资护士要对患者、实习生、低年资住院医生进行宣教和培训工作，以提高治疗和护理效果。

三、专业过硬，自尊自强

（一）专业过硬

护理学是自然科学、社会科学、人文科学等多学科相互渗透的一门综合性应用学科，专业性非常强。这就要求护士除具备医学基础知识、护理学基本理论外，还要学习心理学、伦理学、社会学、管理学、行为科学等人文科学的知识。当前，辅助生殖技术、基因治疗、干细胞疗法、影像诊疗技术、无创性手术、微创性手术、导管技术和营养补充技术等新知识、新技术层出不穷，都需要护士钻研其相对应的护理技术，掌握操作技能，才能更好地履行职责，避免护理差错。护士需要加强专科知识学习，熟悉常规治疗方案，能够辨析医嘱是否正确；对有疑问的医嘱，应与医生核实，确认无误后再执行，确保患者安全。对于危害患者利益的行为，护士有权利提出异议，并向上级汇报。

（二）自尊自强

护士应自尊、自爱、自强，尊重自己从事的护理事业，保持积极向上、奋发图强的精神状态，具备强烈的责任感、自信心。护士还应不断学习新知识、新技术来武装自己，严格要求自己，与时俱进，永不懈怠。

医疗护理各自分工明确，不能相互取代，而要相互支持，相互补充。实践证明，在临床工作中，经验丰富、能力全面、待人和蔼的护士是备受医生尊重的。医护人员应该相互督促，相互监督医疗行为规范，防范发生差错事故，保障患者利益不受损害。

四、谨言慎行，保守秘密

（一）谨言慎行

审慎是指人们在行动之前的周密思考，且在行动过程中的小心谨慎。护士应在实施医疗护理行为前应周密思考，在实施中谨慎、认真、细致地做好每一项护理工作。审慎是护士内心信念和良好道德作风的表现，也是对患者和社会的义务感、责任感和同情心。审慎要求护士要依照护理道德规范严格要求自己，严格执行"三查七对"和消毒隔离制度；仔细观察患者的病情变化，准确无误执行各项护理操作，为患者提供优质服务。当遇到复杂病情或紧急救治时，既要敏捷、准确，又要果断、周密。

（二）保守秘密

护士要言行谨慎，保守秘密，不泄露患者隐私。保守患者秘密包括3个方面：①保守患者的个人秘密，如个人隐私、生理缺陷和特殊疾患等。②本着尊重患者及家属的原则，在家属对患者的接受能力评估后，不同意告知患者危重病情和预后者，护士应该对患者保守危重病情和预后的秘密。对要求知情的患者，应与家属充分沟通，给予心理辅导。③保守与国家利益相关的护理工作及科研秘密。护士保守患者的私密信息促进护患合作，增加医从性，有利于患者的治疗和康复；护士尊重患者的保密权，就是尊重患者的自主权，有利于增强患者对护士的信任。不过，若保密的权利与患者的其他权利、其他人的权利和社会公共利益发生冲突时，应权衡保密和解密的利弊得失。

（张新庆　何竞贤）

第四节　护理伦理决策

由于卫生健康行业的特殊性和复杂性，护理实践中存在着诸多伦理两难问题。面对这些伦理两难，护理人员只有提升伦理素养，提高伦理决策能力，才能够胜任岗位职责，做出符合患者最佳利益的抉择，提高护理服务质量，构建和谐医护患关系。

一、护理伦理决策难题

（一）护理道德困境

在临床护理实践中，护士凭借伦理原则、规范或经验就能找到应对伦理问题的措施。但在某些特殊护理情形下，护士无法同时履行两个或多个道德义务就会陷入困境或两难之中，这种情况称为护理道德困境（moral dilemma in nursing)或护理伦理两难。例如，护士既有尊重患者自主性的道德义务，又有避免患者受伤害的道德义务；但在特定的情形中，护士难以同时遵守这两种道德义务，由此就陷入两难境地。为了保证有些老年患者的安全，护士应采取一些身体约束措施，但在患者表达了强烈反对意见后，未能立即采取约束措施。对护士来说，最重要的是促进健康和为患者提供高质量的护理，但护士却因得不到患者的配合而无法采取最有利于患者的护理措施。

护理伦理两难的形成受到多种内外因素的影响。例如，护士都期望为患者提供高质量的护理，但由于护士数量不足，医疗机构要求向更多的患者提供服务，会导致护士的工作负荷重，无法向患者提供全面的护理，影响护理质量，同时增加护士的职业倦怠感，降低伦理敏感性。医疗机构对于工作量的需求、护士自身的精力有限、高质量护理的要求等利益分歧也可能导致伦理困境的产生。护士自身的判断可能和执行的护理措施之间产生分歧，由于缺乏权威而被忽视的意见，即使护士不理解或支持医疗护理方案，也必须遵循。例如，医生或家庭成员的建议违背了患者本人的意愿，从而导致护士不得不参与积极的有创抢救，并且无法向临终患者提供令人满意的临终关怀。

（二）护理伦理决策的含义

1. 伦理决策（ethical decision making）　决策（decision making）指从两个或两个以上备选方案中选择一个最为合适的方案的行为。伦理决策就是做伦理上的决定。做伦理决策涉及两个关键环节，即判断和选择。在伦理上做决定要受到个人价值观及信念的影响，同时也受到社会文化及宗教信仰、法律规范、环境及个人情绪的影响。决策者的道德水平、知识程度及对伦理学理论和原则的认知程度等都会影响到最佳行动的选择。

2. 护理伦理决策（ethical decision making in nursing）　指护理人员依据一定的伦理观念，通过分析伦理难题所涉及的伦理原则、规范和当事人各方的利益，设计出各种可行的行动方案，并对各个方案的预期结果进行分析比较，从中选择效果最佳的方案并付诸实施。临床护理伦理决策需遵循不伤害、有利、尊重和公正等伦理原则。决策是一个复杂的过程，必须建立在道德思考的基础上。护理人员根据护理专业理论和经验，针对临床工作中的实际情况，经过调查研究和科学思维，从备选方案中确定最符合护理伦理规范的决定。护理伦理决策可分为个人决策和团体决策两种。前者指由个人独立做出决定，通常情况下及紧急情况下大多采用个人决策；后者指经过团体共同讨论之后所做出的决定，当伦理问题情况复杂但不紧急、需要集思广益时，通常采用团体决策。

二、护理伦理决策过程及影响因素

（一）护士伦理决策过程

1. 确定伦理问题　伦理决策通常是从发现伦理问题开始的。伦理问题要解答"该不该"或"该如何做"之类的价值问题，因此决策过程更可能侧重于伦理方面，而不是实际的护理可行性。伦理决策的本质问题指在一定内外护理环境条件下，决策各方预期解决的伦理目标。

2. 信息收集和分析　为了确定信息的范围，我们首先需要知道谁参与了其中，以及需要从每个参与者或当事人那里得到信息。护理伦理问题的参与者或者当事人主要分3类：患者、家庭成员或代理人、医护人员。解决伦理问题所需要的信息包括医学、心理、社会文化等方面。

3. 分析和比较备选解决方案　当明确了这个伦理问题的利益相关者以及相关利益冲突和背景信息之后，我们可以提出不同的替代解决方案，同时也需要根据不同的伦理理论和原则、伦理规范、法律、个人道德或宗教信仰等，权衡不同主体的利益来分析和比较所提出的方案。

4. 选择最优方案且加以辩护　在伦理决策中，护理人员需要找到包括患者在内的大多数当事人都满意的最佳解决方案。通过分析和比较的过程，确立一个最优的选择并证明它是正确的。在做出伦理决策的过程中，不仅要关注它是否会带来好的效益，同时也要评估它在伦理视角上是否是正当合理的。

5. 制定战略，实施所制定的伦理决策方案　确定需要实施的伦理决策并且证明其合理性之后，各个行为主体要积极地参与，考虑包括道德在内的各种因素，制定详细完备的方案并且实施它。

6. 评估方案的实施效果　在实施伦理问题的解决方案之后，对方案实施效果进行评估。如果方案没有实现预期的效果，就算它有较高的决策质量，也需要回到之前的步骤，并且考虑其他的策略。

（二）影响护理伦理决策的内因

护理伦理决策是一种护士应对职业伦理困境的策略。在护理伦理决策中，不论个人道德品质如何，在其职业情境中均要履行个人职业责任。个体决策能力包括道德分析能力、道德判断能力、道德选择能力等。护士在参与临床决策过程中也会受到道德敏感性、道德动机、道德品格等因素的影响。

1. 道德敏感（moral sensitivity）　是感知周围环境中道德因素的能力。它是一种解释他人反应和感受的技巧或能力，也是一种共情能力，在道德推理、决策之前，需要去敏锐地感受到环境中所存在的一些伦理问题，意识到自己的行为是如何影响他人的，识别可能的行动路线，并确定每一种潜在策略的后果。道德敏感性是护理伦理学道德行为和伦理决策的前提条件。

2. 道德判断力（moral judgment）　是个体能够应用伦理学知识对行为做出是非善恶判断的能力。护士需要针对当前伦理困境选择一个最佳的解决方案之后，判断在这个特定的道德情形下做什么是对的，什么是错的。道德判断应该反映伦理原则和职业规范的内在要求，做出一个合理、审慎、整合情感反应的选择。

3. 道德动机（moral motivation）　是推动个体实施道德行为的内在动因，是伦理判断与行为之间的纽带。在确定当前伦理问题的最佳方案之后，决策者应当坚持自己的选择。道德价值观会受到工作保障、职业晋升、社会认可和收入等因素的影响，护士可能会优先考虑个人价值观，如为了维护自己的地位或声誉，而将伦理考虑放在较低的位置。同时道德动机也可能受护士缺乏专业义务知识和缺乏道德敏感性等因素影响。只有当道德考虑优先于竞争的优先事项时，合乎道德的行为才会产生。

4. 道德品格（moral character）　是实施道德行为时所需的个体品质，如勇敢、坚韧、自控等。护士必须坚决地克服疲劳，抵制干扰，制定适宜的策略，不顾任何障碍地坚持一项道德任务或行动。道德行为的发生是情感机制和认知机制同时作用的结果。情感机制和认知机制相互交融、彼此推动，导致复杂的心理过程，最终产生道德行为。

（三）影响护理伦理决策的外因

1. 医疗机构的理念和规章制度 各类卫生机构通常依据行业道德行为的原则、机构自身的特点，树立系统而确切的思想或观念，用以指导组织自身的运作，也会对任职者的工作内容、工作规范等进行一系列的规定。这些理念和规定通常会影响护理人员的伦理决策行为。部分医疗卫生机构的理念和规定可能会与护理人员自身的价值观不完全吻合，导致伦理困境的出现。同时，医疗卫生机构颁布的相应政策，如加强护士伦理培训、保护护士的合理权益等，也会对临床护士的伦理决策能力形成一定的影响。

2. 政策法律及贯彻实施 法律是由国家制定或认可并以强制力保证实施，反映由特定物质生活条件所决定的统治阶级意志的规范体系。护理工作中的所有行为，包括护理伦理决策都受法律所保护和制约，面对同样的伦理困境，受不同国家和地区的法律影响，护士做出不同的护理伦理决策。护理伦理决策不应违背当地的法律法规，以确保护理伦理决策的合理性和合法性。

三、培养伦理决策能力

（一）提高伦理敏感性，及时发现问题

发现伦理问题是进行伦理决策的前提条件。如果护士不细心、审慎地去寻找、发现伦理问题，后续的伦理决策程序便无法展开。因此，在临床护理工作中，护士要善于倾听，同时多进行角色扮演和角色互换，设身处地地从他人的立场去考虑问题，善于发现临床场景中可能存在的伦理问题，勇于发声，勇于去提出和讨论问题。

（二）提升道德修养，学会正确伦理决策

伦理决策能力的培养包括下列途径：学校的相关伦理学教育课程和课外护理道德实践能帮助提升伦理判断能力，保持一个好的学习态度能帮助我们取得事半功倍的效果。参加一些伦理相关的小组讨论，提高伦理知识水平和修养。在开展伦理判断的时候，应避免干扰，减少认识偏见。通过不同的伦理困境场景进行小组讨论，开展角色扮演、欣赏电影和书籍、分享故事等来模拟实践场景，积累经验，以便更加游刃有余地处理各类伦理困境问题。

（三）学会控制情绪，培养乐观心态

道德动机通常会受到个人情绪和心态的影响。护士应保持积极乐观的心态，对他人富有同理心，更多地对他人伸出援手，积极的心态有助于做出合乎伦理的选择。

（四）培养道德品格，提升个人情操

在实施道德行为的过程中，护士需要拥有高尚的道德品格和情操，为了达到最终的目标，要有坚韧不拔的毅力和勇气。同时，为了更好地进行临床护理伦理决策，也需要提高自身的职业归属感，形成高尚的职业精神，以更高的思想境界去应对临床中可能出现的伦理困境。

本章概要

护理道德规范体现了护理人员共同的价值观，护士伦理守则是基于护理道德规范的行动指南。《国际护士伦理守则》指出，护士应该承担促进健康、预防疾病、恢复健康和减轻痛苦的职责，强调了护理专业人员对患者、患者家属和社区人员的社会责任。本章对中国、美国、加拿大、日本、韩国等国家的护士伦理守则的要点进行了解读。护理实践活动包括一系列比道德规范更加具体的道德要求，如团结互助、责任担当；专业过硬、自尊自强；谨言慎行、保守秘密。护理人员要遵循伦理规范，设计出可行的行动方案，并对各个方案的预期结果进行比较，从中选择效果最佳的方案并付诸实施。

思考题

1. 简述道德规范与风俗习惯、法律规范之间的区别。
2. 结合中外护士伦理守则的内容，简述护士与服务对象、护士与护理实践、护士与专业之间的关系。
3. 日常的护理实践对护士提出哪些具体的道德要求？
4. 简述护理伦理决策过程及影响因素。

案例分析

患者，男性，65岁。行结肠癌根治术后转入重症监护病房（ICU），给予心电监护、机械通气治疗，留置胃管、腹腔引流管、导尿管，右侧手臂带有经外周穿刺的中心静脉导管。患者烦躁不安，常试图拔除身上的管道，ICU护理人员使用约束带对患者腕部及踝部进行约束以确保管路安全。患者女儿探视后，将ICU护理人员投诉至护理部，称ICU护理人员捆绑患者，剥夺了患者的自由权。

问题：①此案例中护士的行为是否符合伦理要求？③护理人员面临的道德困境是什么，应该如何妥善化解？

（孙 玫 张新庆）

参 考 文 献

[1]谢红珍，袁长蓉，沈园园，等.《中国护士伦理准则》内容解读[J].中国医学伦理学，2020，33（10）：

1234-1242.

[2] 中华护理学会, 中国生命关怀协会人文护理专业委员会. 中国护士伦理准则 [J]. 中国医学伦理学, 2020, 33 (10): 1232-1233.

[3] 李建华. 社会主义核心价值观与道德规范体系之关系 [J]. 道德与文明, 2017, 2: 13-18.

[4] FOWLER MD. Faith and ethics, covenant and code: the 2015 revision of the ANA code of ethics for nurses with interpretive statements [J]. J Christ Nurs, 2017, 34 (4): 216-224.

[11] LFE, N.M. Pain subjective perception and principle, 2015 revision of the ASPMN position statement on pain assessment in the nonverbal patient[J]. Pain Nurs, 2015, 11(4).

第 **5** 章 护患关系伦理

护理工作的质量直接关系到患者的医疗安全、治疗效果和身体康复，护理人员的专业技能和职业素质直接影响着医疗和护理的工作质量。和谐的护患关系是保证护理工作顺利开展的重要前提。护患关系影响患者的就医感受和康复效果，也影响护理人员的工作满意度和职业幸福感。护理人员要明确自己的专业职责，具备良好的职业道德，加强护患沟通，促进护患关系和谐。

第一节　护患关系概述

一、护患关系的含义与特点

护患关系有广义和狭义之分。狭义上的护患关系（nurse-patient relationship）指在护理实践活动中，护理人员与患方之间确立的一种专业性照顾与被照顾的人际关系。这里所说的护理人员主要指护士，也包括护士长或护理部主任等；而患方通常指需要被照看的患者，有时也包括患者的家属、陪护人、监护人等。广义上的护患关系还包括护理科研人员与受试者、社区护士和社区居民之间等的人际关系。随着护理实践范围和功能的扩大，护患关系中的活动主体包含了更丰富的内容。

（一）护患关系的基本内容

马斯洛的基本需要层次论分析了人不同层次的需求。患者作为一个特殊的群体，患病后不仅需要获得医学专业上的帮助满足其生理需求，还希望被尊重、有归属感、有安全感、能实现自身的价值。尽管患者群体对护理服务需求的层次和内容有所不同，但均包含技术性和非技术性。因此，护患关系的内容可分为2个方面：技术性护患关系和非技术性护患关系。

1. **技术性护患关系**　指护理人员运用专业技能在为患者提供服务时所形成的互动关系。是形成护患关系的前提，具体体现在护理人员为患者进行各项护理操作和健康指导。技术性关系直接影响护理质量及患者的获得感。因此，护理人员必须具备扎实的专业知识和娴熟的护理技能，达到减轻患者痛苦、增进患者舒适感的目的。

2. **非技术性护患关系**　指护理人员在为患者提供专业服务的过程中，护患双方因受到社会、心理、教育、经济等因素的影响而形成的一种互动关系。主要体现为道德关系、利益关系、价值关系、法律关系。

（1）道德关系：护患双方明确各自的角色所承担的责任和义务，按照一定的道德原则和规范来约束自己的行为。护患之间的文化背景不同、受教育程度不同、对自身角色的认知不同，对同一医疗护理方案也可能有不同的理解或意见分歧。尽管如此，护患双方之间仍存在一种道德关系，应该做到相互尊重，彼此信任，善于换位思考。护理人员要秉承自身的职业道德，引导患者认识自身的角色及所承担的道德责任和义务，给患者提供人文关怀。患者要做到文明就医。

（2）法律关系：护患关系的建立意味着双方契约关系的形成，一切护理活动都受到相应法律、法规的保护和制约。因此，护患关系又是一种特殊的法律关系。护患双方都应遵守相关的法律、法规和各项规章制度，学会用法律的手段来维护自身的合法权益，保证自身的合法权益不受到侵害。法律也为护理人员的人身安全和正常的工作秩序提供保障。对于辱骂、殴打护理人员及破坏正常医疗秩序的违法行为，应受到法律的惩处。

（3）价值关系：护患双方在护理活动中相互作用、相互影响，体现了各自的人生价值和社会价值。护理人员通过运用自己的护理知识及技能为护理对象提供护理服务，使患者获得健康知识，恢复健康，实现职业价值。护理对象在恢复健康后，又重返工作岗位，实现为社会作贡献的价值。

（4）利益关系：护患双方在相互作用过程中为满足各自的生存和发展而产生的物质和精神关系。在医疗护理过程中，患者通过支付医疗费用获得相应的健康服务，护理人员通过福利服务获得相应的报酬并获得精神愉悦。护理人员的天职是救死扶伤，维护人类的健康。护理服务不是一般的等价交换，而是建立在道德基础上的利益关系，护理人员应将挽救患者生命维护患者健康作为最高的精神追求。

（二）护患关系的性质及要求

1. 帮助性工作关系　护理服务是一种围绕预防、保健、治疗、康复或研究等具体目标开展的专业性医疗照护工作。患者到医疗机构寻求医疗帮助，和护士之间形成帮助与被帮助的工作关系。无论患者的年龄、身份、职业、文化背景如何，护理人员都应该严格按照执业操作规范和职业伦理要求，提供优质高效的专业护理服务，并应努力与患者建立良好的关系。在护患关系的形成过程中，护理人员处于相对的主动地位，其工作态度和言行对于护患关系的建立和发展至关重要。

2. 专业性互动关系　护理人员在为患者提供服务的过程中，需要不断地了解患者的病情变化、心理感受、治疗效果、对健康和疾病的看法，以及对护理工作的评价，以确保患者顺利康复。护理人员要注意调动患者或家属主观能动性，尊重患者感受，倾听患者心声，顺利完成护理程序规定的各项工作。护患关系是围绕患者的健康问题而展开的。

3. 指导性的服务关系　治疗护理措施的实施在很大程度上需要患者的配合，而护理人员主动地宣教和解释、耐心地指导和劝说，对于促进慢性病患者主动改变不健康的生活方式、督促术后患者康复训练的落实等显得尤为重要。护理人员以满足患者的需要为出发点，应最大限度地满足患者生理、心理、社会和精神方面的需求。

二、护患关系的基本模式

（一）佩普洛的四阶段理论

美国护理专家佩普洛（Peplau）将"护理"界定为一种人与人之间发生的动态发展的治疗过程。在这种特定的人际关系中，一方是接受过专业训练的护理人员，另一方是患者或有健康服务需求的个体或人群。她将护患双方的关系发展分为4个阶段。

1. 认识期　护患双方初次见面，彼此要相互认识，共同明确患者存在的健康问题，制订初步的护理计划。在这一阶段，对护理人员的要求是尽快熟悉患者，尊重、帮助和关心患者，赢得患者的信任，通过沟通获得患者的健康信息，让患者意识到护理人员在参与自身健康照顾中的角色和能力，对护理人员产生信任感。

2. 确认期　护患双方表达各自对护理服务的意见和看法，澄清认识分歧，确定共同的目标。护理人员要帮助患者表达所经历的生理或心理感受，确认疾病的目前状态及可能的预期结果。当患者开始了解、产生兴趣和有能力应用所提供的信息时，护士能够给予适当的专业性帮助。

3. 进展期　患者可从已建立的护患关系中获得自己需要的服务，并积极寻求和吸收专业知识，促进和提升自身健康水平和发展维护健康的能力。此时的护士应注意通过对患者的态度和行为，使患者在内心中形成护患互动的积极性，共同建立良好的护患关系。

4. 解决期　患者的健康问题逐渐得到解决，同时在护理人员帮助下调动自身的潜能，发展独立应付外界环境的能力。护理人员应尽快帮助患者认识到个体间的差异性，提高患者对健康相关问题的认识，有效解决各种人际冲突。

佩普洛认为，这4个阶段之间并没有明确的界限。护士的角色是多元的，有时是健康信息提供者，有时是健康咨询者，有时是帮助患者的专家，有时是引导患者学习和成长的老师。该理论阐释了护患双方在不同阶段要解决的问题，明确了不同阶段护士承担的角色和职责。该理论有益于增加患者的依从性和自我保护意识和能力，促进患者及家属主动参与医疗和护理过程，减少患者术后并发症，缩短患者住院天数和降低住院费用。

（二）护患合作模式

护患合作方式是护患关系的具体体现。20世纪50年代，萨斯（Szasz）和荷伦德（Hollender）提出，基本的医患关系模式可以分为3种：主动－被动型、指导合作型和共同参与型，并阐述了医患双方在医患关系中的作用、各自的心理方位、主动性和感受。医患合作的模式也同样适用于护患关系。

1. 主动－被动型　是传统生物医学模式背景下的护患关系模式，护理人员强调功能护理而轻视整体护理，忽视患者的心理需求和主观能动性。护理人员处于主动地位，具有技术的权威性，通常以"保护者"的形象出现在患者面前，为患者提供必要的支持和帮助；而患者则处于被动地位，一切听从护理人员的处置和安排。这种模式的缺陷在于护患之间缺乏沟通，患者的利益取决于护士的判断，有时护士与患者在价值观、自主性等方面发生冲突，影响护理质量，甚至会出现护理差错和事故。

主动-被动型适用于缺乏或失去自我判断能力、难以表达主观意志的患者，如危重、昏迷的患者、婴幼儿等。在此种情况下，慎独是对护理人员提出的职业要求，在强调以患者为中心的今天，护理人员应该给患者提供最好的照顾，从对患者健康有利的出发点，严格履行护理职责，尽量减轻患者的痛苦，给患者和家属带来最大的利益。

2. 指导-合作型　是临床上使用比较普遍的一种护患关系模式。护理人员关注患者生理、心理和社会各方面的需求及患者的主观能动性。护理人员扮演着"指导者"的角色，通过解释各项检查和护理措施的目的、意义，征得患者配合，患者也可以向护理人员反馈各种信息。因此，患者扮演着"合作者"的角色。基于护理人员专业的权威性，患者在很多情况下会遵从护理人员的安排或建议。

指导-合作型适合于急危重症、重病初愈、手术及恢复期的患者。护理人员应该为其提供正确、适量的信息，充分做好护患之间的信息交流，耐心地解释和正确地指导，鼓励患者反馈各种信息，充分调动患者配合治疗的主动性，体现对患者的尊重。

3. 共同参与型　护士通常以"同盟者"的形象出现在患者面前，为患者提供合理的建议和方案；护患双方共同参与医疗、护理活动，患者的意愿和建议受到重视，患者主动配合并积极参与护理活动。护患双方有同等的主动性和权利。

共同参与型主要适用于慢性病且具有一定文化水平和医学知识的患者。这种模式对护士的伦理要求是：护士要尊重患者的意见和权利，尊重患者的自主性，在认真听取患者反映的情况后，要给予正确的引导。护士应该和患者进行积极的双向互动，突出以患者为中心，以护患平等为基础，双方相互依存、相互作用，从而达到治疗和护理的最优效果。

共同参与型是一种积极的双向交流的互动关系，护患之间相互尊重、密切协作，护士对患者尊重友爱，专业技能强且有较好的沟通能力；患者对医护人员有足够的信任和交流，必要时将自己的发病史甚至个人生活方式和私密信息告诉医护人员，以便更好地寻求护理和治疗方案。这种护患合作关系是一种连续、动态、相互反馈的关系。同时这种相互尊重合作的护患关系，可及时消除患者不良情绪反应，满足患者合理需求，调动其战胜疾病的主观能动性，有效地减轻或消除患者的身心压力，加速疾病的康复进程。

这3种护患合作模式不是一成不变的。同一位患者在疾病的不同就医阶段所采用的护患关系模式也不尽相同。护理人员应该了解患者的人格特征、疾病的性质和严重程度，确立相应的护患关系模式。

三、构建和谐护患关系的意义

（一）有利于全面提升患者照护质量

护理学科在不断渗透于健康教育与健康促进、疾病预防与保健服务、基本治疗、社区康复等领域。护理服务领域的拓宽成为新型护患关系的特征。另外，护理人员的职业价值在临床护理中更加被重视。一个职业素质良好的护理人员应该具备丰富的专业知识、综合的临床决策能力，并能运用护理专业知识和技能，对患者实施全面、整体护理，参与医疗决策，成为医疗和护理间的桥梁。构建和谐护患关系，实现以人为本的服务理念，全面提升照护质量。

（二）有利于弘扬新时代护士职业精神

护理工作是卫生健康事业的重要组成部分，拥有一个和谐的护患关系氛围，对塑造护士高尚的灵魂、完美的人格和树立献身护理事业的精神至关重要，是提高现代医院管理质量与水平的重要举措，同时也是推进社会精神文明建设和职业道德建设的重要手段。培养一支训练有素、技术精湛、爱岗敬业的护理工作队伍，构建和谐的护患关系，用行动实践"敬佑生命、救死扶伤、甘于奉献、大爱无疆"的新时代护士职业精神，将是护理人员永恒的职业追求和价值理念。

（三）有利于构建新型护患关系

建立相互尊重平等互动的护患关系，使患者感受到精神上的支持，有利于加快患者的康复速度。可以促进护患之间的理解，减少医疗纠纷，护理人员设身处地理解患者的需要、情感和所处的环境或状况，对保证护理工作的有效性来说是基本的要素，维护和尊重患者利益，增强护患关系的和谐，提高患者的满意度，是构建新型护患关系的关键。建立护患之间融洽友好的关系，可以使医疗和护理工作顺利进行。和谐的护患关系可以让护士获得社会的尊重和重视，提升整个护理团队的向心力、归属感和职业幸福感，医院也可以获得良好的社会满意度和美誉度。

四、构建和谐护患关系的伦理要求

（一）完善构建和谐护患关系的规章制度

加强医院护理管理体系和管理制度的改革与优化。加强机构内部管理制度的运行机制，通过制度建设、队伍建设等措施，将管理制度优势转化为治理效能，完善激励机制。做好医疗服务，以患者为中心，以质量为核心，宣传文明就医的同时得到患者最大限度的配合。为患者提供安全、温馨的就医环境，强化医疗服务行风建设，提升人民群众健康获得感，切实保障患者的健康权益。

推进医疗护理行业法治建设，约束不良行为，减少护患冲突的产生。从根源纠正患者不端的行为和心理，使之能够正确面对治疗结果与预期，制定合理的监管制度，以制度管人，保障护患双方的权益不受侵害；营造尊重护士、理解护士的良好社会风气。

（二）弘扬护士职业精神

护士应替患者着想，身体力行，合理引导，改善患者消极情绪，缓和矛盾纠纷，维护医院和社会的和谐融洽稳定，提高患者的满意度。例如，耐心倾听、接待问询和投诉，了解患者的心理需求和心理状态，调查核实，寻找出矛盾的焦点，及时向患者反馈处理意见。增强护患的信任感。

提升护士的职业道德和伦理素养。护士所具有的知识技能、人文关怀情怀、理想信念和价值观等，是形成职业伦理行为的前提条件，是护患关系融洽与否的关键。合格的护理人员必须具备高度的灵敏性和洞察力，准确地发现患者在健康方面存在的问题，及时捕捉其心理变化，以最合适的方式解决问题，尽可能使患者和患者家属的诉求得到重视，达到促进健康、预防疾病、帮助患者减轻和解除痛苦的目的。

（三）关爱护理人员的身心健康

心理素质是一个人稳定的心理品质，护士良好的心理素质是良好的护理行为的基础，直接影响护士价值观的形成和对护理效果的自我期望水平。社会和医院管理者今后要给予护士更多的理解与关心，组织好心理素质提升培训工作，为护士提供宽松的工作环境，不断提高社会地位，减少从业压力，增强他们的职业自豪感和成就感。

（佟晓露　谢秀君）

第二节　护患双方的权利和义务

权利（right）与义务（obligation）具有法律与道德上的双重含义。在特定的社会关系中，权利主体拥有了正当的行为自由与行为控制，而义务主体要根据权利主体的要求必须进行行为约束。护患双方有各自的社会角色分工，都要履行的权利和义务。护理人员所享有的权利与所承担的义务是相对等的。

一、护士的权利和义务

《护士条例》（nurse regulation）从法律层面规范了护士的权利和义务，维护护士的合法权益，规范护理行为，促进护理事业的发展，保障医疗安全和人体健康。《中华人民共和国基本医疗卫生与健康促进法》（以下简称《卫健法》）立法明确并加强了对处理医患关系、保护医护人员的规定。通过对《护士条例》《卫健法》相关内容的解读，可进一步细化护士的权利和义务。

（一）护士权利

护士权利指护士在护理工作中应该享有的权利和应获得的利益。

1. 护士有人格尊严和人身安全不受侵犯的权利　《护士条例》第三条和《卫健法》明确规定，全社会应当关心、尊重护士，维护良好安全的医疗卫生服务秩序，共同构建和谐医患关系；护士的人身安全、人格尊严不受侵犯，其合法权益受法律保护。禁止任何组织或者个人威胁、危害护士人身安全，侵犯护士人格尊严。《卫健法》进一步从民事、行政、刑事立法领域细化措施确立了上位法基础。护士承担着保护生命、减轻痛苦、增进健康的神圣职责，任何机构和个人不得侵犯护士的权利，对于干扰医疗秩序，阻碍护士依法开展执业活动，侮辱、威胁、殴打护士或侵犯护士合法权益的行为，医疗机构管理部门应保护护士，根据护士受伤害的程度依法追究责任，依照《治安管理处罚条例》的规定由公安机关给予处罚。

护士有获得与其所从事的护理工作相适应的卫生防护、医疗保健服务的权利。从事直接接触有毒、有害物质、有感染传染病危险工作的护士，有依照有关法律法规接受职业健康监护的权利。患职业病的护士有依照有关法律法规的规定获得赔偿的权利。

2. 护士的专业自主权　护士有获得医疗信息并履行其护理职责的权利。护士只有获得了相关的医疗信息，才能按照护理程序开展护理工作。同时，患者和家属必须配合并提供真实、准确的医疗信息。《护士条例》第十五条规定了护士自主护理权和特殊干涉权。

自主护理权指护士在注册的执业范围内，有权根据治疗和护理的需要，询问患者的病史、进行体格检查、制定计划与实施护理措施、报告与隔离传染患者等。护士有权为患者观察和测量生命体征、进行健康教育和心理疏导，做好皮肤护理、口腔护理、各种管道的护理、选择合适的穿刺部位和实施紧急抢救措施。在行使自主权时，应考虑患者、家属及其他医护人员的意见和建议。

特殊干涉权指在特定情况下，护士具有限制患者的自主权利，以维护患者、他人或社会根本利益的权利。当患者的自主行为与伦理原则发生冲突，并有可能对自身或其他人造成严重不良后果时，护士可行使特殊干涉权。

3. 保障护士的收入待遇与职业发展权利 《护士条例》第十四条规定了护士的工资福利待遇的保障权。护士有按照国家有关规定获取工资报酬、享受福利待遇、参加社会保险的权利，任何单位和个人不得克扣护士工资，降低或者取消护士福利待遇。第十四条还规定了职称晋升、学习培训权。护士有按照国家有关规定获得与本人业务能力和学术水平相应的专业技术职务职称的权利；有参加专业培训、从事学术研究和交流、参加行业协会和专业学术团体的权利。卫生健康主管部门应该提供各种平台和机会，鼓励护士参加培训和深造，提升护士的综合素质。

《护士条例》第一章第六条规定了护士获得表彰和奖励权，国务院有关部门对在护理工作中作出杰出贡献的护士，应当授予全国卫生系统先进工作者荣誉称号或者颁发白求恩奖章，受到表彰奖励的护士享受省部级劳动模范、先进工作者待遇，对长期从事护理工作的护士，应当颁发荣誉证书。具体办法由国务院有关部门制定。护士被表彰和奖励体现了政府对护士工作的认可和褒奖，也让更多的护士受到鞭策和鼓励。

（二）护士义务

护士义务指在护理工作中，护士对患者、社会应尽的责任。

1. 遵守医疗卫生法律法规和诊疗规范的义务 《卫健法》第五十一条规定："医疗卫生人员应当弘扬敬佑生命、救死扶伤、甘于奉献、大爱无疆的崇高职业精神，遵守行业规范，恪守医德，努力提高专业水平和服务质量"。《护士条例》第十六条规定："护士执业，应当遵守法律、法规、规章和诊疗技术规范的规定"。这一原则涵盖护士执业的基本要求，护士首先要恪守职业道德，严格自律和慎独，同时也包含护士执业过程中应遵守的具体规范和应当履行的义务，如"三查七对"制度、消毒隔离制度、疾病诊疗护理常规、各项操作规程等。

（1）及时参与救治患者的义务：《护士条例》第十七条规定：护士在执业活动中，发现患者病情危急，应当立即通知医生；在紧急情况下为抢救垂危患者生命，应当先行实施必要的紧急救护，如为外伤患者止血、缺氧患者吸氧、休克患者迅速建立静脉通道、心跳呼吸骤停患者进行心肺复苏、气道异物患者清理气道异物等。

（2）正确执行医嘱的义务：护士发现医嘱违反法律、法规、规章或者诊疗技术规范规定的，应及时向开具医嘱的医生提出。必要时，应当向该医生所在科室的负责人或者医疗卫生机构负责医疗服务管理的人员报告。如若护士明知医嘱有错不反馈、不报告，据错执行，所造成的后果护士和医生将共同承担法律责任。

2. 尊重患者的义务 尊重患者具体表现在：①理解并尊重患者因民族、价值观、文化和信仰等方面的差异形成的特殊习俗。②尊重患者的知情权、自主决定权，为患者提供医疗护理信息包括治疗护理计划。允许患者及其家属参与医疗护理决策、医疗护理过程。③护理过程中保护患者隐私。④在诊疗护理过程中能平等地对待患者。

《护士条例》第十八条规定：护士应当尊重、关心、爱护患者，保护患者的隐私。向患者进行解释和说明护理措施，住院护士可以提醒住院患者缴费；患者隐私的部位和隐私的信息，如患者的既往史、家族史、婚姻状况、生理缺陷、实验室检查结果，疾病的诊断、预后等，如果不经患者同意泄露或公开谈论、渲染患者的隐私，则侵犯了患者的权利，根据情节轻重给予相应的处理。患者的病历资料未经患者同意，护士不得复印或转发。在下列情况下护士可向获得授权的人提供患者的个人资料：①患者签署了知情同意书；②患者患有传染性疾病，会威胁到他人和社会的健康；③患者的资料仅用于教学和科研，不会公开患者的姓名；④法律诉讼所需要的患者资料。

3. 参与公共卫生和疾病预防控制工作的义务 《护士条例》第十九条规定：发生自然灾害、公共卫生事件等严重威胁公共生命健康的突发事件，护士应该服从县级以上人民政府卫生主管部门或者所在医疗卫生机构的安排，参加医疗救护。2020年湖北新型冠状病毒肺炎疫情暴发期间，在当地医疗物资和专业人员紧缺的情况下，全国的护士主动请缨，驰援湖北疫区，履行了护士的义务，体现了大爱无疆、甘于奉献的新时代职业精神。

4. 护士有疾病预防控制、对患者开展健康教育的义务 《卫健法》第六条规定：坚持预防为主，完善健康促进工作体系，组织实施健康促进的规划和行动，推进全民健身，建立健康影响评估制度，将公民主要健康指标改善情况纳入政府目标责任考核。《卫健法》第六十七条规定：医疗卫生人员在提供医疗卫生服务时，应当对患者开展健康教育。当今社会，不良的生活方式导致的各种慢性病正在侵蚀着人们的健康，护士掌握着护理专业知识，有责任有义务为社会成员进行健康教育，提高社会成员的健康素养，实现全民健康。

二、患者的权利和义务

世界医学联合会通过的《病人权利宣言》（1981年）和《医师专业的独立与自由宣言》（1986年）中均阐述了患者的权利。我国在《宪法》、《消费者权益保护法》及《卫健法》均有对患者权利保护的条款。

（一）患者权利

患者权利指患者在医疗卫生服务中应该享受的基本权利和应当保障的利益。患者权利一方面涉及法律所赋予的内容，另一方面则依靠道德的力量得以实现。患者享有以下权利。

1. 平等享有医疗权 国家给予每一位公民平等的基本医疗保障与救济的权利。患者平等享有医疗卫生资源和医疗保健服务，即获得公正、平等的医疗和护理的权利。保持身体功能正常和维护健康利益。维护患者的健康是护士应尽的责任和义务，应本着公平公正的原则，对待所有的患者都一视同仁。挂号制度遵循"先到先救治"的原则，急诊制度遵循"危急先救治"的原则。

2. 知情同意权 《卫健法》第三十二条指出，公民接受医疗卫生服务，对病情、诊疗方案、医疗风险、医疗费用等事项依法享有知情同意的权利。实施知情同意是医护与患者（有时包括其家属）之间相互交流、协商，乃至耐心说服的过程。在患者或家属缺乏医学护理知识的情况下，医护人员需要耐心地解释让其充分知情，并自愿做出决定。患者需要实施手术、特殊检查、特殊治疗时，医护人员应当及时向患者说明医疗风险、替代医疗方案等情况，患者充分理解并同意方可实施；不能或者不宜向患者说明的，应当向其近亲属说明，理解并同意后实施。开展药物、医疗器械临床试验和其他医学研究应当遵守医学伦理规范，依法通过伦理审查，取得知情同意，避免日后发生医患纠纷。

在医疗实践中，应注意避免以下3个认识误区。第一，家属误以为代替患者本人签字就一定对患者好。不少患者家属因为担心患者知情后可能发生不良后果，在有行为能力的患者本人不知情甚至不情愿的情况下，代替患者签订了知情同意书，势必会侵犯患者本人知情的权利。第二，患者及家属误以为签署知情同意书只是医护人员规避医疗风险、自我保护的一种措施。第三，患者及家属误以为履行知情同意权能够解除自身的医疗风险。事实上，医疗机构和医护人员得到患方的签字，只能说明患方同意实施医疗行为，并不能免去医疗机构和医护人员因违反医疗原则所承担的责任。贯彻知情同意权的目的也不能消除医疗风险，而是为了使医患双方特别是患方对治疗风险有充分的了解，并在此基础上做出合理的方案选择。

3. 隐私保护权　医护人员为全面了解患者的身体和心理状况，患者需要暴露自己的隐私。患者隐私的内容在护士义务中已有论述。一般情况下，医护人员检查异性患者身体隐私部位时，必须得到本人的同意；检查患者身体时不允许无关人员在场。患者有些隐秘信息往往与性有关，医护人员应加以保密。

4. 医疗监督权、诉讼权　患者有权对医院规章制定情况、医护人员的职业道德、收费标准、医疗护理行为、后勤等方面进行监督，对各种妨碍患者权利实现以及对患者带来危害的医疗护理行为，有权提出批评与指责，并有权要求医护人员改正。护士要自觉地接受患者的监督，对患者的合理意见和建议要及时采纳，并给予反馈，切忌对患者的监督进行刁难，更不可报复患者。

假如护士违反相关部门的规章制度、诊疗护理规范、常规构成医疗事故，造成患者死亡、组织器官损伤导致功能障碍或者加重患者病情等，患者有权向卫生行政部门或者法院提起诉讼，追究医疗卫生机构和医护人员的法律责任，并获取赔偿。

5. 免除社会责任权　患者因疾病使其个体正常的生理心理和社会功能受到影响，且难以承担正常社会责任和义务时，患者有权根据疾病的性质和严重程度，要求免除部分或全部的社会责任和义务，并享有休息和享受社会福利的权利。

6. 被照顾和被探视权　患者的生活自理能力下降，需要家属和护士给予不同程度的照顾，以满足患者生理心理和社会方面的需求时，患者在治疗护理过程中享有被护士、家属、亲戚朋友等照顾的权利，称为被照顾权。患者在住院期间有被家属、亲戚朋友、同事等探视的权力称为被探视权。探视对患者来说是一种重要的心理安慰，也能有效地满足患者被爱与归属的需要。因此，医院在保证正常诊疗护理秩序的基础上，创造条件让患者家属亲戚朋友同事来探视。但在特殊的环境中如ICU、传染病病房及新生儿病房不宜探视。

（二）患者的义务

患者义务指在医疗卫生活动中患者应该履行的责任。患者在享受权利的同时，也应承担相应的义务。患者义务包括如下几个方面。

1. 维护医院秩序和遵守医院规章制度的义务　医院是患者诊疗康复的场所，要保持安静、清洁，患者不应干扰医护人员的正常医疗活动，不应损坏医院财产。患者入院后，要自觉遵守医院的各项规章制度，如出入院制度、探视制度、陪护制度、病房管理制度、作息制度、转诊制度、按期缴纳医疗费用的规定等。

2. 缴纳医疗费用的义务　医疗费用是医疗卫生机构正常运转的基础和保障，医疗护理服务的有偿性意味着无论治疗是否有效或成功与否都应正常收费。只要医护人员没有违反诊疗护理常规，无论效果是否明显，患者都有责任按时按数缴纳医疗费用，当前大部分医院实行先缴费后治疗。但如果是急诊危重患者，医护人员要本着人道主义的精神，对患者实行先救治后收费。对于恶意欠费的患者，医疗机构也要按相关规定采取必要的措施。

3. 尊重护士人格尊严的义务　患者应尊重护士的人格尊严和劳动。《护士条例》第三条规定，护士人格尊严、人身安全不受侵犯，护士依法履行职责受法律保护，全社会应当尊重护士。

4. 配合医疗护理的义务　患者在诊疗的过程中，应密切配合医护人员的检查、治疗和护理计划。做到诚实表述求医的目的，尽可能详细、真实地提供病史，告知医护人员治疗前后的情况；患者在同意某种治疗方案后，应严格遵守医嘱；传染病患者或疑似传染病患者应当遵守有关住院制度和隔离制度，自觉接受隔离，以免造成传染源扩散，危害他人和社会的健康。

5. 恢复健康的义务　在医疗活动中，患者是恢复健康的主体，必须积极参与恢复健康的各项活动，提高自我照顾的能力，选择合理的生活方式，养成良好的生活习惯，为保持和恢复健康负责。

6. 有不影响他人治疗，不将疾病传染给他人的义务　有些患者大局意识差、自律性差，在住院的集体环境中我行我素，不顾及其他患者的感受，甚至影响正常的治疗秩序。对于明知自己患有传染病仍不听劝阻不采取防护措施的，医护人员应做好解释和说服，必要时报告上级部门采取强制性手段。

7. 有接受强制性治疗的义务　面对拒不接受治疗的传染病患者、精神病患者、服毒自杀的患者，医护人员应按照相关规定逐级上报，在保护患者和不伤害他人的基础上进行强制性治疗。

8. 支持医学教学和医学研究的义务　医疗机构承担着临床教学和科研的任务，只有得到患者的配合和参与方能顺利实现。患者在免受身心伤害的情况下，经自愿知情同意，配合医护人员开展教学科研等公益活动。

（谢秀君）

第三节　护患沟通

护患之间的有效沟通架起了护士专业救护患者的桥梁，增加了患者的依从性。护理人员要专业技能过硬，自觉遵守职业操守，不断提高沟通技能，服务于临床实践，维护患者的健康，促进医护患关系和谐。

一、护患沟通的含义

护患沟通（nurse-patient communication）指在医疗卫生工作中护理人员与患者及家属之间的一种信息交流过程。护患双方围绕伤病、诊疗护理、心理健康等主题，以患者实际需求为中心，通过各种信息进行多途径交流，合理指引患者治疗，达成共识，并建立信任合作关系，达到医疗和护理目的。在实际的沟通过程中，护理人员的言谈举止、表情、姿势均传递有用的信息，体现护士对患者的态度、责任心等，反映护士的整个精神风貌和人文素养。

有效的护患沟通是医疗护理工作的一个重要方面。一是护患沟通是维护患者权益、建立良好护患关系的途径。随着我国经济的发展，人们在追求更高水平医疗服务的背景下，加强与患者的沟通，充分尊重患者的知情权、选择权与疾病认知权，使患者感受到自身的权益得到维护，受到尊重，积极支持、配合医疗和护理工作，减少不必要的护患矛盾。二是有效的沟通技能（communication skills）是患者参与治疗与护理相关决策、提高护理质量的途径。医学上有很多未知的事物，并且人类对很多疾病的认知是有限的，医疗风险随时存在，医护工作者认识到患者参与到治疗和护理中的重要性，通过护患之间的沟通，了解患者疾病起因、发展过程，同时告知患者不同的诊疗和护理方案的利弊，让患者适当地参与到治疗、护理的相关决策中，共同面对医疗风险，增强战胜疾病的信心和决心。同时，护理人员通过采集病史、体格检查等，可以根据患者的病情、家庭经济状况等，制订个体化护理方案，提高护理质量。

二、护患沟通的要素及影响因素

（一）护患沟通的要素

人际沟通过程包含7种要素：信息背景、发送-接收者、信息、反馈、渠道、干扰和环境。作为特殊的人际沟通，护患沟通也不例外。

1. 信息背景　信息背景指引发沟通的理由。一个信息的产生常受到发出信息者过去经验、对目前环境的领会感受以及对将来预期等影响，这些称为信息的背景因素。因此，要全面、深刻地领悟一个信息的含义就需要广泛了解信息产生的背景。

2. 发送-接收者　发出信息、表达思想的人称为信息发送者。信息发送者掌握着沟通的主动权，决定在哪里、向谁、通过怎样的渠道传递什么内容的信息。同时，获得其信息的人为信息接收者。

3. 信息　信息指护理工作者所要传递给患者的观念、思想和情感的具体内容。思想和情感只有在表现为符号时才能得以沟通。符号是代表一定对象的标志物或载体。所有的沟通信息都有2种符号组成：语言符号和非语言符号。

4. 反馈　反馈是信息接收者向原始信息发送者返回信息或者是发送-接收者相互之间的反应过程和结果，使信息的发送者知道信息已收到，从而达到沟通的目的。例如，在医院里，护士向患者进行某种健康宣教后，要求患者复述或者模仿一遍，以便更好地判断沟通的效果，这就是反馈。

5. 渠道　渠道又称途径、信道、媒介或通道，指信息由一个人传递到另一个人所经过的路线，是信息传递的手段。不同的信息内容要求采取不同的渠道进行传递。在面对面的沟通中，信息的传递渠道主要是五官感知。

6. 干扰　干扰又称噪声，指来自参与者自身或外部的所有妨碍理解和准确解释信息传递的障碍。外部干扰来自周围环境，影响信息接收或理解。例如，过于嘈杂的声音或过冷过热等不适的环境都有可能干扰沟通进行。内部干扰指发送－接收者的思想和感情集中在沟通以外的事情上，或者是发送－接收者头脑中存在某种固定化的意识，影响发送－接收者对人和事物的认知和评价。

7. 环境　环境指沟通发生的地点和条件。包括具体的场所、环境，如办公室、病房、礼堂、餐厅等，能对沟通效果产生较大影响。如果环境太嘈杂、黑暗等，可能会影响到语言沟通的效果，同样也会影响书面沟通的效果。因此，在护患沟通中要注意环境的选择。

（二）护患间有效沟通的影响因素

影响护患沟通的因素很多，既有护患双方自身的因素，也有机构及执业环境等方面的因素。外因和内因相互作用，外因通过内因起作用。因此，影响护患良好沟通的根本因素还在于护患双方，尤其是护理人员一方。

1. 护理人员方面的因素　作为护患沟通的主导方，护理人员在认知、态度和行为等诸多方面会实质性地影响着护患沟通的方式、内容和效果。在临床实践中，有些护理人员没有牢固树立以患者为中心的理念，沟通意识和能力不强。有些护理人员缺乏必要的沟通技能训练。在沟通中催促对方、掺杂过多的主观判断、过早下结论或者虚假的、不适当的安慰和承诺等，导致不良后果。由于患者的职业、性格、文化程度以及对医学专业知识的认知差异，护理人员在传递信息时，如果不区分沟通对象，过分使用专业术语，若再出现口齿不清、地方口音重、不会讲普通话，导致语义不明、含义不清等，通常会出现患者因不能理解护理人员所表达的内容而产生困扰、误解等不良情绪。

2. 患者方面的因素　作为接收信息的一方，患者个人因素也会直接影响护患沟通的方式和效果。一是患者的文化因素。患者的文化水平影响其对疾病信息的理解和表达及对疾病的认知；患者的信仰、价值观影响着患者对疾病的态度。二是角色适应过程。患者的角色是多重性的，从健康人到患者的角色转变需要时间。如果患者不能很好地适应患者角色，就会表现为不积极配合治疗、护理，拒绝沟通。三是患者的心理状态。身体的伤病通常伴随心理的脆弱或异常，患者处于易怒、激动、焦虑、猜忌、烦躁等负面情绪状态。另外，个性、心理特点也会影响沟通。

3. 执业环境方面的因素　护理工作繁重、处于超负荷工作状态下的护理人员会出现职业倦怠乃至情感枯竭，不主动投入更多的时间和情感与患者沟通。当医患关系紧张时，不少患者不信任医护人员，心存疑虑，没有认真理解和对待护理人员传递的专业信息。有些医疗机构的就医环境不佳，对患者的隐私保护不够，患者不愿意充分告知自身的病情、生活方式等方面的个人信息。若有其他无关人员在场（如同室病友、护工甚至包括患者家属），也会干扰护患沟通。

三、护患沟通技能

护患沟通应秉承"以患者为中心"的理念，充分理解患者的医疗需求和就医期望，积极回应患者的实际体验和感受，认真倾听患者的诉求，调动患者自身的治疗能力，以实现护患共同的目标。

（一）语言沟通技能

1. 得体称呼　合适的称呼是建立护患良好沟通的起点。称呼得体可给患者良好的第一印象，为以后的交往打下互相尊重、互相信任的基础。护理人员称呼患者的原则是要根据患者身份、职业、年龄等具体情况，尊重为先，因人而异，力求恰当，应避免直呼其名，尤其是初次见面，呼名唤姓不礼貌，更不可用床号取代。

2. 通俗表达　护理工作者语言表达应清楚、准确、简洁、条理清楚。避免措辞不当、思维混乱、重点不突出及讲对方不能理解的术语等情况。要充分考虑对方的接受和理解能力，用通俗化语言表达，尽量减少使用专业术语。

3. 耐心倾听　在护患语言交流中，特别需要护理人员保持倾听的状态，这是护患交流的基本条件，否则患者的相关信息就会缺失，患者的合作态度也会受到影响。耐心倾听，即护理人员通过祥和的目光，主要注视患者眼睛及面部，同时也主要观察患者的肢体语言，不随意打断或阻止患者的叙述，并伴以声音附和或表示"我知道了""是这样啊"等。

4. 适时反馈　正确、及时的反馈能促进与患者的沟通，表明理解鼓励的态度。适时的反馈表示正在认真倾听，显示了对患者的尊重，鼓励其继续说下去。研究表明，许多沟通不畅由误解或信息不准确造成，如果在沟通过程中做到适时反馈，会减少这类问题的发生，反馈的形式有语言和非语言方式。

5. 情绪管理　情绪能使信息的传递受阻或失真。当沟通者对某件事感到失望时，很可能会带有负面情绪，导致对接受信息产生误解，并使自己在表述信息时不够清晰、准确，所以在此种情况下，应暂停沟通，对自己的情绪进行调整，直到情绪恢复正常后再进行沟通。护理人员作为沟通的主导者，应学会管理自身情绪。首先，要学会控制情绪，不被对方的不良情绪干扰并安抚对方；其次，当护理人员的情绪不良时，此时最好不进行沟通，调整自己情绪；最后，在工作、生活中遇到的不良情绪，找适合自己的方式方法及时排解。

（二）非语言沟通技能

在护患沟通过程中，护理人员如能准确理解、认识并运用肢体语言，对增强护患沟通效果具有重要意义。

1. 仪表举止　仪表是人的容貌、体型、神态、姿势、服饰、发型等的综合表现，在一定程度上反映了一个人的精神面貌。护理人员的举手投足都影响沟通，因为在护患接触时，患者首先感受的是护理人员的着装、举止、风度、语言等外在的表现。和蔼可亲的言谈、稳重得体的举止可使患者产生尊敬、信任的心理，增强战胜疾病的信心。护理人员应养成举止谦和、文明礼貌的行为习惯。

2. 目光和表情　眼神是人际关系中最传神的非语言表现，也是内在心理的外在展示。在护患沟通过程中，护理人员通过目光的接触表示尊重对方，并愿意去听对方讲述，是希望交流的信号。目光接触的水平也影响沟通的效果。表情是行为举止在面部的集中体现，对患者心理影响很大，面部表情是沟通的源泉。患者常会观察护理人员的面部表情，特别是在想寻求护理人员的帮助时。

因此，护理人员应尽可能地控制一些会给患者造成伤害的表情。

3. 肢体接触　肢体接触是一种无声有效沟通方式，可以交流关心、体贴、理解、安慰和支持等情感。肢体接触是一种表达个体化的行为，对不同人具有不同的含义。在护理工作中，肢体接触是非常普遍的，要善于通过肢体接触增进护患之间的感情。护理人员与患者肢体接触若是得当，可收到良好的效果。

四、护患有效沟通的伦理要求

护患之间是密切的合作关系，护理人员除对患者进行专业的救护和生活上的照料，更要主动与患者进行沟通，关注其心理、情绪变化，及时地给予安抚、疏导和鼓励，帮助其树立战胜疾病的信心，积极认真配合治疗。

（一）熟练运用职业性语言

语言既可治病，又可致病。护理人员要熟练运用以下职业性语言。

1. 礼貌性语言　护患双方人格是平等的，护理人员作为服务者必须首先体现对患者的尊重，要使用让患者感受到被尊重、被关怀的言语，如您好、请。

2. 安慰性语言　在建立护患信任关系后，安慰应坚持以下原则：一是明确患者的焦虑是什么；二是及时进行安慰；三是过早的安慰是无效的；四是应认真对待患者的主诉和看法；五是应该要始终给予一些希望。

3. 鼓励性语言　有的慢性病患者因病程长、疗效慢而失去信心；有的患者病情复杂，要不断接受一些痛苦的检查和治疗手段，护理人员应有针对性地开导鼓励，尽量消除患者顾虑，树立战胜疾病的信心，从而积极地配合治疗和护理。

4. 解释性语言　又称治疗性语言。在为患者进行操作前，护理人员应使用日常用语耐心解释，并检查患者是否明白。解释性语言要有科学性，通俗易懂，明确肯定，以取得患者的理解和配合。

5. 积极暗示性语言　患者本身比较敏感，护理人员的不当言行会让患者产生疑虑和误解。护理人员要给患者积极的暗示，如说"80% 的患者在这种疾病治疗后恢复了正常活动"，听起来和"20% 的患者在这种疾病治疗后出现残障"完全不同。

（二）杜绝使用伤害性语言

在整个护理工作中，护理人员要注意恰当地使用保护性语言。保护性语言可以对大脑皮质起保护作用，使患者机体减少潜能的消耗并增强机体的防御能力，而刺激性语言会引起患者恐惧和不良的心理应激，易导致病情恶化，加剧痛苦或拖延病程，甚至造成患者机体的协调功能紊乱而引起医源性疾病。护理人员应避免使用以下几种语言。

1. 直接伤害性语言　包括对患者训斥、指责、威胁、讥讽的语言，如"你怎么这么不懂道理？""为什么不坚持服药？有问题你自己负责！"

2. 消极暗示性语言　如"你怎么这么迟才来看病？""那谁敢保证，反正有下不来手术台的！"

3. 窃窃私语 由于患者渴望知道自己的病情，会留意医护人员的言谈，并常与自己联系，护士间或医护间在患者面前窃窃私语，患者听到只言片语后乱加猜疑，或根本没听清楚而导致误解，容易给患者带来痛苦或严重后果。

（三）非语言沟通的要求

1. 善于运用面部表情 在护患沟通中，不但要善于识别与解读患者的面部表情，而且要善于控制和运用自己的面部表情。"微笑是最美好的语言"，护士的微笑可以转化为患者心底的一缕阳光。

2. 适当沉默 在护患沟通中，适当沉默可以表达对患者的同情和支持，起到此时无声胜有声的作用，沉默片刻还可以提供护患双方思考和调试的时间。

3. 巧妙使用超语词性提示 超语词性提示是人们说话时所用的语调、所强调的词、声音的频率、说话的速度、语言流畅度以及抑扬顿挫等，都会起到帮助表达语意的效果。护理人员应留意判断，并重视这些信息在沟通中的意义。

4. 保持恰当的人际距离 人际距离指人与人之间的距离，是人际关系密切程度的一个重要标志。正常护患之间的会谈，双方要有适当的距离，约一手臂的长度，这种位置（距离）患者或护士的目光可以自由地接触和分离，而不致尴尬和有压迫感。但由于护理工作大多是直接接触，要适当把握护患之间的距离。

总之，有效的护患沟通是护士进行护理活动最基本的要求，与护理知识和技术同等重要。顺畅有效的护患沟通是护患关系的润滑剂，护理工作者掌握沟通技能，遵守护患沟通伦理要求，既能取得患者的信任，全面了解患者病情，为患者制订个体化的护理计划，帮助患者康复，又能利于自我身心健康，为医护人员营造一个愉悦的工作环境。

本章概要

护患关系是护理工作中最重要的关系，良好的护患关系有利于增进患者对护士的信任，全面提升患者的照顾质量，塑造良好的护士职业形象，提升护士的成就感和价值感。护患沟通是良好护患关系建立的前提和手段，而良好护患关系的维持和健康发展有赖于护患双方认真履行各自的权利和义务。护患双方的权利和义务受到法律与道德的双重约束和保护。

思考题

1. 简述护患合作的三种模式的区别与联系。
2. 构建和谐护患关系应遵守哪些伦理要求？
3. 护士的基本义务是什么？
4. 护士应掌握哪些护患沟通技能？

案例分析

患者，女性，59岁。小学文化，糖尿病近10年。餐后血糖16.6mmol/L入院。西医诊断为2型糖尿病，遵医嘱为患者使用生物合成人胰岛素注射液R笔芯注射。责任护士小柳为患者进行了入院宣教及发放糖尿病相关知识的卡片。夜班护士小韩负责睡前晨起监测血糖，遵医嘱皮下注射胰岛素。患者入院第二天，小柳详细对患者进行糖尿病知识的讲解，患者不感兴趣，未做配合性语言回应。第三天凌晨2点10分患者发生低血糖，自行吃低糖饼干、牛奶。晨起查房时患者表示不满："监测血糖这么频繁血糖还是控制不好，不让吃饭还低血糖，花费又这么高。"第四天，责任护士再次行健康教育，并且把其他患者控制血糖的过程讲解给患者听，并专门为患者制订饮食方案。第五天后，患者血糖稳定，患者积极性高了许多，当天还参加了科室的内经八段锦、养生桩的活动指导。经过12天的住院治疗，患者满意出院。

问题：①针对文化水平较低的糖尿病患者，护士应该如何开展健康宣教？②针对患者依从性较差的情形，护士应该如何与患者及家属进行有效的沟通？

（郭艳艳　谢秀君）

参 考 文 献

[1] FLEISCHER S, BERG A, ZIMMERMANN M, et al. Nurse-patient interaction and communication: a systematic literature review [J]. Journal of Public Health, 2009, 17(5): 339-353.

[2] PEPLAU HE. Peplau's theory of interpersonal relations [J]. Nurs Sci Q, 1997, 10(4): 162-167.

[3] UJHELY GERTRUD B. Determinants of the nurse-patient relationship [M]. New York: Springer, 1968.

[4] DINÇ L, GASTMANS C. Trust in nurse-patient relationships: a literature review [J]. Nurs Ethics, 2013, 20(5): 501-516.

第**6**章　医护关系伦理

医生和护士是医疗护理实践中的两支基本力量，在医疗服务过程中形成了一种相互平等、密切交往的分工合作关系。医护之间关系和谐、相互协作，发挥团队合作精神，可为患者提供优质的医疗服务，促进医患关系和谐。

第一节　医护关系概述

一、医护关系的历史演进

医疗和护理均起源于人类同自身的生老病死等自然现象的斗争实践。早期的医疗护理活动与宗教、巫术结合在一起，医巫不分。基督教兴起后，教会医院对患者进行集中收治，献身宗教事业的女性本着"服务人群就是服务上帝"的信念，承担了对老弱病残的生活照顾，这是护理职业的雏形。19世纪中叶，南丁格尔创建了世界上第一所护士学校，培养专门的护理人员，护理学成为一门独立的学科。进入20世纪，护理专业逐渐得到社会认可，催生了现代意义上的医护关系。医生享有诊疗和护理的决策权，决定护理服务的等级，护理人员的主要工作是执行医嘱，协助医生完成诊疗技术操作，并承担简单的生活护理。

护士最初的角色是"母亲的代理人"，护理队伍也是以女性为主的群体，护理被认为是具有女性特质的职业。"男尊女卑""男主外、女主内"等传统观念对医护关系造成了潜移默化的影响，使护士在医护关系中处于被支配地位。随着社会观念由"男尊女卑"走向"男女平权"，以及男护士的比例逐年上升，性别因素对于医护关系的影响逐渐缩小。

1977年，恩格尔（Engel）倡导的生物－心理－社会医学模式（biopsychosocial medical model）倡导以患者为中心的医疗护理理念，推动了护理工作从功能制向整体护理转变，医护之间有了更多相同点，为医护合作提供了理论支撑。进入21世纪，护理的工作范围从医院扩大到社区，慢性病管理和预防保健也成为护士的重要工作内容。在基层医疗卫生领域，贯穿"以健康为中心"理念，社区护士在家庭医生签约服务中承担着更多专业化功能，与全科医生之间有着更为平等的伙伴关系。医学分科的不断细化触发了临床护理专科化发展趋势，护士的专业自主性不断增强，护士职能和角色发生了重大转变，医护关系越来越呈现出相互尊重、相互独立、平等协作的特点。

二、医护关系的类型

临床医学是以研究、解决人类疾病的发生、发展及防治为主要内容的学科。护理工作除配合医生执行医嘱外，还要对服务对象进行全身心的照顾，以促进人的身心健康。在具体医疗活动中双方的工作重心各有侧重。根据医护双方在医疗实践中所发挥的主导性地位不同，医护关系（doctor-nurse relationship）可分为4种类型。

（一）医主护辅型

医主护辅型强调医护之间的命令与执行关系。诊疗是主导的，而护理是辅助性的。护士的根本任务是执行医嘱，一切治疗、护理均需严格按照医嘱来施行。这种医护关系一直是医护关系的主要类型，具体表现在：为患者进行治疗时，必须由医生出具医嘱，如各种用药、术前准备、导尿、灌肠、鼻饲等护理操作，护士在查对无误后遵医嘱按照操作常规执行。例如，在紧急抢救生命时，医护人员需要密切配合，分秒必争地与死神搏斗，主刀医生需要快速准确下达指令，护士要快速准确领悟主刀医生的意图，敏捷地呈递手术器械，辅助医生进行手术，尊重并自觉维护医生的主导地位。

医主护辅型医护关系导致医生的专业权威和职业声望都要高于护士，"重医轻护"的传统观念根深蒂固。护理学科快速发展，护士专业化程度越来越高，专业自主性增强，医主护辅的关系模式也随之而变化。

（二）护主医辅型

随着护理学科的发展，越发凸显出护士的独立功能，如为患者进行翻身、口腔护理、管道护理、心理疏导、健康宣教、出院指导等，都体现出护士的主导作用。但在为患者提供照护的过程中，也要听取医生的建议，将护理的效果反馈给医生，共同提高治疗护理的效果。

（三）平等互补型

医护人员之间在业务上是分工协作关系，二者在专业上既是平等的，又是互补的。平等指医疗和护理贯穿于治疗疾病的全过程，均发挥重要的作用，"三分治疗，七分护理"就是这个道理。互补指医护之间在业务上互为补充，共同完成对患者的医疗任务。

医护双方各有专业技术优势和业务特点，只是职责分工不同，没有高低好坏之分，更没有孰重孰轻之别。医生和护士在患者就诊、治疗、康复过程中需要进行密切的信息交流与必要的专业互补，在科研活动中医生和护士需要搭配组合，分工协作。医护双方加强合作和交流，医疗和护理之间也将不断地融合渗透，多方位多角度地关注和解决患者的健康问题。

（四）互为师生型

医护之间有着不同的专业特点，有各自的职责分工，但彼此之间在治疗、护理和观察病情方面也有着很多交集。例如，护士想根据患者的化验结果了解病情变化需要而向医生请教，而医生特别是年轻医生为了掌握第一手资料，也要向护士学习一些基本的护理操作，如血压的测量、生命征检测仪的使用等。这种互为师生的医护类型在临床上发挥重要的作用。虽然医护间的工作不能互相替代，但在特殊情况下可以互相提醒、加强合作，形成良好的互相学习和共同提高的团队氛围，同时也能避免出现差错事故和医患、护患纠纷，保证患者的安全。

以上4种医护关系类型并没有好坏之分，医护之间要根据不同的治疗护理内容采用不同的医护关系模式，最大限度地满足患者的需要，减轻患者的痛苦，使患者尽快康复是医护的共同目标。

三、医护角色冲突

医护双方的专业背景和岗位职责不同，为患者服务中所起的作用、责任和决策范围不同，在合作过程中，难免会存在认知、态度和行为等方面不一致的情形。如果医护双方不能正确认识和及时处理这些分歧，就会加剧医护之间的隔阂、误解和不信任，由此导致医护关系紧张。

（一）医护角色期待冲突

虽然医生和护士工作的对象和目的相同，但工作的侧重面和使用的技术手段不尽相同，由此导致二者对对方的角色认识欠缺。有些医生可能认为护士的主要角色是严格而认真地执行医嘱，以及收集并报告患者病情的信息。有的患者更愿意将病情告诉医生，将个人隐私信息、身心压力和困惑告诉护士。护士帮助患者缓解在治疗过程中出现的心理压力和焦虑情绪，但这些工作不一定能够得到医生的理解；有些护士则可能认为医生的主要职责是下达医嘱，而对医生无形的工作缺乏足够的认识。如病房护士认为医生仅是完成查房、开医嘱和进行术前谈话、手术等工作，而对医生在为患者手术前进行的一系列术前方案讨论与制订，伦理审核、线上回复患者咨询等工作感知较少。

（二）医护工作职责的冲突

医生和护士因学科划分和担负任务不同，各自负责着不同的工作环节或方面。随着医学模式改变，医疗技术快速进步，护理学科独立之后的专业化、专科化发展，医护分工发生了新的变化。不同医院、不同科室的医护工作职责和范围也不完全相同。一些医院将手术后测量血压、测量血糖、伤口换药、导尿管拔管、插胃管等交给临床实习的医学生或规培生完成，而有的医院则要求护士执行。如果医护之间的工作职责要求不清，就会导致医护工作边界模糊，从而造成医护工作相互推诿，产生矛盾。

（三）基于医护不信任的内心冲突

医护间的不信任源于各自的专业知识、专业能力、专业素养。如护士希望医生在给患者诊断和治疗的过程中尽量少的或不出现问题，避免影响正常的工作程序和工作秩序，或承担不必要的责任。如有的医生由于各种原因出具错误的医嘱，护士未能及时核对和缺乏判断力，可能会给患者带来严重的后果，护士也要承担相应的责任；而医生则希望护士要有责任心，认真准确地执行医嘱，避免影响治疗的效果。医护间的不信任不是医护关系的主流，这种不信任可以帮助彼此认真地审视自己的不足，提高各自的综合能力。

四、和谐医护关系的道德要求

医护之间要相互尊重，人格平等、专业价值平等；团结互助，相互包容，相互支持。护士要充分尊重医生，应该快速、高效而审慎地执行好各项医嘱。医生也要尊重护士对患者整体病情的报告和护理决策。护士有权基于自身学识、经验和专业技术，提出满足患者需求与安全的观察监护、消毒隔离、健康教育、康复指导、营养和心理支持等富于专业内涵的护理方案。医护之间要紧密合作，彼此关心，相互监督，严密防护，努力达到救治患者协同一致，自身防护"零感染"的默契境界。医生应尊重护士专业自主性，特殊情境下的患者救治方案需要医护充分沟通、达成共识后共同执行。

（一）相互尊重，彼此体谅

医生和护士都要意识到医护关系是一种平等的合作共事关系，医护双方要充分认识对方的作用，承认对方的独立性和重要性，支持对方工作。护士要尊重医生，主动协助医生，对医疗工作提出合理的意见，认真执行医嘱。医生也要理解护理人员的辛勤劳动，有计划地开医嘱，尊重护理人员的人格尊严和专业自主，重视护理人员提供的医疗信息。在患者面前，医生和护士都应注意维护对方的威信，增加患者对医护人员的信任和对疾病恢复的信心。

（二）团结协作，密切配合

医生的诊疗过程和护士的护理过程既有区别又有联系，既有分工又有合作。医生主要负责疾病的诊断并制定合理的治疗方案，以医嘱形式表达出来；护士主要负责及时准确地执行医嘱，动态观察患者的病情变化、药物的治疗效果和不良反应等。护士执行医嘱只是医护合作的一种形式，并不说明护士从属于医生。医护双方虽然各自的任务和职责不同，但有着共同的服务对象和目标，因此医护应团结合作、密切配合，最大限度地提高治疗效果。

（三）加强沟通，彼此监督

有效沟通是医疗安全的重要保障。医护之间沟通不畅、配合不当会直接引起医疗错误的发生，导致患者伤害或死亡的后果。医疗过程中，医护双方根据疾病的类型、患者的心理和社会状况调整关系，主动配合，行动迅速、准确，面对患者言谈一致，配合默契，能取得患者的信任，提高医护质量，减少医疗纠纷，促进患者康复，改善患者临床结局，降低患者病死率和医疗费用。

护理人员要将患者的生命、健康和利益放在首位，以患者需要和安全为先。为了维护患者的利益，防止差错的发生，医护双方要相互监督。医生如果发现护士违反诊疗护理常规，应及时加以制止；护士如果发现医嘱有误，应主动向医生核实、质疑。医护双方在工作中应虚心接受对方的帮助和监督，不能相互遮掩，更不能相互责难。

医疗机构在人才引进、继续教育、职称晋升以及劳动分配政策上的"重医轻护"倾向，通常造成护士和医生之间的利益分配不均，也会影响合作关系。管理者应转变观念，改革管理体制，保证医护人员的合理比例，建立良好的绩效考核体系与沟通机制，保障医护双方的合理权益。

（杨　艳　田文凤　谢秀君）

第二节 医护合作

保证患者安全、维护患者健康是医生和护士共同的目标，得到优质的医疗服务是患者最期望的结果。从患者就诊到出院的全过程，每项工作都需要医护双方紧密合作，医生的治疗方案要通过护士的操作来实现诊治，护士营造适合诊治的环境和条件，保证治疗的最佳效果。融洽、和谐的医护关系让医疗、护理工作顺利开展，并能避免和减少医疗纠纷的发生，使患者得到高质量的医疗服务。

一、医护合作的含义及影响因素

（一）医护合作的含义

合作是两个或两个以上的人就一个共同的主题交流意见并在分工协作中完成特定任务目标的过程。在跨专业合作中，每个团队成员要有平等参与的机会，在互相信任和尊重的环境中综合应用各种专业知识和技能。医疗系统中最常见的跨专业合作是医护合作。

医护合作（doctor-nurse cooperation）指医护双方都能认可和接受各自的行为和责任的范围，能保护双方的利益和有共同实现的目标。医护合作是医生和护士以改善患者临床结局为共同目标，在自主平等、互相尊重、相互信任的基础上，通过有效、及时的沟通、共享信息和临床技能，共同决策和解决问题的互动过程。

医护合作对于保障患者安全和提高医疗护理质量至关重要。例如，在危重症患者的救治过程中，医护之间的密切合作弥足珍贵。医护合作不畅会降低医护双方的工作满意度，诱发职业倦怠，增加焦虑感。医护双方均有专业自主性，均要做出独立的决定，并对自己的言行负责。医护之间要有分工，有协作，相互补充和促进。医护之间发展平等互补、相互尊重的专业关系，提升医护双方的合作意愿，探索多种合作模式，不断提升合作水平。

（二）医护合作的影响因素

影响医护合作的因素主要有医疗机构工作性质和规章制度，以及医护人员的性别、知识技能、认知和态度、沟通等。

1. **工作性质和规章制度** 通常，医院采取医护管理两条线的管理模式，医护日常管理工作都通过各自的管理线进行，对于对方的工作内容、工作状态和管理制度都缺乏全面而又深入的了解。双方的职业边界和职责范围不明确，使医护双方缺乏及时沟通的途径和机会。护理管理者在医护团队中要提升团队合作能力，做到人尽其责、人尽其才，营造良好的组织文化，更好地满足护士的职业成长和发展需要。护士人员不足会导致现有护士工作压力过重，产生职业倦怠和离职倾向，还会降低护士的评判性思维能力和专业自主性，削弱医护合作的质量。

2. **医护人员的知识技能与态度** 一直以来，医生的专业权威、收入待遇和职业声望都高于护士。医护患关系中，患者更加尊重医生，对护理服务的要求高，对护士的专业知识和技能的认可度较差。这会使医护彼此之间产生偏见而影响医护合作。医护之间在专业知识和技能的差异，导致医护之间共同话题减少，交流障碍大。医护管理中出现问题时，有时医护双方因难以兼顾对方的立场，而无法协调利益。医护双方在合作态度和认知上的差异根源在于护士群体不断提升的专业自主性与"医主护辅型"医护关系之间的矛盾。

3. 性别差异　传统上，医生被认为是男性主导的职业，护理被认为是具有女性特质的职业。受"男尊女卑""男主外、女主内"等传统观念的影响，医生在医护关系中处于支配作用。随着现代医学和护理事业的不断发展，女医生的比例越来越大，同时越来越多的男护士加入护理队伍之中。医护两种职业文化中的性别特色都将逐渐减弱，医生和护士在合作中的地位差距逐渐缩小。

4. 沟通因素　医护专业背景、知识结构的不同导致双方在专业认同、专业术语理解方面的障碍，容易在沟通中产生误解。医护、医患、护患间沟通不良，会导致医护合作出现问题。在患者病情发生变化之时，医护患之间的信息交流需更加畅通，才能保证医疗决策正确有效。工作节奏快、工作负荷重、沟通意愿低、缺乏沟通技巧、沟通环境嘈杂等因素都会阻碍医护之间的有效沟通。

（三）医护合作效果测量

评价医护合作效果的质性研究方法包括会谈法和观察法等，也可采用医护合作量表作为测量工具，进行量性研究。医护合作量表是通过采用问卷调查对医护合作的各方面要素进行量化，分为普适性医护合作量表和急危重症医护合作量表。

医护合作态度杰斐逊量表是应用广泛的医护合作态度测量工具，分别测量医生和护士对医护合作所持有的态度。最新修订后量表有15个条目，4个维度，分别为"共有教育和团队合作""护理和治疗对照""护士工作自主性"和"医生主导地位"。此量表具有稳定可靠的信效度，可用于比较不同科室、不同群体以及不同文化背景下的医护合作态度。

临床实务合作量表（collaboration practice scale）用于测量医生和护士在临床实践中医护合作的真实状况。分为医生版和护士版，各10个条目，设置的条目专业针对性更强，护士版包括"咨询协商互动"和"表达告知互动"，医生版包括"商讨决策互动"和"重视咨询配合互动"2个维度。

医护合作量表（nurse-physician collaboration scale）由日本学者卯四郎（Ushiro）于2009年基于信息管理理论研发的医护合作自评量表，用于评价"以患者为中心"的临床医生和护士合作状况。此量表共含27个条目，分为"患者信息的交流""共同参与治疗或护理的决策过程"和"医生和护士的关系"3个维度。

急危重症医护合作量表用于评估急诊和重症监护室特殊医疗环境中的医护合作状况。急诊和重症监护室患者病情变化快，对医护人员的应急能力要求高，医护之间需要密切合作，及时进行信息共享，具有领域特殊性。医生与护士合作量表（collaboration with medical staff scale）用于测评急危重症环境下医生与护士的合作状况。ICU医护问卷（ICU nurse-physician questionnaire）用于检测ICU病区医护合作的组织因素，包括协作、交流和问题解决3个分量表，该量表包括团队导向、人员安全、任务安全导向、领导力文化、病区协作交流冲突管理、团队协作和病区效能7个维度。

二、临床不同科室医护合作的特点

医院各临床科室由于收治疾病种类不同，医生和护士的合作方式不同，各科室的医护关系也呈现出不同的特点。

（一）内科医护合作

内科患者以慢性病为主，以药物为主要治疗手段，病程较长，反复迁延，所谓"三分治疗，七分护理"，护理的重要性在慢性病的治疗中尤为突出。医生需要与护士共享患者疾病治疗、病情变化、用药反应等信息，共同开展慢性病管理教育。在这个过程中，具有丰富的临床护理工作经验的高职称护士，在患者的诊疗护理中逐渐获得更多的决策权力，如护理处方权主要是针对需要进行慢性病管理的患者。糖尿病护士、康复护士等护士群体与医生之间更容易建立平等互补型医护关系。年轻的医生与年长且经验丰富的护理专家之间甚至可以形成互为师生的医护关系。内科是医护合作形式多样化发展最快的科室，目前临床上已经出现了护理门诊，如慢性病管理护理门诊、老年病护理门诊、医护一体化、护士处方权试行等各种形式。

（二）外科医护合作

外科疾病具有来势迅猛、病情严重、症状显著的特点，治疗方法以手术为主。外科医生大部分工作在手术室中进行，关注手术方案的选择和实施，在制订诊疗方案时较少考虑护士的建议，护士的工作内容以执行医嘱为主。因此，外科病房的医生和护士之间更倾向于医生为主、护士辅助的医护关系。随着医学模式转变，护士不仅要关注疾病护理，还要关注患者心理、社会等多方面的需求。外科是医院重要的科室之一，若外科医生和护士之间缺乏足够的沟通，将影响临床治疗及护理的协调与衔接，影响整体护理效果。对不同严重程度的患者，医护合作能提高护理工作的严谨性，准确评估患者的病情变化及潜在危险因素，保证危重症患者得到及时、重点护理。为了减少手术并发症，确保手术疗效，需要患者的密切配合，医护合作开展的健康教育工作能提高患者对疾病的认知水平、自我管理能力以及依从性。外科医护之间将逐步建立平等互补的医护关系，加强医护合作，医护之间取长补短，真正实现"以患者为中心"的医疗护理。

（三）妇产科医护合作

妇产科工作强度大，工作节奏紧张，急重症患者多，隐私性强，社会责任重大，对医护人员专业性要求高。妇产科医生和护士以女性为主，患者均为女性。妇产科疾病种类多，治疗过程复杂，病情变化快。医生对患者实施治疗措施后，迫切需要了解病情变化和患者的反应，护士每天接触患者的时间最多，能及时收集患者病情变化、药物反应、治疗效果等信息，并向医生提出自己对治疗方案的建议。妇产科疾病往往涉及女性的生殖器官及婚姻、家庭、生育、性生活等隐私性很强的问题，且随着身体内分泌的变化，加之疾病影响，患者可能会伴有焦虑、抑郁等心理问题，医护双方要携手共进，增进互信，开展人文关怀，促进医护患和谐。

（四）儿科医护合作

儿科疾病表现与成人区别大，病情变化快，患者无法正确表达，医患矛盾冲突多，医护人员工作压力大，职业风险高，医护团队内部需要紧密团结，相互支持，加强医护合作，创建平等互补的医护关系，减少医患纠纷，圆满完成医疗任务。儿科护理对于护理专业知识和操作技能要求高，儿科护士拥有较高的专业权威，医生的医护合作意愿更强，如营养支持是儿科疾病治疗过程中需要考虑的重要问题，而营养支持方案的制订需要医护双方进行协商，并需要护士以高超的护理技能落实。儿科疾病病情变化快，护士需要对患儿进行无微不至的照看，全面细致地评估和分析病情变化，并将信息及时地传达给医生，彼此要配合默契。

（五）精神科医护合作

精神科患者通常具有病态的心理活动及社会功能障碍，对自身疾病缺乏自知能力，患病期间可能会发生伤害自身或医护人员的行为。精神科医护人员作为精神科两支重要的队伍，在充分专业培训的基础上，在和谐、相互支持、相互补充的关系中工作，才能使治疗方案顺利实施。精神科护士在管理病房的过程中，负责为患者创造一个安全、舒适的康复环境，观察患者，记录患者行为，协助医生制订治疗方案。精神科护士与患者相处时间较多，能为处于心理危机的患者提供紧急支持，也能协助医生实施精神科治疗，如电击和胰岛素休克治疗。护士在与患者的日常接触中，协助医生完成心理治疗，给予患者心理支持。护士帮助患者建立自尊，鼓励患者主动寻求精神科医生的治疗或继续治疗。医护之间加强相互监督，共同保护患者的利益和安全。

（六）手术室医护合作

手术室是医院里实施手术抢救的重要场所，是进行多科协作、集中治疗的一个特殊科室。手术室护士和手术医生、麻醉医生之间互相信任、互相合作，才能保障手术的顺利进行。手术室护士与麻醉医生之间联系最紧密，合作时间最长，利益相关，最有合作默契，也容易产生矛盾分歧。手术室护士与外科医生之间除团结协作关系外，还具有被动、依赖、合作和信息传递等多种关系，即手术时间、数量、方式基本取决于科室安排，护士进行被动、服从性劳动。外科医生完全依赖于手术器械物品、仪器设备、人员环境保障等。手术配合熟练、手术用物准备充分、仪器设备操作熟练、特殊专科用物管理到位、手术安排及时、医护沟通到位、科室急救物资配备齐全等是手术室医护关系的积极影响因素，可明显提高医护合作的质量。

（七）急诊科医护合作

急诊科患者起病急、病情重，急诊科医护人员工作任务随机性和突发性强，对医护人员的应变能力、配合能力、技术水平要求较高。在这种工作压力高的环境中工作，医护之间合作愿望高，但也容易产生矛盾。影响急诊科医护合作关系有5个因素：①缺乏有效沟通；②医护人员自身工作能力及责任心不强；③医护人员配备不足；④管理和监督机制不够落实；⑤职业地位与工作待遇较低。其中，沟通因素和医护人员的工作能力因素是重要的影响因素，急诊工作要求医生具有较高的临床判断能力、快速准确的诊断与治疗技术；护士能准确评估病情，快速、准确地执行医嘱，及时高效地报告患者的病情变化信息。急诊科医护之间信息沟通不良很有可能引发不良事件。急救情况下，医护人员要善于沟通，明确沟通的关键点和重要内容，减少无关的繁杂信息，提高医护沟通效果。

三、医护合作的新动向

专业的形成与分化来源于社会分工，自从医护分工出现，医疗与护理成为两个相互依存、相互独立的职业。医护之间既有协作，又有分工，共同为恢复、维护、促进患者的健康服务。随着护理学科的发展和患者需求的改变，护士的专业边界也在不断变化，在临床上主要表现为部分护士处方权和临床决策权，由护士替代、补充医生的部分工作，或者在医生的授权下，由护士分担部分医疗工作。

（一）专科护士与医生的合作

护理学科的理论体系日益完善，护理进入了专科化和专业化的发展阶段，专科护士应运而生。专科护士（clinical nurse specialist）是在护理专业化进程中形成和发展起来的高级临床护理专家。专科护士经过专门培训，获得一定的执业资格，在专门的临床领域为卫生保健服务对象提供专门化的护理服务，独立为患者及家属解决健康问题。这些专门化的服务是常规的医疗护理工作未能全面地、系统地、连续地提供。在我国，专科护士在心血管病、糖尿病、老年病、造口、血液透析、重症监护室、手术室、腔镜、营养、肿瘤、急诊等相关专业发挥着不可替代的作用。

1. 专科护士的职能　近年来，护理咨询门诊或护理专家门诊在各三甲级医院逐渐建立并快速发展。护理门诊由临床工作经验丰富、技术职称或职位较高以及取得专科资格的护士坐诊。专科护理门诊护士的工作范畴包含健康教育、专业治疗、生活方式指导、功能锻炼和健康资料建档随访等。根据专科护士出诊方式，运行模式分为独立型和医护合作型，主要的工作场所是基于医院的专科护理门诊。专科护士通过组织教学查房、开展全院范围讲课、新入职护士培训等方式对护理人员提供专科信息和建议，提高护理质量。专科护士为患者提供相应的健康教育，提高自我生活照顾、健康管理的意识和能力。专科护士开展护理研究，并将研究的成果应用于专业实践中，参与临床护理管理和护理质量评价。

2. 专科护士与医生之间的合作　专科护士门诊与医生门诊相互合作、相互补充，为患者提供更优质的医疗服务。大医院出现了糖尿病门诊、伤口造口门诊、中医门诊、康复门诊等专科护士门诊。护理门诊为患者提供个性化的专业服务，减轻了医生工作量，提高了患者治愈率，降低了患者就医负担。例如，糖尿病专科门诊医生主要关注糖尿病患者的药物治疗方案，对规范、系统的长期管理及并发症筛查缺乏足够的重视，而专科护士能够全面评估病情，开展饮食、运动、注射、血糖自我监测等方面的个性化指导。专科护士在医护联合门诊和医护联合会诊、多学科诊疗过程中，加强了医护合作和学科间交叉互动，使患者获得整体、安全的服务。专科护士对患者的病情、患者对疾病知识的需求和接受程度、心理接受能力及社会支持状况进行评估；专科护士跟随医生查房，将所掌握的患者情况向医生汇报，对各项检查、用药和治疗方案进行全方位参与和了解，制订护理措施并加以落实。

3. **专科护士参与临床决策** 专科护士在知识储备和技能上能与医生优势互补。专科护士具有丰富的临床经验，能够与医生一起制订治疗方案；具备娴熟和高精尖技术操作的专科护士是医生治疗方案顺利执行的有利保证，能自主地为患者提供高质量护理服务，减轻医生的工作负担。专科护士与医生共同解决急危重症和疑难杂症的临床医疗和护理问题。糖尿病护理、造口伤口护理、心理护理等领域的专科护士利用专长提高患者治愈率、降低并发症的发生，与医生之间形成互为师生的医护关系。

医护人员要善于识别并满足患者需要，尊重其选择偏好，患者也要勇于清晰表达愿望，与医护人员共同寻求治疗决策。医护人员和患者双方共同参与，实现信息共享，共同讨论决策偏好，达成一致的决定。医疗和护理工作中需要相互协作，共担责任。医生具有更深厚的医学专业知识，而护士接触患者的时间较多，对患者的价值观有更深入的了解，护士提供的健康教育也可影响患者参与共同决策的积极性。

（二）护士处方权

传统意义上的处方权指医生开具处方药品、开展检查操作、进行手术、收治患者、开具相关证明的权利。随着老龄化进程加快，慢性病患者增多，医疗资源短缺问题日渐显现。为了提高患者获得医疗服务的效率，很多国家都通过立法，赋予护士、药师等医疗卫生保健人员处方权，称为非医疗处方权（non-medical prescribing）。这一术语源于英国，其定义为"由经过专门培训的卫生保健专业人员（护士、药师和专职医疗卫生专业人员）开具处方的权利"。在医疗实践中，行使非医疗处方权的主要是护士和药师。目前，欧美不少国家放开护士处方权，并先后立法规范和保障护士处方权。护士处方权（nurse prescribing right）指护士针对患者的饮食、心理、治疗、疾病发展以及护理级别进行判断与决策的权利。其内容主要包括饮食治疗及饮食的合理搭配、健康教育、用药指导、心理护理，以及部分常规药物、常规护理、急救药物的使用及护理级别等。

1. **护士处方权的形式** 护士处方权有以下几种形式：①独立处方权，指被授予处方权的护士全权负责对患者的评估和诊断，在国家相关规定的范围内独立地开处方；②协议处方权，指在医生提前授权并签署协议的前提下，护士根据患者的具体情况开具限定范围内的处方；③补充处方权：在医生对患者进行评估和诊断后，护士按照与医生共同签字同意的诊疗计划开具处方，护士对医生开出的同一处方多次使用方面有判断的自由，如服药剂量、服药次数等，方便护士为慢性病患者提供长期持续的护理服务。在此期间，独立处方人（医生）和补充处方人（护士）要保持沟通交流，并要联合对患者的诊断进行复核。

2. **护士处方权的适用范围** 护士处方多用于社区轻症患者以及健康促进、紧急抢救等护理过程中的判断和决策。护士处方分为药物处方和非药物处方。药物处方主要有免疫接种药物、疼痛管理药物、精神病治疗药物以及糖尿病等慢性病常用药物等。非药物处方主要是采取常规护理措施、饮食营养、运动康复、抢救措施等的判断。

护理处方权的实施是有权限的，具有处方权的护士应在其自身执业范畴或专科领域内开具处方，主要表现为如急诊科护士、社区护士、助产士、肿瘤专科护士和门诊护士的处方权。社区的处方护士所开具的药物处方集中在慢性病管理方面，如糖尿病、高血压等慢性病的营养处方、运动处方等，药物处方主要限于在医生指导下为慢性病患者开具延续用药处方；而急诊科处方护士所开具的处方以临床诊断处方、急救药物处方、抗炎镇痛药物处方为主。助产士的处方权限于在特定情况下，如子宫收缩乏力、子宫收缩过强、产后出血、胎膜早破、正常分娩及新生儿窒息等开具抢救药物、监测和检验处方，以及一般情况下的孕期营养、健康教育、产前检查处方。

3. 开放护士处方权的影响　护士处方权源自医生的处方权，是医生将自身专属权利的让渡。但从临床实践来看，开放护士自主权需要对医生和护士专业自主性的合理界定，同时获得医疗机构管理者、医生群体的理解、认同和支持，是临床医学专科化发展的必然趋势。如护理级别、饮食种类、鼻饲、灌肠等基本护理操作以及操作中的常规用药等，护士都需要医生开具医嘱才能执行，这样增加了医生的负担。而急救情况下，护士作为患者病情变化的第一见证人，若等医生下医嘱后实施抢救，通常会延误抢救时机。开放护士处方权后，医生处方权侧重诊断与治疗，护士的处方权侧重养护与健康教育，二者之间是平等和互补的关系。在医生诊断的基础上，并在医生指导或者限定的范围内护士行使处方权，可以有效节约医生的时间，有利于危急重症患者的抢救，同时提高护士职业成就感。

（三）医护一体化工作模式

随着医护合作的重要性逐渐凸显，新型的、有利于医护合作的工作模式逐渐替代了原有的医护两条线的工作模式，这种新型的工作模式称为"医护一体化"。医护一体化工作模式（doctor-nurse integrated working model）指为了深化医护合作，医生和护士形成相对固定的诊疗团队，护士参与诊疗计划的制订，共同讨论治疗及护理方案，医护共同查房及病例讨论，以医护小组的形式为患者提供治疗、护理、康复一体化的整体医疗服务。

医护一体化工作模式在责任制整体护理的基础上，医护共同分组并联合查房，实现共管床位，实施联合疑难病例讨论联合开展质量控制等，加强双方信息及知识沟通、交流与分享，增进知识渗透和专业理解，实现医护团队力量的融合和互补，促进医疗护理质量的提高。医护一体化工作模式的具体包括以下内容。

根据医生和护士各自的职称与能级搭配的医护一体化诊护小组，每一诊护小组分管床位若干张。在患者入院后，医护共同完成病历资料和一般情况的评估，找出患者生理、心理、社会等方面的需求和需要解决的问题。医护一体化诊护小组共同参与晨交班且共同查房，查房期间共同讨论、交流患者病情及制订下一步治疗计划。对于疑难病例，医护一体化诊疗小组开展讨论会，从各自学科角度提出问题并提建议，制订下一步的医疗和护理计划。医护双方共同为患者提供有针对性、全面性的康复锻炼计划，以有利于医护共同完成健康教育任务，使健康知识的宣教更加专业化、科学化。

目前，我国处于医护一体化工作模式的探索阶段，有的医院在全院或者试点科室实行了多措并举的医护一体化模式，有的医院则是在健康教育、医护查房、专科疾病护理等某个环节实施了医护一体化。

（田文凤　张新庆　杨　艳）

第三节 医护沟通

语言是医护交流的重要手段之一，日常诊疗护理活动离不开医护沟通。医护之间良好的沟通可全面收集患者病情资料和身心需求，利于正确诊断和治疗，全面评估患者的情绪状态并及时提供心理护理。有效的医护沟通也是保证患者安全、提升护理质量、加强医护合作的重要前提。

一、医患沟通的概述

医护沟通（doctor-nurse communication）指医护双方针对患者的诊疗护理措施、疾病状况、心理状态、健康需求以及围绕医疗费用、床位调整、医保方式进行沟通与商讨，以便获得全面信息并促进科学决策的过程。医护人员的服务对象相同，工作目标一致，医护之间需要不断的互相交流信息、密切配合与协调，共同提供高质量的医疗护理服务。

（一）医护沟通的方式

医护沟通可分为语言沟通和非语言沟通。

1. 语言沟通　可分为书面语言与口头语言两种。医护沟通中常见的口头语言沟通方式为交接班、病情汇报、病例讨论、晨会、电话等。电话沟通与面对面沟通相比，不伴随非语言沟通，信息表达有可能不充分，语气、语态偏差会影响信息的判断和医护沟通的顺利进行。医护之间常用的书面语言沟通的方式主要有医嘱、电子病历、检验报告单、手术通知单等。书面沟通不受时空限制，准确、规范，便于保存、查阅和核查，因此在非抢救和手术情况下，医嘱只能以书面的形式进行传达。

2. 非语言沟通　借助动作、手势、眼神、表情等来传达信息的方式，微笑可以增加医护人员之间的信任感，缩短彼此之间的心理距离，为有效沟通创造和谐温馨的良好氛围；赞许的目光或竖大拇指可使彼此感受到自身工作的价值，"OK"手势表示支持和允许。非语言行为是伴随语言行为发生的，是持续的，可直观形象地表达语言行为所表达的意思，比语言行为更真实，但有时非语言方式所表达的信息较为模糊，需要配合语言沟通或进行核实。因此，医护人员应恰到好处地使用非语言行为，弥补语言交流的不足。

（二）影响医护沟通的因素

常见的有个人因素、环境因素和社会文化因素。

1. 个人因素　身体上的疲惫、不良的情绪会导致沟通愿望降低，注意力不集中，影响医护沟通。医护双方因所受教育、个人经历等不同导致的认知差距会使彼此理解错误，孤僻内向的个性以及缺乏沟通技巧也会影响到医护沟通。

2. 环境因素　环境温度过高或过低、环境脏乱差或者有噪声，都会影响到医护沟通的效能。

3. 社会文化因素　不同的文化背景会导致双方对于沟通内容的表达与理解可能存在差异，不同的价值观念会导致对待事物的态度和看法不同，从而影响医护沟通的顺畅。

（三）提高医护沟通有效性的方法

1. 彼此尊重、相互信任 医护沟通应在彼此尊重、信任、平等的基础上，以良好的态度为前提。要转变"医尊护卑"的传统观念，医生应多给予护士支持，在患者面前协助护士树立威信，护士应提升自信，平等地与医生进行交流。

2. 提升沟通技能 护士要对自己发出的信息准确表达，简洁清晰；提高个人的共情能力，设身处地替对方着想；对对方传递过来的信息要及时做出反应；倾听过程中注意观察对方的非语言表达，对于模糊的信息应及时核实和澄清。

3. 选择合适的沟通时间和地点 医护沟通时应充分考虑患者个体差异、诊疗场所等因素，选择合适的时间和地点。在沟通时机上要注意轻重缓急，患者需要紧急救治时，沟通要简洁清晰，不可贻误抢救时机。对于涉及有异议、不满、疑问或者敏感、隐私等问题沟通时，应避免患者、患者家属在场或者在公开的场合进行，不得在患者或患者家属面前进行争执。

4. 保证信息的准确可靠 医护沟通中，要注意信息的准确性和可靠性，学会分析信息的来源、时间和内容，必要时应认真核实。要根据医疗护理的需要，对信息进行筛选，将信息按轻重缓急进行排序，在不同的救治时机，提供给对方最需要的以及对医护合作最重要的信息。

5. 规章制度保障有力 为保障医护沟通的有效和顺畅，对于医护之间正式的沟通，应制定合理的制度进行保障，如医护晨会制度、病例讨论制度、医护沟通出现异议的处理规定等。加强书面沟通的规范管理，护理病历应与医疗病历记载一致。一般情况下不执行口头医嘱，在抢救或手术等特殊情况下，必须执行口头医嘱时，护士应向医生复述一遍，确认无误后方可执行。

二、SBAR标准化沟通模式

为了促进医护关系的和谐发展，护士在医护沟通中需要学会对相关信息进行分析、整合，理清脉络，有利于医生直接把握重点，快速做出反馈。标准化沟通模式（standardized communication model）可以帮助医护人员梳理患者信息，理清思路，进行规范、有效、全面的沟通，促进医护人员交换信息，切实保障医护沟通的有效性。

（一）构成要素

SBAR标准化沟通模式是世界卫生组织推荐的一种以证据为基础的标准化、结构化沟通模式。SBAR即Situation（现状）、Background（背景）、Assessment（评估）、Recommendation（建议）的首字母缩写，分别表示患者目前发生什么、什么情况导致、问题是什么、应该如何去解决问题。

20世纪90年代，SBAR标准化沟通模式被作为团队资源管理培训课程的一部分在医疗机构中被推荐使用，以减少由于沟通不良而引起的不安全因素。在美、英等国的医疗机构，SBAR标准化沟通模式已被作为信息交流与传递的标准模式普遍地应用。目前在国内，该模式已被医疗、护理工作者、管理者、教育者以及各学科研究者广泛接受和认可。

SBAR标准化沟通模式由现状、背景、评估和建议4个部分组成。

S：患者发生了什么，患者的基本情况，包括床号、姓名、年龄、诊断、病情等。

B：患者的临床背景是什么，即与现行主要诊断和问题相关的背景因素，包括患者的主诉、疾病史、过敏史、饮食情况等。

A：对患者病情的评估，包括患者的异常反应、检查报告的异常值、患者的心理状态等。

R：对患者当前情况的处理建议。

SBAR标准化沟通模式的应用可通过下列案例来加以说明和理解。72岁的男性患者主因发热3天就诊于某三甲综合医院急诊科。患者3天前，突然发生上腹部绞痛，伴恶心、呕吐、高热、寒战。在社区医院静脉输液进行抗炎，腹痛、恶心、呕吐症状缓解，腹胀持续存在，体温在38.5℃波动，持续3天。既往有高血压史，口服降压药控制良好，血压维持在120/80mmHg左右。患者入院前2周曾患感冒，但入院前1周时已痊愈。入院时患者体温39.1℃，脉搏106次/分，呼吸28次/分，血压125/80mmHg。神志清，面色苍白，畏寒发冷，精神紧张，食欲差。实验室检查：白细胞$14.65×10^9$/L，中性粒细胞$13.42×10^9$/L，红细胞沉降率104.00mm/h。小李护士运用SBAR沟通模式向主管医生汇报患者病情。病情汇报如下：

（S）赵医生，你好！您分管的19床患者孙某某，男性，72岁，现在体温39.1℃。

（B）入院前3天曾突然发生上腹部绞痛，伴恶心、呕吐、高热、寒战。在社区医院输液后，腹痛、恶心、呕吐症状缓解，腹胀、发热持续存在。曾有感冒病史，但入院时已痊愈。

（A）患者有轻微腹痛、恶心，麦氏点有较为明显的压痛、反跳痛，腹胀，实验室化验结果：白细胞$14.65×10^9$/L，中性粒细胞$13.42×10^9$/L，红细胞沉降率104.00mm/h。目前患者精神紧张，思想顾虑较重。

（R）我对患者进行了心理安慰，嘱家属助其多喝水。您看是否需要给患者开降温药？我观察患者的表现与老年阑尾炎表现很相似，你看要不要给患者做个腹部CT检查？

主管医生认真倾听后，马上去看了患者，然后下医嘱给肌内注射氨林巴比妥2ml，并次日晨做腹部CT检查。第二天CT检查结果证实患者确实是阑尾炎，遂转入普外科。

（二）适用范围

1. **医护集体交接班**　护士在医护集体交接班中主要负责患者病情变化的汇报，SBAR标准化沟通模式能够帮助护士在汇报患者病情变化时完整地收集相关的资料，对资料进行分析归纳，确定患者现存或潜在的健康问题，并清晰完整地传递给其他医护人员，从而保证患者得到连续、及时、安全的医疗服务。

2. **急危重症患者的转运交接**　急危重症患者的病情复杂多变，并发症多，留置导管和监测仪器使用多，移动患者有着较高的风险，转运途中易发生意外，一旦遗漏重要信息会带来严重的后果。使用SBAR标准化沟通模式进行急危重症患者的转运交接，使交接的医护人员之间通过标准化、结构化的方式交流正确有效的信息，使沟通中的信息条理清晰，重点突出，不遗漏，能快速、及时反馈和处理紧急情况。转运过程中，医护人员能有重点地观察患者的病情变化，有效评估患者并发症的高危因素并及时预防，降低不良事件的发生率，保障患者转运过程中的安全。

3. **医护日常沟通**　医护团队间经常需要进行及时、准确的沟通，特别是工作节奏快、对医护合作要求高的科室如急诊科、手术室等。节假日和夜班时段，值班医生通常对非本人负责的患者的病情不是十分了解，医护沟通尤其重要。SBAR标准化沟通模式为医护人员沟通重要信息提供了一种沟通框架，有利于医护人员之间明确沟通的关键点和重要内容，减少无关的繁杂信息，快速高效地完成沟通。

4. 医疗教学中的应用 医护人员进行SBAR标准化沟通模式的培训有助于提高医护人员的评判性思维能力。评判性思维指个体在复杂情境中，能全面、能动地应用已有的知识和经验对问题的解决方法进行选择，在反思的基础上加以分析、推理，做出合理的判断和决定。SBAR标准化沟通模式还被广泛应用于健康教育、术前访视、急诊分诊、危急值报告等。

（三）在医护合作中的优势

1. 提高医护沟通的准确性、完整性和时效性 SBAR标准化沟通模式为医护间提供一种标准化、格式化、规范化的沟通模式，该模式对于护士需要报告的内容有明确的要求。医生作为倾听者，对护士需要报告的内容有准确的预判。整个信息交流过程条理清晰、内容完整，克服了传统医护沟通方式的随意性与重复性。医生能快速从护士的结构式汇报中了解关键资料，迅速判定患者病情变化的原因，从而采取相应措施，在紧急情况发生时能争取宝贵的抢救时间。

2. 预防不良事件的发生，保证患者安全 医护之间需要通过有效沟通来相互交换意见、反馈有关信息，从而达成密切的配合和协调，防止因沟通障碍而引发医疗不良事件。SBAR沟通模式可提高医护人员群体间沟通的准确性，营造安全氛围，降低因沟通障碍所致的差错发生率。

3. 提升护士的专业形象和社会认可度 SBAR标准化沟通模式有助于护士组织信息，有效提高护士的病情观察能力、沟通能力以及对患者整体的健康管理能力，提升护士评判性思维和临床决策能力，进一步增强护士在沟通、合作和参与医疗决策过程中的自信，更容易得到医生团队认可，强化护士的专业化形象。同时，在护士与患者的沟通交流中使用标准化沟通模式，向患者解释相关知识，并对他们的治疗和生活做出相应指导，能提高患者的满意度，提升护士的社会地位和认可度。

4. 促进医护合作效能 SBAR标准化沟通模式的应用可增进医护之间的沟通与协作，使双方共同参与到患者的医疗决策中，使得团队合作度、工作效率得到明显改善，医生对护理工作的满意度和认可度也随之得到提升。

本章概要

医护关系主要有医主护辅型、平等互补型和互为师生型3种类型。3种类型同时存在，不同的医疗机构医护人员针对不同的科室特点和患者的个体差异选择最佳的关系类型。医护合作过程中会出现不同类型的冲突。医护双方应遵循相互尊重、彼此体谅、团结协作、密切配合、加强沟通、彼此监督的道德规范。医院各临床科室的医护关系也呈现出不同的特点。目前，医护合作出现了新动向，表现为专科护士和医生联合门诊、护士享有处方权以及医护一体化工作模式。医护沟通是医护合作的重要前提。医护沟通可分为语言沟通和非语言沟通。标准化沟通模式可促进医护人员有效沟通。

思考题

1. 医护关系的类型有哪些？举例说明。
2. 举例说明某一临床科室医护合作的特点。
3. 简述你对医护一体化工作模式的理解。
4. 简述一下你对SBAR标准化沟通模式的理解。

案例分析

患者，男性，37岁。2018年12月3日，主管医生方某在查房后，对患者的医嘱进行调整，将地高辛鼻饲剂量由"0.25mg鼻饲1次/日"调整为"1.0mg鼻饲1次/日"。在进行医嘱复核时，办公护士小李和责任护士小张发现剂量超出常规，于是小张与主管医生方某进行了沟通核实，主管医生明确证实医嘱没有错误，要求按医嘱执行。责任护士和办公护士不知如何是好，将此事汇报了护士长。

思考：①护士发现医嘱有误时，应如何处理？②护士、护士长与主管医生之间应该如何进行有效的医护沟通？

（田文凤　张新庆）

参 考 文 献

[1] 张新庆. 论医护合作 [J]. 昆明理工大学学报（社会科学版），2013, 13（4）：1-5.

[2] 程子卉，夏海鸥. 国外护士处方权的实施及对我国的启示 [J]. 中华护理杂志，2017, 52（6）：764-767.

[3] 李慧玲，柏亚妹. 临床护理思维与决策 [M]. 北京：人民卫生出版社，2019.

[4] 张景春，吴燕. 医护合作测评工具应用研究进展 [J]. 中国护理管理，2016, 16（8）：1144-1149.

[5] 涂小妹，任国琴，肖大江，等. 标准化沟通模式在国内医疗机构中的应用现状及展望 [J]. 中华现代护理杂志，2017, 23（27）：3441-3445.

[6] MAARTJE GH NIEZEN, JOLANDA JP Mathijssen. Reframing professional boundaries in healthcare：a systematic review of facilitators and barriers to task reallocation from the domain of medicine to the nursing domain [J]. Health Policy, 2014, 117（2）：151-169.

第7章 全生命周期护理伦理

全生命周期指个体从受精卵形成、生命孕育、成长到生命结束的完整过程，具体包括孕育期、成长期、成熟期、衰老期、死亡等阶段。全生命周期还可以细分为妊娠期、新生儿期、婴幼儿期、学龄前期、学龄期、青少年期、青春期、中年期、更年期、老年期和临终期等彼此区分又有内在联系的发展阶段。每一个体在生命不同阶段的疾病防控和健康管理的重点也有不同。实施全生命周期护理就是要面向全人群和生命不同阶段的主要健康问题及影响因素，提供高质量、可负担的疾病预防、治疗、康复、健康促进等服务。

第一节 母婴护理伦理

妊娠与分娩是妇女特有的一个重要生命阶段。母体承载了新生命的孕育，婴幼儿的健康发育成长与妊娠分娩密不可分。孕育和生产阶段除呈现出特殊生理特点外，还伴随复杂的心理变化。因此，护士在产妇孕期、分娩过程要时刻关注幼小生命的健康与生命安全，实施母婴安全计划，倡导优生优育，向孕产妇免费提供必要的基本医疗保健服务，提升孕产妇和新生儿危急重症救治能力。

一、母婴护理伦理问题

（一）知情同意问题

1. **诊疗护理告知不充分** 医护人员应充分地将病情、医疗措施及医疗风险如实告知产妇，有利于后者做出合理选择，避免受到不必要的伤害。这提示医护人员对产妇的知情告知是以符合其根本利益为最终导向，即站在产妇立场上为产妇考虑问题。诱发产科医疗纠纷的一个主因是医护人员未能做到充分告知，产妇无法充分理解潜在的风险和受益，更无法做到真正的知情同意。

2. **产妇与家属意见不一致** 2017年的陕西榆林产妇跳楼事件提示，当产妇与其家属之间意见不统一，而产妇本人的意愿和切身利益得不到保障时，就可能引发人间悲剧。此类案例引发的伦理问题如产妇本人要求剖宫产，而家属却避而不见不予签字，此时由于受到中国传统伦理观念的影响，医护人员应该遵从哪一方的意愿？按理当产妇与家属之间的决择出现分歧时，医护人员应首先尊重有行为能力的产妇本人意见，在此基础上参考丈夫、产妇母亲及婆婆的意见。

3. **新生儿护理过程中潜在风险**　新生儿在生理上存在特殊性，且不具备行为与防范能力。因此，各类意外伤害通常能对新生儿的健康和生命造成严重威胁。多数新生儿的父母多无看护经验，亦无医学相关背景，对新生儿的护理操作通常会过度关注。尤其是新生儿在护理操作过程中易哭闹，若未提前做好解释，容易引发新生儿家长对护理操作的误解。此外，若护士对各项护理管理、工作制度执行不严格，甚至导致护理差错事故，诱发潜在的护患纠纷，损害新生儿的身心健康。

（二）隐私保护问题

1. **医疗护理信息泄露给第三方**　医疗护理信息记录不仅反映患者的现有健康状况，还能反映患者及家族成员的信息情况。孕产妇的个人隐私一旦被泄露，可能会给孕产妇的身心带来不利影响。与母婴相关的医疗信息记录保管不当，或有意被推送给第三方，都可能损害当事人的正当权益。

2. **产科护理过程中的隐私泄露**　在产科这个特殊的环境中，由于孕产史采集及产科护理操作，如阴道检查、产前备皮、会阴冲洗等会造成孕产妇生殖器官的暴露。因此，护士在进行上述操作时，若未做到有效使用床帘遮挡，或未经过产妇同意让其他人员停留，就可能会泄露孕产妇的个人隐私；同样，护士在询问产妇孕产史时，会涉及产妇的既往史及婚育史，如孕胎次数、以往孕检有无性病或传染病，既往有无死胎、畸胎、流产史等，这些均属于孕产妇的私密信息。

（三）不可接受的风险-受益比

1. **分娩方式选择中的责任与利益界定不清晰**　剖宫产手术原本是难产等特殊情况下使用的一项应急性医疗措施，但在相当长时间内，不符合剖宫产指征的手术量居高不下。究其原因是患者自主选择权利意识提高，加之为规避可能出现的医患纠纷等需要，医护人员将医疗建议告知产妇及其家属后，由其最后来决定包括剖宫产手术在内的分娩方式。如果产妇及其家属拥有自主选择权利，便可以拒绝医护人员自然分娩的建议而选择手术方式；但若违背医学原则随意地实施剖宫产手术，母婴双方都将存在受伤的潜在风险，不符合母婴的最佳利益。

2. **孕期护理中的用药安全隐患**　孕产妇承载着胎儿的未来，因此医护人员除应认真考虑当前疗效和风险外，还应从长远角度考虑诊疗方案对母婴双方的利弊，包括对胎儿生长发育的影响及对母体的治疗效果。例如，部分抗生素、镇痛药和镇静药存在致畸性，护士在执行医嘱用药过程中如果没有做好查对，出现给药错误，就会对母婴健康造成严重损害。

（四）性别鉴定技术的滥用

随着医疗手段的提高，超声、基因诊断、无创产前DNA检测（NIPT）等技术极大地降低了出生缺陷，但也带来了一系列伦理和管理问题，如胎儿性别鉴定技术的滥用。虽然我国明令禁止非医学需要的胎儿性别鉴定，但仍存在非法鉴定胎儿性别的现象，甚至到境外进行外周血检测，一旦结果提示未检测到Y染色体，就选择终止妊娠。这就使非医学需要胎儿性别鉴定活动屡禁不止，导致我国终止妊娠率增加。

二、不同时期母婴护理的伦理要求

（一）孕期母婴护理的伦理要求

1. 尊重患者，正直无私　医护人员应一视同仁，不可因关系亲疏而改变向产妇提供医疗资源的应有次序。在产前检查中，严禁护士参与非法的胎儿性别鉴定。妊娠期若有孕妇及家人询问健康管理相关事项，护士应主动准确地提供饮食、营养、睡眠及休息等健康指导，给予科学准确的健康咨询与教育，同时做好医学伦理教育。

2. 尊重隐私，保守秘密　孕妇入院待产后，未经产妇同意，护士不得向任何其他人泄露婚育史等可识别的个人私密信息，不得公开其病历资料或者将资料交予第三方。护士还应让产妇了解其诊疗信息的保密范围和时限，尤其是在涉及科研、法律等事项需要提供患者的相关诊疗及护理信息时，应获得患者的支持和理解。护士在实施护理操作前应取得产妇本人的知情同意；检查或护理产妇的身体隐私部位时，要禁止其他人进入病房，关上房门或用床帘遮挡。

3. 审慎护理，保护产妇的利益　医护人员应不断提高技术与判断力，选择最佳方案，努力将母婴的伤害和副作用降到最低。若产妇的疾病影响到胎儿的生长发育，护士在护理过程中应尽量考虑对母婴双方的影响，做好用药护理，安抚产妇。

（二）分娩期母婴护理的伦理要求

1. 尊重自主性，做好利弊权衡　医护人员应考虑到母婴的利益，本着有利、不伤害和医疗决策最优化的原则对孕妇加以正确引导，严格把握诊疗及护理的指征，不盲目、无原则地满足患者的不合理要求。对于产妇或其家属做出的可能会对产妇造成伤害的选择，护士首先应深入了解其选择动因，提出专业性建议，使之理性地选择最佳诊疗方案。劝导无效时，若不会危及产妇的生命且产妇及其家属对选择后果充分认知并愿意承担，医护人员应该尊重其自主选择权，同时做好记录。当对产妇构成生命健康威胁时，若不符合伦理条件，在充分告知的前提下，医护人员必要时可对产妇及其家属自主性进行干涉和限制。

2. 提供情感支持，降低分娩痛苦　若产妇为自然分娩，第一产程时助产士可以鼓励产妇进食、休息、适量活动，在行阴道指检等检查时需动作轻柔，体恤产妇，并将每次检查后的产程进展及时告知。在征得产妇同意的情况下，可以请家属参与产妇的产程陪伴及支持。助产士应准确判断产妇的痛苦程度，予以镇痛措施，不能因存在镇痛使用指标而不予以产妇镇痛，漠视其痛苦；也不能因产妇心理恐惧夸大疼痛程度而盲目地给予大剂量镇痛药。若产妇选择无痛分娩并符合相关指征，助产士应尽可能与麻醉医生配合，通过开展无痛分娩技术来减轻孕妇痛苦，使产妇与胎儿获益。产妇宫口开全进入第二产程后，助产士应指导产妇如何正确用力，用和善的态度鼓励产妇继续自然分娩。

3. 慎重应对病情变化，妥善处理每个细节　助产士应及时发现并报告分娩中的异常情况，让产妇和家属知情，在征得他们的配合、同意后实施会阴侧切、产钳助产或改变分娩方式等措施，保证母婴双方的安全。胎儿娩出后助产士应主动向新生儿父母确认性别，检查新生儿有无生理缺陷，在确认新生儿无禁忌证，并征得新生儿父母同意后为其接种疫苗；产妇的胎盘处置权归产妇，即产妇有权自行处理或者交由医疗机构帮助处置娩出的胎盘。

（三）产褥期产妇护理的伦理要求

1. 因人施护，促进产妇家庭对新生儿的接纳　在产褥期，产妇须从妊娠期及分娩期的不适、疼痛、焦虑中恢复，需要经历接纳新家庭成员这一心理调适过程。若处理不好，易使产妇发生心理障碍。对于因新生儿性别引起心理压力的产妇，护士认真做好家属的思想工作，减轻因新生儿性别与期望不符而形成的不良情绪，防止产妇因情绪低落造成产后出血等并发症。

2. 理论与实践相结合，提高产妇的母亲角色适应能力　产褥期产妇对承担母亲角色尚不适应，婴儿照料都需从头学起，造成较大的心理压力，有些还出现了情绪紊乱。因此，护士应积极向产妇宣传和普及产褥期的知识，向产妇及其家属讲解新生儿正常的生理发育过程，尽量减轻她们照顾孩子的压力。同时，护士要尊重产妇，给予高龄初产妇更多的关注，指导和帮助她们减轻生活中的应激压力，帮助她们顺利适应母亲这一新角色。

（四）产褥期新生儿护理的伦理要求

1. 结合新生儿护理特点，增强安全意识　护士在对新生儿进行每次操作前都应向产妇或其家属解释说明，做好知情同意，避免操作带来的误解。为了减少纠纷，新生儿护理操作应尽量在家属面前完成。由于新生儿不具备表达能力，身份信息的识别确认仅依靠手腕带，故护士在为每一位新生儿佩戴手腕带、洗澡、检查、给药等操作等时，务必核实身份信息。护士还应当对出入病房人员的身份与出入时间进行登记、验证，避免因新生儿的错抱而酿成大错。

2. 开展母乳喂养指导，维护新生儿利益　父母不仅有监护新生儿的权利，更有为其选择最佳喂养方法的义务。合理杜绝人工喂养既保护了新生儿的合法权，又是对母亲履行母乳喂养义务的督察与促进，有利于母婴健康，这要求护士要对产妇进行母乳喂养指导，鼓励母乳喂养的实施。

（五）婴幼儿期的护理伦理原则

婴幼儿的生理特征主要表现在以下几个方面：免疫系统发育不成熟，疾病感受不能清楚表达，无自主决策能力，心理上呈现为空间焦虑感等。婴幼儿期的护理要强化慎独精神，密切关注婴幼儿的身体发育和心理健康成长。

1. 婴儿期的伦理问题及护理原则　婴儿尚无语言表达能力，不能清晰表达疾病感知以及治疗护理过程的不适感，护士必须从患儿的角度感同身受，及时通过患儿的各种体征并结合家长的主诉精准判断，最终以审慎、科学、慎独的精神准确报告，为医生和家庭提出精准的诊疗决策。

2. 幼儿期的伦理问题及护理原则　幼儿的言语表达相对简单，其疾病的感知和认知也较为模糊。因此，护士要在尊重患儿及家长客观病症及主诉的前提下，与临床医生共同分析、推理和判断，与家长共同讨论幼儿的病情，共同做出较为精准的临床诊疗和护理决策。

三、妊娠合并性传播疾病的孕产妇的护理伦理要求

在妊娠合并性传播疾病孕产妇的临床护理工作中，护士应尊重孕产妇的知情选择权，建立融

洽的护患关系，做好母婴阻断护理工作，保护新生儿不被母婴传播所伤害，最大限度地确保母婴安全，改善孕产妇的围生期结局。

（一）尊重孕产妇利益，充分告知利弊

医护人员需要与孕产妇就药物选择、治疗时间以及正规治疗的重要性、不良反应等方面进行有效沟通与告知。对应用高风险药物的孕妇，护士需要充分告知药物对胎儿的危害，确保孕妇是在充分了解治疗利弊的情况下做出是否继续治疗的选择，将孕妇的利益放在第一位。

（二）尊重孕产妇人格，杜绝言行歧视

在护理妊娠合并传播疾病的孕产妇过程中，护士应以平等、友好的态度对待患者及其家属，避免偏见和歧视，尊重其人格尊严。在护理过程中应注意使用礼貌性、治疗性、安慰性、保护性的语言与孕产妇交流，避免使用直接生硬的语言询问病情而让人难堪与尴尬。

（三）谨慎护理，加强防护工作

1. 注重细节，做好孕产妇的隐私保护工作　对于妊娠合并性传播疾病的孕产妇，护士要注意操作前的解释、操作中的遮挡以及操作后的整理。带护生观摩前应先征得孕产妇同意，不在公共场所与治疗无关的人议论病情等。当孕产妇明确提出要对家属隐瞒病情时，护士应在未损害第三者利益的情况下，尽量尊重和维护孕产妇的隐私权。

2. 认真做好床边隔离，降低医疗风险　护士在为孕产妇进行护理过程中应做好自身防护和物品处理，防止交叉感染的发生。这不但是对孕产妇的关爱和保护，还是对社会的责任和义务。护士还应向孕产妇做好疾病传播途径的健康宣教工作，最大限度地保护他人的健康权利，如可安排住隔离病房或单人间，做好消毒隔离，以免引起其他孕产妇恐慌，降低医疗风险。

3. 分娩过程中确保新生儿不被母婴传播所伤害　主班护士应安排罹患感染性疾病的孕妇入隔离产房或手术间分娩或手术，助产士或产科医生在接生或手术时尽可能减少职业暴露的发生，做好个人防护。同时，医护人员也应做好接产过程中对新生儿的防护工作，防止分娩过程中的母婴疾病传播。

4. 做好产后母乳喂养健康教育，确保产后母婴安全　应尊重并保护产妇作为母亲的权利，对低危新生儿应实行母婴同室护理。当产妇作为母亲的权利和新生儿的安全发生冲突时，医护人员应该以新生儿安全为第一，与患者及其家属及时沟通。医护人员还应根据产妇的病情与对胎儿的风险来决定是否进行母乳喂养，在不伤害的伦理原则指导下，对产妇做好宣教与告知，最大限度地确保母婴安全。

（李惠玲　王亚玲　李雨宸）

第二节　青少年患者护理伦理

青少年正处于个体心理及生理发展、变化的特殊时期，与稚嫩的儿童时期以及成熟的成年时

期不同。因此，护士需要了解青少年患者的身心特点以及伦理要求，才能提供既专业又饱含人文关怀的护理服务。

一、青少年患者护理伦理问题

青少年期是一个生理、心理发育的重要阶段，介于儿童和法定成年期间。父母在子女的健康成长方面负有法律和道德责任，能够在完全获得子女的医疗录后监管他们的健康和医疗保健。另外，青少年可能已经开始与他们的医生讨论敏感问题，如性行为、吸毒、酗酒等。此外，青少年也开始学习为自己的健康负责，开始接触自己的医疗信息，并能够在医疗保健中参与更多的角色。青少年拥有与成年人类似的医疗隐私权。

（一）人际关系敏感，容易出现心理问题

青少年期被称为个体心理发展的断乳期。青少年开始逐步走出家庭，更渴望建立新的人际关系网络，以交流思想、获得理解和倾诉烦恼等。青少年患者入院后，容易产生自我封闭、不信任等问题。护士需要建立与青少年患者的信任关系，进行有效沟通，为后续的护理工作顺利开展创造条件。

（二）自我意识强，渴望得到尊重

"自我"指个体对自己是谁以及是什么身份的认知。良好的自我意识可以激发并引导青少年做出正向的行为。医护人员需要引导青少年树立应对疾病的积极态度。青少年群体无论在情感还是在智力上，都已经具备了一定的成熟性，能够理解自己的行为以及行为结果。因此，护士以及家长应该尊重青少年患者的人格尊严，理解其做事方式，让他们充分参与到个人的治疗与康复过程中来。

（三）性与隐私保护问题

青春期的患者出现第二性征，在生殖系统以及外观特征上逐渐出现较大的变化，并开始关注异性和性问题。伴随着性别意识的出现，青少年会更加注重个人外形、衣着等问题。因此，护士要重视疾病或者治疗对青少年外形的影响。同时，医护人员，尤其是异性医护人员在护理青少年患者私密之处时，需要取得患者的同意，并重视保护其隐私。

（四）获取网络医疗信息能力强，但科学判断力弱

青少年对于新事物有较强的学习和接受能力，受到网络新媒体的影响也较大。青少年可以通过网络以及各类媒体的信息传播获取到与疾病相关的各类信息及知识，但有些信息的科学性及准确性难以保障。网络上医疗信息质量的参差不齐，虚假医疗信息泛滥，会误导青少年的判断。为此，护士应该重视对青少年患者的健康教育，让其了解病因及预后。

二、青少年患者护理伦理原则

（一）利弊权衡，促进健康成长

青少年患者仍处于身体的生长发育阶段，护理操作需要严格遵循有利的原则，即确认实施的护理操作应是不伤害以及"确有助益"，尽可能降低疾病以及治疗对其身心造成的可能伤害，避免对其未来生长发育造成负面影响。此外，青少年时期对于个人外在形象、穿着较为注重，护士在管理的过程中应该考虑这方面的诉求，在不影响护理以及治疗的情况下，可以满足青少年对美观的要求。

（二）尊重自主性，参与知情同意过程

护士在进行各项护理操作前，须告知青少年患者操作的目的以及作用等，主动对其病情变化以及检查结果进行科学、合理的解释，让患者明白地接受治疗，树立早日康复的信心。护理服务是双向的，需要患者共同参与完成。青少年群体在情感和智力上已经具备一定的成熟性，对于各类护理及治疗措施有一定的判断能力。通常，由父母在充分知情的情况下，自主决定是否让孩子接受医疗护理干预措施，但要征求其意见。护士在制订护理计划时，应鼓励青少年患者参与到护理与康复相关决策之中。

（三）尊重自我意识，保护个人隐私

青少年对于个人隐私有较强的保护意识，护士应该保护青少年患者的隐私权。护士不随意泄露患者的个人信息，不在公共场合讨论其病情；涉及患者隐私的谈话可以进行单独的交谈。对青少年患者进行一些私密的检查或操作时，应该提前做好沟通，告知其操作的目的以及操作程序，并在操作前严格做好环境的评估以及保护措施，消除患者的疑虑以及不适的感受。

（四）重视青少年患者的家庭健康伦理教育

家长作为青少年患者的监督方，在青少年患者的前期治疗及后期康复过程中都发挥非常重要的作用，尤其当青少年患者病情稳定出院以后，家长是其主要的照顾者。家长也要掌握健康知识，提高照顾质量，加强对青少年患者健康教育的正确引导与监督。

家长要知道获得高质量的生殖保健对于感染艾滋病病毒的青少年非常重要，以防止意外妊娠、性传播感染及艾滋病病毒二次传染给伴侣和儿童。护士要协助家长做好青少年的性教育，防止性行为。

对于患有进行性疾病和危及生命疾病的青少年，护士在讨论护理目标和治疗方案时，应该尊重青少年患者的自主性，同时须考虑其父母的意愿，保护患者免受坏消息带来的情绪困扰。家庭成员扮演的角色应该是"帮助"，而非"代替"，首先要肯定青少年对于自我独立的要求，在保障安全的情况下，允许他们进行自我恢复的活动，并适时地进行安慰与疏导，增强其战胜疾病的信心。

（李惠玲　孙　锐）

第三节　中壮年期患者护理伦理

中壮年期的成年人肩负着社会发展和家庭幸福的主要责任。成人健康受损且成为被照顾对象的时候，会直接影响其学习、工作和家庭收入，从而导致相对应的社会角色和家庭角色缺位。因此，成年患者不仅要面对疾病的困扰，还将面对来自经济、人际关系、情感等方面的压力和难题，缺乏心理安全感。不同时期的成年患者身体状态不同，所面对的压力也有所不同。增加对不同时期成年患者生理、心理和社会特征的了解，有助于护士有侧重性地计划和实施护理工作，有效应对护理伦理问题。

一、中壮年期患者护理特点

（一）患者具有自主选择权和决策权

随着国家经济的不断发展、科学技术的进步和国民教育程度的不断提高，公民对健康水平和生命质量的要求也不断提高。成人通过主动学习和网络查找，对医学知识的了解都更为及时、全面。当自身健康状态不佳并出现某种症状时，除向医护人员求助外，也会通过书籍和网络查找等途径了解诊疗信息。成年患者有独立的认知和判断能力，更强调自身诊疗的选择权和决策权。护士应在不违背医疗护理原则的前提下，充分尊重成年患者的自主性。

（二）护理过程中可以适时干涉

家长主义（paternalism）指当患者因不准确的信息而做出不利于自身或他人健康的决定时，医护人员根据自身医学判断，帮助患者做出符合其最佳利益决定的一种行为。为了维护患者的健康和生命安全，护士应本着尊重自主的原则实施善意干涉行为。

1. 以患者健康为中心的干涉行为　当患者做出有害自身及他人健康的行为时，医护人员应及时制止或劝阻。例如，精神疾病患者在发病时存在一定的攻击性，可能会伤害到自身或他人，护士应该对患者进行强制性约束，以避免进一步的伤害发生。

2. 实施干涉时患者获得的利益需大于实施患者尊重时获得的利益　例如，医院定期对住院患者进行常见疾病的预防和治疗相关的健康教育，两位患者正在聊天不想参加，但增加患者的医疗知识、增进患者健康意识给患者本身带来的利益要大于患者间的交谈，这时护士可以敦促患者先去接受健康教育。

二、中壮年期护理伦理常见问题

护士应依据成人疾病的特点，从一般疾病护理、慢性病护理、重大疾病护理、重症监护、临终关怀等几方面分析和解决成年患者护理伦理问题。

（一）成年慢性病患者护理伦理问题

成年慢性病不但疾病本身给患者带来压力，长期治疗也会影响患者的工作和生活，增加患者家庭负担。有的慢性病患者通过医护人员的宣教、查阅资料和病友间的探讨等方式，积累了很多相关疾病的知识和经验，如果护士对患者问题的回答模棱两可或不准确，就会失去患者的信任。

患者周某，男性，52岁。5年糖尿病史，近期血压明显增高，血糖控制不稳定入院调理治疗。住院期间患者情绪低落，不愿与人交流。责任护士选择其他病友不在的情况下，给周某做采血送检的工作。采血过程中，热心主动地询问周某平时血糖调理相关的饮食起居。周某说自己是某公司销售经理，虽然患有糖尿病，但迫于工作原因还需要经常在外应酬。因此，非常注重在家的饮食和生活。周某多次提醒妻子注意对其饮食进行调节达到营养均衡，但妻子经常按照她自己的喜好做饭，这引起了周某的强烈不满。为此，二人时常发生争执，周某血压增高入院也是归咎于两口子争吵。了解了具体情况，责任护士在取得患者的同意后，在周某的爱人来探访时，主动找到患者家属说明糖尿病及并发症的危害，强调饮食调节对血糖管理和并发症预防的重要性。周某爱人听了责任护士细心的健康教育，深表后悔，并表示以后一定以爱人的健康为中心，做好饮食调理，患者脸上终于露出了微笑。

在这个病例中，护士关注患者，善于发现问题，体现了以人为本的护理理念，和患者主动交流，充分做到了保护患者的隐私，符合伦理中的不伤害原则；在得到患者允许后积极和家属沟通调节，符合尊重原则；积极主动向患者家属普及疾病相关的专业知识，帮助患者解决了家庭矛盾，符合有利原则。

（二）重大疾病患者护理伦理问题

成年患者在被确诊为重大疾病（如癌症）时心理活动复杂，难免会陷入怀疑、否认、焦虑，甚至抑郁、孤独恐惧、悲观失望。患者急切想了解自身疾病的严重程度，可否治愈及相关费用等信息。低收入人群难以使用效果好、副作用低的非医保类药物，也会因高昂的医疗费而放弃继续治疗，从而影响疾病的治疗和恢复。

患者蒋某，女性，47岁。阴道不规则出血，偶有腹痛，怀疑更年期月经紊乱没有重视，近期出现下腹胀、腹痛明显、排尿困难、体重下降的现象，来医院就诊。经病理检查，被诊断为宫颈癌晚期。由于不能手术，只能接受化疗治疗。医生表示化疗治疗只能维持患者的生命。蒋某接受化疗后，出现了发热、呕吐、腹泻、脱发等副作用。她还有2个正在上学的孩子，疾病给原本困难的家庭造成了巨大的经济负担，患者跟责任护士表示了放弃化疗的意愿。此时的护士就面临着两难的境地，如果赞同患者放弃化疗，患者的病情会恶化；如果建议患者继续化疗，患者会继续因副作用而痛苦，也会增加经济负担和心理负担。

（三）成年患者重症监护中的伦理问题

相当多需要重症监护治疗的患者会出现因疾病导致意识下降，对医疗人员的依赖性强。为了重症患者的生命安全而必须接受侵袭性检查或治疗时，医护人员应该主动提供医学上有益的治疗。当重症患者必须进行升压药、人工呼吸机、透析等辅助治疗时，护士也会面临过度诊疗问题。例如，在该不该将不可能苏醒的患者放到重症监护病房监护的问题上，有些护士认为医生做出的指示不合理，要不要执行医嘱就成为困扰ICU护士的一个突出难题。

护士还会碰到紧急状态下该不该超越专业权限的伦理两难情形。例如，值班护士小贾在重症监护的过程中，发现患者出现心脏骤停。她自己凭专业知识判断需要使用心脏除颤器，而使用心脏除颤器需要得到医生的医嘱。在此紧急情况下又联系不到医生，她不知该如何做。

三、中壮年期患者护理伦理要求

（一）仪表端庄，语言规范

对中壮年患者护理过程中，应该注重仪表端庄，语言规范。保持良好的护理形象是对患者和家属及监护人的基本尊重。同时，护士还应注重提高自身为患者服务的意识，提供优质高效的护理服务。

（二）知识储备充足，操作规范

充分的知识储备和规范的技术操作，在中壮年患者的护理工作中至关重要。不同社会文化背景患者对护理工作本身存在不同的认知和评价。护士不应停留在单一的技术操作层面，应掌握更多的医疗知识、培养辩证思维并应用到工作实践中，为患者提供更好的医疗卫生服务，赢得患者的信任和尊重，提高自身工作满意度。

（三）以人为本，注重人文关怀

护士在对中壮年患者的护理工作中，应以患者为中心，注重人文关怀。面对心理安全感缺失的患者，应本着尊重的原则，积极沟通，热心关怀，准确把握影响患者诊疗的相关因素，通过和患者及监护人之间及时有效的沟通，最大限度地帮助患者排忧解难。协助其正确认识疾病，增加治疗依从性，尽量避免心理负担加重。特定情况下护士还应该给予家属或监护人以援助，一个坚定的眼神、一个安慰的拥抱都能给患者及家属以鼓励，减少其痛苦，增加患者战胜病魔的信心。不同阶段和疾病的成年患者有着不同的需求，护士对患者生理、心理状态的掌握和对临床护理伦理问题的理解，有助于增进护患互信，减少医疗纠纷，更好地为患者提供优质的护理服务。

（李惠玲）

第四节　老年期患者护理伦理

随着老龄化社会步伐的加快，人均寿命延长，老年人口患病比例不断增加。在实现健康中国的目标下，保证老年患者的有效照护，提升其生活品质是一项艰巨且重要的任务。护士照护老年患者过程中，需要不断提高人文素养，以满足老年人人性化照护需要。

一、老年患者护理的特点

老年人起病常隐匿且复杂，发展缓慢，多种病因同时存在，早期诊断困难。老年人由于神经系统和全身反应较迟钝，对疼痛反应不敏感，病理改变与自觉症状不成正比，甚至不表现出临床症状，易导致延误诊断。老年患者护理的特点包括以下几个方面。

（一）生活护理负荷重

老年人身体功能逐渐下降，患病后更容易感觉虚弱、生活自理能力下降，甚至无法自理。同时，老年人容易合并出现多种慢性病，行动迟缓易发生跌倒，不仅恢复慢、病程长，并发症多，甚至可能伴随长期困扰老年人的症状，如夜尿增加、尿失禁、吞咽困难、压疮等。护士应保证营养均衡摄入、卫生安全、睡眠良好等以维持患者生命的基本需求。老年人有可能固执己见，对治疗护理的依从性较差，护士需提供格外的照护以保证护理的有效性，有时还需要处理老年人与家属之间各种复杂的关系，如老年人可能被忽视，甚至被虐待，必要时还需利用多种有效途径为老年人争取权益，帮助他们安度晚年。为保证老年患者获得基本生命需要，对老年患者的生活护理重要而又烦琐。

（二）心理护理要求高

老年人因衰老而出现的心理症状包括：①感知觉减退（如敏感度下降、视力下降、听力衰退）；②记忆力下降，近期记忆能力差，远期记忆的保存效果较好；③接受新知识、学习新技能以及解决问题的能力均下降；④情结趋向不稳定，表现为易兴奋、激怒、喜与人唠叨、好与人争辩等；⑤人格特征改变，常感到孤独、寂寞、焦虑、猜疑心及嫉妒心重、性情顽固。

听力下降容易误听、误解护士的意思表达，出现敏感、猜疑甚至有心因性偏执观念，增加了心理护理难度。老年人记忆能力减退，近事容易遗忘，说话重复唠叨，需要护士再三叮嘱。老年人学习新事物的能力降低、机会减少，故多根据既往的经验办事，容易墨守成规、固执、刻板，常因对现状的不确定感而易产生怀旧和发牢骚等不良情绪，不容易接受心理辅导和支持。另外，对健康和经济的过分关注与担心也容易产生不安和焦虑。

总体而言，多数患者在患病后对病情估计较为悲观，表现为精神过度紧张、瞻前顾后、焦虑、恐惧、沉默不语或拒绝治疗等。这就要求护士在老年人患病全程提供心理护理。经历了退休、自身患病、亲友亡故等生活事件后的老年人，会出现情绪低落情况，甚至还有可能患上老年抑郁症。在老化的过程中，亲友亡故经历以及自身的病痛可能导致老年人死亡焦虑感加剧，表现为精神过于紧张、忧虑不安，不断向医护人员询问病情、治疗效果，当疗效不明显时则可能质疑治疗护理的正确性；有的老年人则可能因为病程长、恢复慢，需要长期照顾，而出现愧疚心理，影响到生命质量。因此，护士面对老年人复杂的心理变化和需求，需要提供高水平的心理护理，在工作中做好老年人的心理支持，及时发现心理问题，做好心理疏导。

（三）安全护理任务重

生命安全是一个人生存和发展的首要前提。老年患者常因不服老或不愿麻烦别人，在病房或家中易发生坠床、摔跤、误吸、误服等安全事件，导致外伤、骨折、窒息，诱发脑血管意外等危险，甚至可危及生命。护士要及时了解和掌握哪些患者易发生意外，做好风险防范预案，提醒老年患者注意环境中的危险因素，纠正其不良的生活习惯，如在床上吸烟等，防患于未然。提醒患者穿着合体衣物。对不能自理的老年患者，护士应该加强巡视，防止发生各种意外，保证老年患者的安全。

由于老年人肝肾功能减退，药物代谢减慢，半衰期延长，易导致药物蓄积，使药物不良反应明显增多。同时老年人因多病共存，常需要服用多种药物，药物滥用、多用、少用或忘用等不遵医嘱用药的情况也会增加不良反应的发生率。老年人用药常见不良反应包括直立性低血压、耳毒性、药物中毒和精神症状等，诱发不安全事件。因此，老年人用药应遵循科学给药原则，尽可能地降低其危险性，注意有效健康宣教、密切观察药物副作用，对于存在吞咽困难的老年人注意剂型，确保老年人用药安全有效。

二、老年患者常见护理伦理问题

（一）空巢老人护理伦理问题

中国是世界上老龄人口最多的国家，且呈现高龄化和空巢化的发展趋势。人口老龄化、代际关系的变化及道德观念的转变、孝道影响力的弱化、敬老舆论导向缺失或不足、家庭关爱缺位、人文关怀力度不够等都使空巢老人伦理上的问题日益突出和严重。

由于子女不在身边，再加上老年人的朋友本身相对少等原因，空巢老人常面临失落、孤独、寂寞和无助。由于老年人经济上的缺乏及随着年岁增长，身体功能退化，导致其对医疗费用的花费增大，从而使空巢老人更易产生无助感。这对社会道德、家庭道德及个人道德等提出新的要求。关爱空巢老人，保障其基本生活及精神需求显得尤为迫切。

慢性病空巢老人，特别是失能、失智且伴有高血压、糖尿病等慢性病的空巢老人家庭社会问题不容小觑，需要社区及家庭护士及时了解老年患者病情，并给予生活及心理上的关心、照顾及有针对性地慢性病管理与指导。护士树立整体护理观念，对这类老年患者身心实施全面护理，增强自身工作责任心，重视和关心访视对象，以良好的综合素质确保提供高效、优质的护理服务，在道义上尊重、关爱空巢老人，在法律上保障空巢老人的合法权益。

（二）失智症老年人护理伦理问题

失智症中最为常见的是阿尔茨海默病（Alzheimer disease），表现为一种慢性、获得性及进行性智力障碍综合征，以缓慢出现认知功能下降、失语、失用、失认及人格行为改变等为主要特征。目前，我国失智症患者人数呈持续上升，对失智症老年人的治疗和管理已成为不可忽视的社会公共卫生问题，影响诸多人群及家庭，引发的伦理问题错综复杂。

失智症老年人常伴有病因未明的原发性退行性疾病，多病共存，抵抗力差，易丧失独立生活的能力，严重影响老年人生命质量，给家庭及社会带来沉重负担。家属通常身心疲惫，常因患者病情不能好转且承受的心理压力大，而易与医护人员产生纠纷。有的家属因无法长期陪护而不得已对患者采取身体约束。推进失智症老年人护理服务体系建设，推动规范化护理服务从医院延伸至养老院、社区和家庭，为失智症老年人提供治疗期住院、康复期护理、稳定期生活照料，加强其并发慢性病的健康指导和综合干预，强化其健康管理。

（三）临终老年人护理伦理问题

随着老龄化社会的到来，老年人临终关怀问题是世界各国所共同面临的重要社会问题。在我国，对于癌症晚期患者，常因担心患者不能承受病情带来的打击，提倡保护性医疗措施，向患者隐瞒病情。这样就出现了保护医疗与知情同意中告知原则的冲突，同时还会出现传统孝道文化与尊重患者自主权、临终关怀的死亡讨论与传统死亡观、选择积极治疗或临终关怀服务的伦理决策冲突等。

对家庭而言，临终患者的治疗和护理会给家属带来巨大的精神痛苦和医疗费用负担。在老年人临终护理过程中，为延长生命，施以各种抢救治疗反而可能造成患者格外的痛苦和生命质量下降的状况；一方面患者希望尽可能多的家人随时陪伴在身边，另一方面，由于医院感染控制及陪护制度的要求无法做到。对临终患者实施临终关怀，可减轻患者的心理负担，解除其对痛苦及死亡的恐惧不安，满足身心及社会需要，还能帮助患者家人分担。根据患者的心理状态和需要适时告知病情及预后，尊重患者自主权。

三、老年护理伦理要求

在护理患者过程中通常面临各种伦理困境，在进行护理伦理抉择时，护士需要结合老年患者的特殊性，遵循生命优先、差别平等、最小伤害、生命尊严的原则。

（一）生命优先

生命是公民享有权利和承担义务的前提和基础，是人类发出一切行动的先决条件。生命价值不存在质的差别。因此，"生命优先原则"对于任何人来说都应该放在第一位。护士面对老年患者，要认识到生命的价值是平等的，不存在生命上的偏差，生命安全是具有优先性。护士应与老年患者意愿保持一致的情况下，保护老年患者的个人隐私。而当老年患者因疾病等原因有伤害自身或他人的严重危险行为时，保密原则次之，这是尊重生命优先原则的体现。

（二）差别平等

由于我国人口众多，老年人口比例逐年增高，老年护理及长期护理保险制度等社会服务工作正处于发展阶段，老年人总体照护需求大，而各方面医疗、照护等资源明显不足。虽然农村与城市、西部与东部地区的老年人都面临相同的需要和急需解决的问题，但由于我国社会大环境的特殊性，无法做到绝对平等，这时就需要遵守"差别平等"的原则。进行社会救助时，倾向于优先救助疾病严重程度最低、经济条件最差的老年人。护士遵循公平分配原则，优先考虑那些迫切需要提供服务的老年人群体。

（三）最小伤害

受传统文化的影响，我国老年人常认为"家丑不可外扬"，一般情况下绝不会向外界传递自身面临的家庭困境以寻求帮助。一旦老年人主动向医护人员寻求帮助，最大可能是遇到了自己无法解决的困境。在面对老年患者护理工作中的实际问题时，理想的方案是不让事件中的任意一方利益受损。但临床伦理决策困境需要权衡利弊，有所取舍。护士应当权衡选择或建议选择伤害最小且最容易弥补的解决方案。老年人可能失去了信心，过分依赖医护人员做决定。此时，护士须秉承理解和接纳的态度，用专业技巧帮助老年人做出抉择，使老年人按照自身意愿来安排生活。当老年人做出的决定可能对老年人自己或他人带来伤害时，护士需要做出必要干预，并将干预风险降到最低。

（四）生命尊严

"生命尊严"包含生的尊严、活的尊严和死的尊严。一个人失去生活自理能力意味着失去生命质量和生命尊严，对于家属来说，将面临长期照护的挑战。"久病床前无孝子"，子女们即使有强烈的孝心，也常没有足够的时间和精力在床前长久陪伴。因此，对进一步尊重和保护老年人合法权益提出了更高、更迫切的要求。

对大多数老年人来说，尊严也是让自己的存在价值得以体现的方式。当前老年人尊严缺位的现象基于最根本诉求无法被满足。给予老年人更多耐心、包容和陪伴，让他们感受到关爱，以提升老年人生命质量，让老年人生活得更有尊严。

对于临终老年人遭受病痛折磨终日卧床，全身插满各种导管，没有自理能力。在人类向死而生的过程中，让生命有尊严地谢幕也是生命质量中不可或缺的部分。如何使老年人有质量、无顾虑地走完余生及有尊严地面对死亡是我们需要直视的护理及伦理问题。关心死亡、了解死亡，才能有计划地安排生命的历程，才能知道如何使病患及家庭得到更好的照顾，令患者有尊严地走完人生旅程。

本章概要

人的一生是连续发展的过程，随着年龄的增长，人在生理上会经历从发育成长到衰老退化的过程，心理上也会因阅历、受教育程度的增加而发生变化。在不同的生命阶段，个体的生理、心理及社会需求不断变化，产生的伦理问题也不尽相同。实施全生命周期护理需要了解不同生命发展阶段人群的健康诉求，关注与建立从"出生到终老"不同生命发展阶段的伦理模式，从不同生命发展阶段人群的伦理问题出发，提供高质量的人文护理服务。

思考题

1. 简述青少年患者护理伦理原则。
2. 简述老年护理中的伦理要求。
3. 假如你是一名产科护士，病房里新来了一位待产的孕妇，你打开电脑查看患者相关信息时发现这位孕妇患有梅毒，你在对这位患者的护理过程中应遵循哪些伦理要求？

案例分析

　　16岁的小丽为高中二年级在读学生，因被诊断为多囊卵巢综合征而入院治疗。在入院前，小丽通过上网查到了一些与多囊卵巢综合征相关的信息，发现该病可能会导致不孕，手术后还是会复发，非常担心。她还担心同学们看到她做完手术后肚子上的瘢痕会议论纷纷。入院第一天，主管医生把小丽叫到检查室进行一些简单的妇科检查，这是她第一次做妇科检查，觉得很不好意思，心理有了一些抗拒。看到同病房的一位阿姨做完手术后身上多处置管，小丽心情紧张，当晚就失眠了。

　　问题：病房护士在护理小丽过程中应该注意哪些伦理问题，怎么办？

（刘春娟　张凤英）

参 考 文 献

[1] 李惠玲. 护理人文关怀[M]. 北京：北京大学医学出版社，2015.

[2] 李惠玲，景秀琛. 生命周期健康管理[M]. 上海：上海科学技术出版社，2016.

[3] 杜曼莉，蒋辉，孙文. 产妇知情不同意情形下的护理伦理决策[J]. 中国医学伦理学，2019，32（9）：1198-1201.

[4] 晁青，张晓霞，陈婷，等. 老年痴呆患者临床干预中的伦理问题及对策分析[J]. 中国医学伦理学，2019，32（11）：1422-1425.

[5] GARANITO MP, ZAHER-RUTHERFORD VL. Adolescent patients and the clinical decision about their health[J]. Rev Paul Pediatr, 2019, 37（4）：503-509.

第**8**章 临床科室护理伦理

根据疾病种类和特性、患者年龄和诊疗方式的不同,医疗机构设置了不同的临床科室,主要包括门急诊、内科、外科、妇产科、儿科和手术室等。这些临床科室的护理工作对护士有特定的道德要求和伦理规范。

第一节 门急诊护理伦理

急诊和门诊确实是不同的环境和情况,工作内容和性质不同。但在多数医院,急诊在行政上是归属于门诊这个大科或分支。

门诊是医疗机构面向社会的窗口,涉及病种多,工作内容繁杂,包括咨询、导诊、挂号、抽血、注射、门诊治疗、体检和急救等内容。同时,门诊护士还承担着部门间的协调工作。大型综合性医院的门诊量大,工作繁忙,如何有效满足众多患者的就医需求,成为门诊护士面临的现实挑战。

一、门诊护理伦理

(一)门诊患者的特点

门诊患者疾病种类多,但通常暂时无生命危险;门诊患者年龄层次多样,理解能力和行为能力差异明显,特定人群需要陪护人陪同。初次门诊患者大多对医院环境和就诊程序不熟悉,常需要往返多个部门或诊室,等待接诊和检查结果的过程中,对未知疾病的担忧易产生紧张、焦虑、烦躁、不安和恐惧。负面的诊断结果易导致患者失落、沮丧、焦躁甚至抑郁。

(二)门诊护理常见伦理问题

1. 护理操作不当,增加患者交叉感染的风险 门诊环境嘈杂,人员密集,部分无发热症状的传染病患者会到门诊就诊,这些患者携带的细菌或病毒借助飞沫和接触等传播途径,容易造成门诊患者交叉感染。门诊护士在接触完传染病患者后,继续为其他患者抽血或注射的过程中,也会增加其他患者感染细菌和病毒的概率;护士破损的黏膜皮肤意外接触到感染患者的血液等体液,或者污染针头意外刺伤护士、患者或家属时,都可能造成疾病传播。

2. 对就诊患者的询问缺乏耐心,引发患者错过就诊时间 当护理工作繁忙、重复性大、工作环境嘈杂时，门诊护士容易情绪烦躁，工作出现疏漏，忽视了准确及时地回答就诊患者提出的问题，对重复咨询同样问题的患者及家属产生不耐烦或烦躁情绪。例如，一位年过六旬的慢性支气管炎患者因病情有加重倾向，独自至某三甲医院呼吸内科门诊挂号就诊，医生建议他做肺功能检查。随后，患者向护士询问肺功能检查科室的位置，护士急于接诊下一位患者，只简单地回答"二楼"。卢某对医院环境不熟悉，花费了一个小时才找到检查科室并排队做检查，检查结果出来已是中午午休时间，心生怨言。

3. 缺乏协调能力，导致护患沟通不畅　顺畅有效的沟通可以提高门诊护理工作效率，简化流程，增加护患互信，更好的服务患者。为需要做紧急检查的患者做优先检查的协调工作，或者为门诊就诊后需要住院的患者，与住院部各科室之间做住院转接的协调工作，协调医患之间的关系，安抚患者就诊时的焦虑情绪等。有些护士协调沟通能力不足，导致患者不满。

（三）门诊护士的伦理要求

1. 工作严谨，操作规范　门诊护理工作中护士应该工作严谨，操作规范，避免因操作技术不当给患者带来健康隐患。严格进行消杀工作，最大限度地预防院内交叉感染，保护患者、患者陪护人及医护人员自身的健康安全。

2. 言谈有礼，行为适度　门诊护士在患者面前代表了医院的形象，言谈有礼、行为适度的护士形象会增加患者对医院管理的认可和医护人员专业素养的信任，有助于提高患者诊疗过程中的依从性，增加患者的诊疗满意度。

3. 以人为本，人文关怀　门诊护理工作中应耐心做好本职工作，认真观察患者身体状况，积极主动询问患者需求并给予帮助；保护患者的隐私和利益，尊重患者及陪护人的感受和选择；以人为本，努力缩减患者门诊候诊时间，最大限度地帮助患者解决困难。

4. 掌控全局，协调合作　门诊护士和患者及家属、医护人员以及辅助科室都存在协调合作的工作关系。门诊护士应该具备工作中掌控全局，协调沟通的能力，以保障门诊诊疗工作顺畅有序，减少患者在门诊环境中焦虑和烦躁情绪。

在突发传染病疫情暴发期间，各级医院都设立了发热门诊，要求来发热门诊就医的患者及家属佩戴口罩，对疑似和确诊病例及时如实上报，保护了一般患者的就医安全，有助于及时易感人群排查，减少了院内及院外感染的概率，预防疫情扩散。护士在门诊诊疗中不应存在对患者的歧视，而应对患者做积极的心理疏导，以人为本，恪尽职守。

二、急诊护理伦理

（一）急诊护理特点

急诊是24小时随时接诊急危重症患者的重要职能部门，急诊护理工作存在不可预测、突发性和紧迫性等特点。护理人员不但需要具备过硬的护理专业知识和技术，还需要具备敏锐的观察和判断能力，以及临危不乱的职业素养，同时还要求具备良好的沟通和团队协作的能力，在有限的时间内迅速筛选出与患者疾病相关的信息，并及时、简单明了地与医生进行沟通。涉及不同专科诊疗或会诊的情况，需要和相关科室之间进行迅速沟通合作，以提高诊疗工作效能，为患者争取更多的时间，保护患者生命安全。在急救过程中，护理工作强度大、精神处于高度紧张状态，发生感染的风险性较高。基于以上特点，急诊护士经常会面临多种伦理问题。

急诊患者主要包括急症患者、危重症患者和濒危患者，发病急，病情重，症状发展变化快，随时可能出现生命危险，疾病种类多，患者年龄覆盖整个生命周期。在沟通理解能力和行为能力方面，急诊患者通常存在一定困难。症状发生后多由他人送来救治。急诊患者在突发症状出现后，常表现为紧张和恐惧，行为慌乱和不知所措，希望第一时间得到医护人员的救治和帮助。急诊患者和监护人对医护人员的期望值高，依赖性强。部分患者可能陷入昏迷状态，使其监护人产生紧张、不安、焦虑和恐惧心理，如遇意外发生时可能会无法接受而迁怒于医护人员。

（二）急诊护理常见伦理问题

1. 泄露患者个人隐私　急诊室护士因时间紧急、业务繁忙、设施和装备不足等原因，导致患者医疗信息泄露。张某某，女性，22岁，大学生。患者下腹剧痛后休克，由辅导员送急诊就医，经诊断为异位妊娠。情急下，辅导员签署了手术同意书，张某某被送急诊手术室接受手术治疗。手术期间，其同学李某等一行3人得到消息后赶到医院探望，急诊室护士告知张某某因异位妊娠在手术室接受手术治疗。张某某康复后回到学校，发现周围同学都知道自己因异位妊娠做了手术，感觉每天被人指指点点，心境低落，出现睡眠障碍，最终诊断为抑郁症。急诊护士泄露患者的个人信息，对患者造成了无法挽回的身心伤害。

2. 医护患合作不畅问题　急诊护士时常会遇到和患者及监护人、其他医护人员以及医疗机构其他部门之间的协作问题。例如，护士准备就绪，医生迟迟不到。当患者追问时，护士只能用语言敷衍，说医生忙于救治其他患者要晚些才到。医生在没有经过毒品性确认程序的情况下开出镇痛药；医生对医保报销比例大的患者实施过度诊疗的情况；相同症状的情况下，不同的值班医生开出不同的处方；对于高龄患者的治疗方案，采纳监护人的意见优先于患者意见；患者及监护人和医护人员立场不同的情况；在急诊室因无法确认患者身份而延误治疗或因经济困难延误治疗等，急诊护士都会感到道德焦虑。

3. 急诊科护理伦理两难问题　即便是业务能力精湛、经验丰富的急诊护士，也会面临伦理两难情形。例如，有的患者因经济原因选择放弃积极治疗，而护士知道通过积极治疗可以挽救患者生命，此时医护人员就面临两难选择。陪护人不愿意对高龄患者进行继续治疗时，通常会忽视患者的意见而主要表达自己的意见，此时护士会因患者的生命得不到尊重和无法帮助患者而面临两难的伦理问题；对于想知道自己疾病状态的危重患者，护士面临可否告知及告知适度的两难问题。如何面对试图自杀的患者、如何向患者家属宣布患者死亡信息等，这些都会使急诊护士陷入伦理两难选择。

（三）急诊护士的伦理要求

1. 技术过硬，尽心尽责　急诊护士应该具备过硬的专业知识和技术，具备敏锐的观察力和判断力，能够在最短的时间内对患者的症状和紧急程度进行准确分析和判断后迅速做出反应，第一时间测量患者的生命体征，搜集和发病原因相关的医疗信息，争取在有效治疗时间内降低患者病情加重的风险，保护患者的生命安全。

2. 思维缜密，沉着冷静　急诊护士在面对突发事件时，应该表现沉着冷静。突发事件发生时，通常患者及陪护人处于慌乱紧张的状态，护士应思维缜密，善于发现患者潜在的风险和隐患，给患者及陪护人安全感；同时，也能够稳中有序地开展工作，规避因慌乱造成操作疏漏或失误的风险。

3. 实事求是，勇于发声　急诊护士在工作中应该实事求是，用正当的方式及时对自身或其他医护人员工作中出现的错误、疏漏或失误给予发声，不袒护其他医护人员违反伦理的行为，避免因医护人员工作不当导致患者的健康和生命安全受到侵害。

4. 以人为本，人文关怀　急诊患者因对突发疾病的紧张和恐惧，内心不安脆弱，护士及时的关心和照护能够缓解患者的不安情绪，增强患者的治疗信心。急诊护士应该对患者及陪护人进行应急环境下的心理疏导，以便患者及陪护人更好地配合急救工作，预防意外的发生，保护患者的生命安全。

5. 加强沟通，团结合作　急诊护理工作中，护士常需要和多科室的医生进行迅速有效的沟通交流，团结合作。这就要求护士提高沟通交流技巧，增加团队合作意识，工作中和其他医护人员之间保持相互尊重，相互支持，主动协调，紧密合作，以高度的责任心投入急诊救护工作中，为患者的生命和健康争取有效救治时间。

门急诊护理虽有共性，但受病情轻重缓急因素的影响，具体工作中的重点和难点各不相同。护士在不同的工作岗位上面对的护理伦理问题也有很大区别。掌握并能够妥善应对门急诊护理工作中存在的护理伦理问题，能够为门急诊患者提供更优质的护理服务。

（眭文杰　唐吉明　王亚玲）

第二节　内科护理伦理

内科是临床上重要的诊疗科室，相对于外科而言，内科以药物为主要治疗手段，收治运用非手术方法治疗的患者，涵盖呼吸、循环、消化、泌尿、血液、内分泌、免疫、肿瘤和神经系统等多个临床科室。内科患者病因复杂，病种多样，病情迁延，多有反复，甚至久治不愈，患者通常面临巨大的心理压力，因此护士具备人性化护理、整体护理、慎独意识的伦理道德修养，将是提高护理质量、促进护患关系和谐发展的重要基础。

一、内科护理的特点

（一）症状反复迁延，并发症多见

内科患者在治疗和康复过程中易罹患各种慢性疾病、不良反应和并发症，因此需要护士熟练掌握内科各种疾病的症状，了解患者是否存在共病，以及可能出现的各种并发症。护士应动态掌握患者的病情变化，能够及时准确识别患者疾病症状类型属于原有疾病、共病还是并发症前兆，从而采取有效的护理措施达到预防和及时治疗并发症的效果。

（二）多种因素并存，院内感染高发

由于内科患者住院时间长、用药多、医务操作多的特点，院内感染的风险大幅增加，如导管相关性感染、患者长期使用抗生素导致细菌耐药和菌群失调等，这就要求护士严格执行无菌操作原则，规范处置医疗废物等，明确自身工作责任，减少各种危险因素的发生，将院内感染的风险降到最低。

（三）诊疗过程较长，患者心理压力大

内科疾病反复迁延不愈，患者心理压力大，护士要加强与患者和家属的积极沟通。针对相关疾病开展具体宣教工作，让患者和家属明确疾病概况、治疗方案和进程，及时对患者及家属进行心理疏导，减轻患者的焦虑、抑郁等负性情绪，帮助患者正视自身病情并提高患者的医从性，同时提高临床疗效及患者满意度、改善护患关系。

（四）护理操作繁多，时效性要求高

内科护理工作操作项目繁多，包含大量的基础护理操作技术，如消毒、输液、插导尿管等，这就要求护士遵循正确的操作程序，操作动作熟练、轻稳，严格遵守无菌技术操作原则，严格"三查七对"制度，注重操作中的人文关怀。强化主体责任意识，保证护理操作的时效性和准确性。

二、内科护理中的伦理问题

（一）知情同意问题

知情同意权包含知情权和同意权两方面的内容，患者知情同意权的保障过程中，护士承担着十分重要的角色，维护患者知情同意权是护士应当遵循的伦理道德准则，它体现了对患者人格尊严和人性化权利的尊重。

1. 真相告知　肿瘤患者的病情告知存有诸多争议。支持隐瞒的观点认为，大部分患者在得知自己患了肿瘤之后，常会出现精神抑郁，对生活失去信心，甚至产生轻生念头等一系列的消极情绪。为了避免增加患者的恐慌和心理负担，应根据保护性医疗的要求，向患者隐瞒其真实病情，使其积极接受治疗。支持告知的观点认为，患者享有知情同意权，其有权了解病情，隐瞒或欺骗是对患者的不尊重，而且会影响诊疗护理方案的选择，增加治疗难度。

2. 自愿同意　护士在提供任何一项护理措施时，必须尊重患者的自主权，向患者解释护理措施实施的原因及方法，并征得患者的同意后再实施操作，护士必须确认患方在充分理解的前提下所做出的自主决定。如果不能科学恰当地把握该项伦理原则，会引发护患纠纷。例如，重大疾病患者通常心理状态不佳，血管条件不好，静脉穿刺操作失败将显著增加患者痛苦，如由护生实施该项操作，带教老师应全面评估患者当日身体与情绪状态，与患者提前做好沟通，并向其介绍施教的项目或操作者身份，征得患者同意后方可由护生操作。

（二）不伤害问题

侵入性操作会产生利与弊的双重性，侵入性操作破坏了机体的正常防御功能，为细菌侵入打开了门户，极易引起相应部位的感染，而不进行侵入性操作则严重影响患者治疗方案的实施。因此，在侵入性操作中，护士要积极参与和协助监控，加强责任心和无菌观念，以免操作粗暴损伤黏膜，引起交叉感染，带来对患者的伤害。

三、内科护理的伦理要求

（一）尊重患者，鼓励自我护理

尊重原则作为最基本的伦理原则，其中包含隐私权、知情同意权和自主权。内科患者有较长的住院周期，需要与亲朋暂时分离，对新环境的不适应会产生无助感，此时医护人员的尊重、关怀、支持与理解可以增进患者的安全感知，增强护患间信任与沟通，建立良好的护患关系。对于有较为完备的身体活动功能的护士，内科护士应在保证安全不受威胁的前提下，尊重其自主性，鼓励自我护理。

（二）仔细观察，自律慎独

内科患者医院感染或并发症的发生前期通常难以发现征兆，护士很难对患者的治疗结局进行预判，一旦发生则会延误患者疾病治疗。因此护士需要严格要求自己，认真落实每一项护理措施，全面、细致地观察患者病情变化，及时反馈患者病情，不放过任何一个疑点或细微征兆；认真做好患者巡视和交接班等各项事务，仔细观察和记录患者情况，有利于预防护理不良事件的发生。例如，某护士在深夜巡视观察患者情况时，发现某床患者入睡后，其盖被无任何起伏动作，随即进入病房进行确认，发现患者突发心脏骤停并立即组织抢救。这一细致入微的观察挽救了患者的生命。

（三）理解关怀，引导鼓励

随着社会的发展，医学模式由生物医学模式向生物-心理-社会医学模式转变，护士除给患者提供基础的护理技术外，还应对患者心理问题做出反馈，理解关怀患者的心理变化，并做积极地引导鼓励。内科患者尤其是罹患如肿瘤等重大疾病的患者，其心理历程通常复杂多变。在日常护理过程中，护士应认真观察和分析患者情绪和行为变化原因，耐心倾听患者诉求。掌握疾病各个时期患者的心理状态，有针对性地寻找对策，给予关怀、引导和心理干预，帮助患者接受现实，尽量满足患者身心需要，达到最佳治疗效果。

（四）完善技术，加强监管

移动终端、可穿戴式医疗设备、移动网络技术是推动智慧医疗发展的关键要素，其技术是否成熟决定了移动医疗产品是否安全和稳定。因此，需要构建一个系统化、多层次的技术体系来完善和加强用户隐私保护、数据传输的完整性和稳定性，建立行之有效的市场准入制度、国家监管政策和法律约束规范，推行多层次的分类管理，明确监管主体，落实监管权责，规范移动医疗的运行标准、服务评价和考核的指标，加强市场监管，从而实现移动医疗市场持续高质量的有效发展。

（眭文杰　唐吉明　王亚玲）

第三节　外科围手术期护理伦理

手术是外科治疗的主要方法，手术风险给患者带来一定的生理、心理变化，加强围手术期的护理尤为重要，关系到患者对手术的接受状态、配合程度、术后的康复，也关系到手术的成败。外科护士应具备严谨的科学态度、扎实的专业能力、良好的沟通能力和崇高的职业道德，满足外科患者身心的需求。外科手术分为前、中、后 3 个阶段，不同阶段的疾病特点和身心需求不一样，相应的护理道德要求也有所差异。

一、围手术期护理特点

（一）外科患者的特点

1. 急重症患者多　外科急重症患者较多，来势迅猛，病情严重，症状显著，需要紧急实施手术治疗；各种符合手术治疗的肿瘤如肺癌、乳腺癌等，手术范围大，可能出现各种并发症，患者病情重，需加强术后护理。

2. 心理负担重　无论是急症或是择期手术，对患者都会产生一定的心理压力和情绪上的变化，如担心术中意外和疾病的预后，易产生恐惧、焦虑、紧张情绪反应；对一些创伤大的手术，如截肢、乳腺切除等，不仅造成患者躯体缺陷，甚至出现功能障碍，会使患者产生自卑心理。

3. 并发症多　手术可能带来并发症，如神经外科患者术后昏迷，骨折患者有近期和远期并发症；胃肠道疾病患者术后可能出现出血、吻合口梗阻、肠粘连；大手术后引起的消化道应激性溃疡等。

（二）手术护理的特点

1. 缜密性　手术是一种有创性治疗方法，对患者正常的生理功能产生不同程度的影响，是不可逆的创伤。医护人员应该在最优化原则下，综合考虑患者的病情、个体特征、家庭情况，近期效果与远期效果、局部损伤与整体效果、手术治疗和非手术治疗以及不同的手术方式等，做到严格缜密、充分评估，将患者的创伤降到最低，效果达到最佳。外科护士应充分了解手术治疗的方法，患者和家属咨询时给予耐心解释。

2. 风险性　任何手术都有风险，一项手术在麻醉、术中及术后等各个环节的风险大小也会因病而异、因人而异。外科护士需运用扎实的理论知识和娴熟的护理技能及敏锐的观察能力，配合医生进行各项操作，并做好围手术期护理，将手术造成的风险降到最低限度。

3. 协作性　手术是一个复杂的过程，手术的成功有赖于麻醉医生、手术室护士和病房手术医生和护士的精诚合作。如手术前由病房的责任护士负责，手术中由手术室的护士负责，手术后可能进入监护室或者ICU，病情恢复后再回到普通病房。不同的时间段护士必须认真地评估患者的病情，做好各项护理工作，进行交接班并做好记录。因此，彼此之间只有互相沟通、互相配合、互相协作，才能确保患者获得连续、完整的高质量护理。

二、围手术期的护理伦理要求

每一阶段患者都有不同的心理问题和心理需求，对护士的工作提出了更高的道德要求，为患者提供高质量的护理。

（一）手术前护理伦理要求

手术前护理指从患者确定手术治疗到手术开始前的护理过程。手术前护士应了解患者的心理状况和身体状况，做好心理疏导和健康指导，完成各项术前的准备工作，确保手术的顺利进行。

1. 做好心理护理，缓解紧张情绪　准备手术的患者心中充满矛盾和冲突；既希望早日手术去除疾病，又怕手术带来的各种风险，如疼痛、出血、伤口不能愈合等问题，因此可能产生焦虑、恐惧心理。护士应有同理心，了解患者的情绪变化，倾听患者内心的真实感受，关心体贴患者，耐心解答患者提出的各种问题，做好相应的健康指导，缓解患者的紧张情绪。同时，应注意观察患者因情绪导致的生理上的变化，如失眠、食欲减退、血压增高等，及时反馈给医生，必要时给予药物辅助治疗。

2. 完善各种检查，做好术前准备　患者住院后，医生会开具各种检查项目，以全面评估患者的身体状况，护士应向患者解释各种检查的目的和意义，以及检查的注意事项，打消患者的各种顾虑，使其认识到术前检查的必要性。护士还应根据手术方式，耐心、细心、认真地按照操作规程完成术前的各项准备，如术前洗浴、更衣、术前用药、备血、皮肤准备、肠道准备、饮食注意事项等，确保手术顺利进行。

3. 协助知情同意，完善各种手续　术前的知情同意包括麻醉知情同意、手术方式知情同意、特殊治疗知情同意、用药知情同意等，根据情况由麻醉医生、手术医生、护士向患者或家属告知并签署知情同意书。护士应主动询问患者或家属对手术整个过程的了解程度，确保患者在完全知情的情况下同意并进行手术，避免产生不必要的矛盾或纠纷。

4. 术前访视，缓解患者心理压力　术前访视是手术室护士主动、有针对性地对术前患者进行相关手术信息交流的互动过程，在术前对手术患者运用观察、交流、体格检查、查阅医疗护理病历等手段，收集患者的有关生理心理社会等方面的资料，给予充分地理解、耐心地解释、真诚地安慰和鼓励，可以充分调动患者的主观能动性，使其以最佳状态迎接手术，积极配合手术治疗。

5. 严格查对制度，避免差错事故　查对制度是避免差错事故的第一道防线，护士应该做到"八查"，即查对患者的姓名、性别、科室、诊断、手术名称、手术部位、血型、物品准备。病房护士要对"八查"信息了如指掌，和手术室护士认真交接，手术室护士根据查对制度认真审核后，按照手术安排将患者送入正确的手术间。

（二）手术中的护理伦理要求

1. 关心患者，主动沟通 手术室的环境安静、肃穆，也会给患者带来紧张和不安。在麻醉开始前，避免将患者置于单独的手术间，这样会加重患者的恐惧心理，甚至影响患者的心率和血压，关系到手术能否顺利进行。护士应主动介绍手术室的环境、人员和设施，通过不断地和患者沟通，缓解患者不良的情绪。

2. 保护隐私，尊重患者 医护人员必须具有保护患者隐私的意识。在手术时必然要暴露患者的身体，有时会暴露患者的隐私部位，使其感到十分难堪和羞怯。护士在操作前给患者应做好解释，让无关异性医护人员先回避，适当遮挡，尽量减少暴露的时间。有些患者术中意识清醒，医护人员要避免谈论与手术无关的话题，不谈论涉及患者隐私的问题，不谈论引起患者敏感的话题。

3. 业务精良，敬业慎独 手术室工作的每一个细节都与患者的生命息息相关，细微的疏忽可能会关系到患者的生命安危。巡回护士应认真检查手术室的环境，保持清洁、温湿度适宜；手术的设备器械处于备用状态；抢救药品齐备，位置固定、标签清晰；应注意观察患者的病情变化，保证患者的液路通畅；器械护士必须技术精良、反应敏捷、严格无菌操作。护士要保持良好的体力和饱满的精神状态，聚精会神地传递器械，认真观察手术的进展情况，对所用的器械有预估，做到准确无误，眼疾手快。手术中所有的操作都需要医护人员的自律，这种慎独精神贯穿于手术过程的始终，既能保证手术的质量，也是职业道德的要求。

4. 团结协作，敢于承担 任何一台手术都离不开麻醉医生、手术医生、器械护士、巡回护士的密切配合和通力协作。全体医护人员必须以大局为重，以患者的利益为重，树立以患者为中心的理念，保证患者的生命安全。不可互相推诿、互相诋毁，也不得包庇隐瞒。

5. 理解家属、耐心解释 等待手术的患者家属可谓是心急如焚，对手术的进展情况十分关注，医护人员应给予充分的理解，耐心解答家属提出的各种问题，不可冷语相对。如果患者手术中出现了问题需要和家属交代，应首先安慰家属，协助医生做好知情同意。

6. 密切观察、谨慎护送 术后全麻未醒的患者进入苏醒室，值班护士应给予半卧位，头偏向一侧；密切观察患者的生命体征、管道是否通畅、伤口是否渗血，患者如有躁动，要时刻提防管道拔脱。清醒后的患者对所处环境不熟悉，加之室内嘈杂的声音和较强的灯光刺激，容易产生错觉、幻觉，甚至发生定向障碍。护士应及时介绍监护室环境，让患者尽快熟悉新的环境及手术情况。当患者生命征平稳后，护士将患者安全送回病房，注意观察病情变化。

（三）手术后的护理伦理要求

手术后护理指从手术结束到患者出院期间的护理过程。手术后的护理对于手术的成功、患者的恢复、并发症的预防和处理都发挥着巨大的作用。手术后护士应遵循以下伦理要求。

1. 强化责任，严密观察病情变化 责任护士应做好患者术后回病房前的准备，如准备好房间、床位、抢救设备和药品。患者回病房后，根据患者的麻醉情况给予合适的体位，接好各种管道并保证通畅，观察并记录伤口渗血情况，意识清醒的患者给予必要的安抚，让患者安心和放心，并与手术室的护士和麻醉医生做好交接。手术护士应继续观察患者的意识、生命体征、血氧饱和度，保持输液通道及各种管道的通畅，发现伤口渗血较多及时通知医生。做好皮肤护理、口腔护理、饮食护理等生活护理。各班次严格交接班，按照疾病护理常规进行观察和护理。

2. 运用共情，减轻患者的痛苦 手术后，由于麻醉作用消失，患者出现不同程度的疼痛，再加上体位的控制和体腔内的各种管道，导致患者活动障碍和不舒适而出现焦虑、抑郁情绪。护士应理解患者，鼓励患者说出各种不舒适的感受，积极采取措施，减轻患者的痛苦。不应以任何借口搪塞患者，或以药物的成瘾性及药物的不良反应而使患者承受更大的痛苦。必要时使用药物镇痛如肌内注射、镇痛泵等，减轻痛苦。

3. 处变不惊，积极应对突发事件 手术后的患者随时有可能出现各种突发情况，如甲状腺手术后的窒息、胃肠道手术的吻合口出血、多器官功能衰竭等，护士应具备坚实的专业知识和敏锐的观察能力、过硬的心理素质和应对能力，处变不惊，积极有效地开展抢救工作。

4. 提供健康宣教意识和能力 手术给患者带来身体上的创伤和精神上的痛苦，患者通常停留在"患者"角色中。护士应做好健康指导，鼓励患者在病情允许的情况下自我护理，恢复患者的自理能力和自信心。如告知患者早期活动可以帮助肠功能恢复、预防压疮和肺部并发症，告知患者各种管道的作用。告知患者有关康复的知识，促进患者的康复。出院前，护士也要做好出院指导，如用药的知识、复诊的时间及日常生活注意事项，出现不良反应后应返院治疗。护士耐心体贴的健康指导有利于创建和谐的护患关系，也是职业道德的重要体现。

三、围手术期的护理伦理问题

（一）患者难以做到真正的知情选择

医护人员在术前应尽充分告知的义务，患者要签署知情同意书。患者做不到真正知情同意的因素主要有如下几个方面：一是不少患者缺乏医学专业知识，医护人员的解释难以让患者或家属真正明白并做出最优的选择；二是患者和家属无法判断可能发生的不良后果，不知道由谁来承担相应的法律责任；三是患者和家属总认为医护人员不能给予一个确切答案，让患者和家属选择是在推卸责任。患者和家属与医护人员存在专业知识上的不对称是不争的事实，手术治疗具有不可逆性和不可预测性，医护人员有时也很难做出明确的判断。在这种情况下，医护人员本着最优化的原则，用通俗的语言给患者耐心解释，通过大数据给患者和家属一定的选择导向。

（二）术后无陪护患者的关爱问题

患者手术后身体上和精神上的巨大痛苦，使其内心有强烈的归属感，特别希望家属的陪伴。但在某些情况下由于病情的需要，不允许家属陪伴，如患者术后回到ICU，为了保证患者的休息、预防交叉感染而谢绝家属陪伴，患者会出现焦虑、恐惧、烦躁、抑郁、孤独、悲观、绝望的心理。医护人员应从患者的角度出发，理解其感受，多巡视，给予充分的解释和关切，按照规定探视，让患者感受到尊重和温暖，缓解其不良情绪。

（三）患者不能做到充分知情

患者知情是患者的权利，无论麻醉医生、手术医生均应履行充分告知的义务。但如果患者过分知情，势必加重患者的恐惧和心理压力。这就需要医生既要满足患者知情的需要，又要把握尺度避免增加患者的压力。

（谢秀君　沈碧玉）

第四节　妇产科护理伦理

妇产科是一门综合性非常强的学科，其护理的对象是不同年龄阶段的女性，涉及以性器官为主的多个器官和系统，涵盖生理、心理、婚姻、家庭、社会等各个方面，具有针对性强、专业要求高、隐私性强、急症患者多、社会责任重大等工作特点，是临床纠纷出现最多、风险最高的科室之一。因此，妇产科临床工作有着不同于一般科室的护理伦理学要求。

一、妇产科护理的特点

（一）服务内容的多样性

妇产科护理既要面向患者，又要兼顾当前或以后胎儿、新生儿及婴儿的安危；任何检查、治疗和护理操作不仅要考虑对母亲的疗效和副作用，也要考虑到胎儿或婴儿的利害关系。妇产科综合了产科和妇科这两门涉及女性生殖系统的学科，服务内容呈现多样性。

（二）涉及问题的私密性

现代人非常注重保护自己的隐私，而妇产科疾病通常涉及女性的生殖器官及婚姻、家庭、生育、性生活等隐私性很强的问题，较易引起误解和侵权。患者就诊时常不愿意在公共场合讲述病情，有意隐瞒病情，甚至拒绝配合一些相关的治疗和护理工作。

（三）急症的紧急性和危险性

妇产科急症比较多，如异位妊娠致输卵管破裂、中央性前置胎盘大出血、羊水栓塞、先兆子宫破裂、先兆子痫，通常发病急，疾病变化快，患者来院时常因内出血而导致其休克。

（四）整体护理的迫切性

妇产科患者均为女性，通常比较敏感、脆弱，容易受到伤害，并且随着身体内分泌的变化，加之疾病、妊娠、手术、药物等影响，会出现焦虑、抑郁等心理，如何缓解她们不良的情绪状况及由此带来的负面影响至关重要。同时，妇产科的躯体护理也十分重要，胎动、宫缩、阴道出血量、血压、血糖、尿量、尿蛋白等观察项目繁多，须面面俱到。

（五）治疗与保健的双重性

对于患病、高危妊娠和异常分娩的女性患者，护士不仅要重视疾病诊治过程中的护理，也要重视预防保健护理。护士要联合医生一起开展保健咨询，帮助她们正确认知、对待自身的生理性和病理性问题。一旦发生异常情况如不规则阴道流血、腹痛等能够及时就医，从而能得到恰当的诊治和护理。

二、妇产科护理伦理问题

妇产科护理面临的伦理问题非常复杂，医护人员要从维护患者的利益出发，随机应变、因时制宜、灵活主动地解决难题，尽到对患者救治和关怀的责任。

（一）知情同意问题

妇产科涉及女性群体的生殖、生育、卫生保健、家庭关系等方面，女性患者有权了解自身疾病及将要接受何种治疗方式和护理。因此，在进行任何治疗处理和护理操作时，医护人员都应履行告知义务，保障患者知情同意权不被侵犯。

1. 手术签字是否表达患者的知情同意 手术同意书的签字由患者本人实施更符合患者的利益和医学伦理学的要求，也更符合法律中关于生命权的准则，但在手术中的患者无法在知情同意书上签字，因此护士术前应从患者的切身利益出发，告知术前的准备、手术涉及的范围，术中可能出现的情况和相应的治疗措施，做好心理护理，解除患者的顾虑和担忧，做好与患者家属之间的沟通，理解和支持患者的诉求。

2. 确保在提供护理服务时获得对方的知情同意 从晨间护理、吸氧，到会阴擦洗、静脉穿刺、抽血和经外周静脉穿刺的中心静脉导管（PICC）维护，知情同意不是单纯地护士"告知"和患者"同意"的权利，患者也有选择不同意的权利。在妇产科病房里常会听到患者的拒绝："今天怎么又要吸氧，我不吸氧了""按压宫底好痛啊，我不按了"。护士在护理操作时，要尊重患者自主权。患者有拒绝或撤销护理照护的权利。如告知吸氧是减轻妊娠后的心脏负荷、改善呼吸不畅有利于胎儿；剖宫产术后按压宫底可以减少术后出血、促进子宫复位，让他们在"知其然"并"知其所以然"的情况下进行知情同意的选择。

3. 带教示教前的知情同意 护士在带教过程中需充分告知患者所做检查及操作带来的风险、后果和操作的目的，征得患者的同意，尤其是带教男实习生时，保障患者隐私权不受侵犯，保证实习操作的安全，不增加患者心理和生理上的痛苦。例如，一位未婚孕3个多月的患者在进行引产时，正好有几位护理专业见习生出于好奇未经同意就进去边看边评论，患者及家属觉得隐私权受到了侵犯，便引起了纠纷。

（二）风险与受益的权衡问题

相对的不伤害是医学实践的底线，是护理关怀观念的突出体现。"不伤害"并不等于"无伤害"，如打针是常见的护理措施，但它也是有创的、令人感到疼痛和不舒适的。不伤害要求医护人员对照护措施进行风险与受益评估，选择受益大于风险的行为。有利与不伤害有着天然的密切关系，有利包括不伤害；不伤害是有利的起码要求和体现，是有利的一个方面。事实上，有利与不伤害之间可能还会存在冲突的情况，如下面案例所展现的母婴冲突。

案例：33岁的钟女士与丈夫结婚8年，2次妊娠均因易栓症而自然流产。经过3年的辗转治疗，终于在2015年再次妊娠，为了保住新生命，钟女士从早孕时便开始进行抗栓治疗，克服了易栓症，但急性白血病又来势汹汹。患者孕25周产检时，白细胞计数急剧升高（82×10⁹/L），确诊为急性淋巴细胞白血病（B型）。继续妊娠对母亲的生命势必会造成伤害，需要医护人员综合地考虑钟女士的利益，深入地与其及家属进行沟通并结合其自主能力，制订最佳的医疗护理决策。当时医生给出的胎儿生存概率仅为20%，不建议其继续妊娠。经过几番讨论，在化疗与继续妊娠之间钟女士选择了后者，尽管经过6周的思想斗争及2次小剂量化疗，钟女士与血液科及产科医生达成共识，于2016年4月在全麻下行剖宫产手术，娩出一女婴。

（三）尊重与公正的问题

尊重患者的人格尊严和生命权益是贯穿妇产科医疗护理行为的全部伦理要求，是公正的前提。护士应当对患者提供的信息保密，尊重患者的人格尊严和生命权益。

妇产科护理服务的公正体现在两个方面，一是对患者一视同仁、平等对待，不歧视、不嘲讽；二是资源分配公正，面对患有性传播疾病的孕产妇及其刚出生的婴儿，不得以任何理由直接或间接地拒绝护理活动，如抽血、注射、助产、新生儿洗澡和抚触等。

三、妇产科护理的伦理要求

妇产科护理工作临床纠纷出现多、风险高，但引发护患纠纷的原因通常比较简单，大多数护患纠纷经过努力是可以控制和防范的。这就需要护士遵守护理工作规范标准及伦理要求，树立正确的疾病观，培养良好的专业素质，逐步提高自身的技术和服务水准。

（一）精益求精，保证安全

妇产科疾病病种多、发病快，要求医护人员必须具有精湛的护理技术，熟练的操作技能，较强的观察能力、评判性思维和分析解决问题的能力，作风严谨，慎思笃行。既要严格执行查对制度和操作规程，最大限度地减轻患者的痛苦，又要适应现代医学朝着高、精、尖方向发展的需要，刻苦钻研业务，不断学习新知识、新理论、新技术、新方法。

（二）尊重患者，一视同仁

医护人员应该尊重患者的人格、尊严、权利和生命价值，尊重患者及其家属的自主权或决定权，在治疗或检查前获得患者的知情同意。护士要给予患者一视同仁的尊重和积极的救助。

（三）作风严谨，保守秘密

妇产科疾病涉及患者的隐私和家庭生活，患者通常难以启齿、心理负担过重。医护人员要站在患者的立场上思考和分析问题，体谅患者，给予患者理解和同情。在对患者进行检查或治疗时，要作风严谨、态度严肃、行为端正、保守秘密，建立护患之间良好的互信关系。

（四）吃苦耐劳，无私奉献

妇产科工作强度大，节奏紧张，患者来医院时通常比较突然，护理工作不分昼夜和节假日，同时还容易发生出血、难产、羊水栓塞、新生儿窒息、胎盘滞留等各种突发状况。有时在抢救新生儿的紧急情况下，还要进行口对口人工呼吸，这就要求妇产科医护人员不怕脏、不怕累，吃苦耐劳，无私奉献。

（五）宣传政策，维护权益

妇产科医护人员在维护妇女儿童患者正当权益的同时，还肩负着宣传婚姻法、优生优育、男女平等、禁止性别筛选、堕胎危害等任务，同时要尊重妇女对避孕方式、分娩方式、手术内容等方面的自主选择权。

（李惠玲　莫圆圆）

第五节　儿科护理伦理

儿童是家庭幸福的源泉，国家未来的希望。降低儿童死亡率、出生缺陷率是社会发展与进步的重要标志。儿科病房收治的患者年龄一般在0～14岁，其体格和智力处于生长发育之中，语言表达能力受限，难以准确自述病史和病情变化。儿科护理充满了责任、困惑、挑战与不确定性，诊疗护理难度大，守护儿童健康需要识别和解决特殊的伦理问题。

一、儿科护理特点

（一）儿童生理特点

由于儿童各组织器官功能尚未发育成熟，儿科患者的疾病种类和临床表现与成人相比有较大区别。例如，新生儿及体弱儿患严重感染性疾病时通常表现为各种反应低下，如体温不升、精神萎靡、拒奶等，临床表现不典型，难以及时发现。儿童体温中枢发育不完善，其发热表现很可能异于成人，儿童免疫系统发育不成熟，防御能力差，容易发生感染。

（二）儿童社会心理特点

不同年龄阶段儿童心理特征不同，了解各年龄段患儿的心理特点和对疾病的反应，可以协助护士更好地识别患儿的心理问题，理解其内心感受和需求。如婴儿对父母或照顾者依赖十分强烈，患儿住院后通常会有哭闹、认生、拒绝治疗等分离性焦虑的表现。幼儿期和学龄前期儿童对疾病有简单的认识，常用自身的感情和行为来解释病因。学龄期儿童对疾病有一定了解，但缺乏深刻认识，常关注自己的身体和治疗，对身体的损伤和死亡感到焦虑和恐惧。青春期儿童能够较好理解疾病，但难以接受疾病造成的身体功能损害和外表的改变，自我意识增强，情绪不稳定。

二、儿科护理伦理问题

（一）知情同意问题

知情同意原则是临床护理工作中处理护患关系的基本伦理准则之一，但由于儿童群体的特殊性，在儿科护理中落实知情同意原则会遇到许多伦理问题，其中最值得关注的是家长或法定监护人参与临床决策和患儿参与临床决策问题。

1. 家长和/或法定监护人参与临床决策　儿科医疗工作中，患儿家长或法定监护人通常需要直接参与到患儿的临床决策中，这一过程经常会面临各种障碍。例如，信息不对称导致的"家长式"沟通，使知情同意流于形式。家属对医学知识掌握和理解能力有限，在知情同意过程中容易处于"被动"或"从属"地位，繁重的儿科工作任务使护患之间沟通不充分。一旦家属认为医护人员对自己孩子不重视或关心不够，便可能对诊疗或护理工作环节产生不信任感，加剧医患关系紧张。

患儿家属参与临床决策还可能走向另一极端。随着人们法律意识和自我保护意识增强，患方的自主权日益受到重视。对于患儿的诊疗和护理，家属有较强的参与愿望。但当患儿家长与医护人员意见出现分歧时，医护应本着对患儿健康负责的态度，用通俗的语言解释病情，详尽列出各种诊疗护理措施的利弊，帮助患儿家庭做出最恰当、最有利于患儿的医疗护理决策，而不应迁就家长意见，不坚持医疗原则。

2. 患儿参与临床决策　儿科护理实践中，医护人员会遇到患儿是否需要对治疗和护理方案知情以及能否拒绝诊疗护理的难题。在征求儿童同意前，医护人员需要与患儿坦诚沟通和交流，评估患儿对所获取信息的理解程度，鼓励患儿主动配合治疗。医护人员可以让具备一定理解能力的患儿对诊疗护理方案发表意见，参与临床决策。但对于风险较大的医疗情形，患儿未必能够充分理解特定诊疗行为的性质和后果，此时仍需由监护人做出决定，同时也需要征得儿童本人的同意。

（二）隐私保护问题

护士有尊重和保护患者隐私的义务。由于儿童自身缺乏对隐私权的认知和自我保护能力，医护人员更应自觉保护患儿隐私，尊重患儿的人格。医护人员应避免在公共场合询问患儿病史或告知家属涉及患儿隐私的病情，否则会让患方感到隐私权受到侵犯。在护理查房及床旁交班时，护士要注意保护患者的隐私信息，以防被同病房的患者获悉；医护人员之间讨论病情时，需要注意避开无关人员，尤其涉及患儿生理和心理缺陷等重点隐私内容应更加谨慎。当护理检查或操作涉及患儿隐私部位时，护士应注意为其遮挡，请无关人员回避。

（三）不伤害问题

儿童身体正处于生长和发育之中，容易受到诸多不良因素的影响，要求医护人员更多关注不伤害问题，包括疼痛、伤残和死亡等。儿科医护人员在选择诊疗和护理方案时，除认真考虑当前疗效和风险外，还应从长远角度考虑该方案已知和潜在的利弊，包括对患儿生长发育、躯体功能和认知功能的影响以及对其潜在人际关系和人格的影响。对于无获益的检查和治疗，风险再小，也不宜执行。对于获益较大但有较高风险的治疗和护理，医护人员应权衡利弊，尽可能完善风险防控措施，保证患儿的健康和生命安全。

（四）出生缺陷儿问题

在儿科医疗工作中，护士不可避免会遇到有出生缺陷的新生儿，如先天性心脏病、神经管畸形、唇腭裂等。如何处置有缺陷新生儿是儿科医护和患儿家长共同面临的难题。出生缺陷有不同严重程度之分，轻微畸形一般可通过手术矫正，预后较好，因而倾向于积极救治；极重度畸形患儿治愈希望渺茫，可预见生命或生活质量极其低下，放弃救治在大多数情况下并无争议。不过，目前各国尚缺乏一套行之有效的决策规范和指南，决定救治还是放弃这一问题上还没有明确界限，医患双方进行决策时须采取慎重的态度。由于患儿无法表达自身诉求，放弃治疗与否，医护人员在尊重患儿父母意愿的同时，要结合专业判断客观分析实际情况，帮助患儿父母做出明智的决策。若家属坚持救治且愿意承担开支和照顾，医护人员应予以理解和尊重，并不遗余力进行抢救。

（五）无陪护患儿问题

从加强消毒隔离、预防医院感染以及便于医护人员集中精力和时间实施诊疗护理的角度，我国新生儿病房、儿童监护病房以及部分儿科病房实行"无家属陪护"管理模式，患病儿童所有的治疗、护理和生活照料全部由医护人员承担。无陪护病房内失去了来自患儿家属的"现场监督"，护理工作者更需要保持高度慎独自律。2012年某医院新生儿科的某实习护士将新生儿当成玩具，给新生儿画脸、贴纸片，摆出各种危险姿势拍照上传至个人微博，引发公众强烈抨击。事发后，医院和学校公开道歉，该实习护士也被责令停止实习，并做出深刻检查。另外，患儿入住无陪护病房后，家长通常有分离性焦虑，对患儿病情变化感到担忧，故医护人员关注患者的同时，也要及时察觉和充分重视家属的心理需求，给予安慰和支持。

（六）参加临床试验问题

一直以来，未成年人作为弱势群体参与临床试验是颇具争议的伦理话题。为了获得儿童健康和疾病相关的信息，找到有效的治疗措施，开展涉及儿童的临床研究是医学研究中必不可少的重要部分。儿童参与临床试验必须征得其法定监护人的知情同意并签署知情同意书，当儿童有能力做出参加研究的决定时，还应征得其本人同意。研究人员应以患儿能够理解的语言和方式帮助他们理解临床试验的目的、方法、预期收益和潜在风险等。设计儿童版本的知情同意书并获得其书面同意，无法书面同意者应征得口头同意。另外，开展涉及儿童的临床研究，应特别关注那些在成人研究中被忽视的风险，如对疼痛、恐惧、分离性焦虑和对生长发育的影响等，尽可能使儿童受试者承受的风险和痛苦最小化，包括：尽可能减少研究过程中的检查次数和侵入性操作；让儿童在熟悉的环境下参加研究，避免与父母分离；选择儿童受试人群时，除非对纳入对象的年龄经科学测算有明确要求，优先选择生理和心理成熟度更高、耐受能力更好的大龄儿童等。

三、儿科护理伦理要求

（一）理解家属，强化沟通

儿童患病后，家属大多表现出紧张、焦虑、急躁不安的不良情绪反应，要求医院尽快治愈孩子疾病。他们常会在不经意间夸大患儿病情的严重程度，希望获得医护人员更多关注和优先诊治的权利；对患儿病情变化表现得格外敏感，反复问询；对护士的操作要求较高，对静脉穿刺等操作失败容忍度低，怀疑或不信任，尤其针对临床年轻护士或实习护士；或因爱子心切，医疗知识缺乏，无法对治疗和护理效果做出公正客观的评价而盲目归因，甚至迁怒于护士，导致护患关系紧张。

护士应学会换位思考，体谅患儿家属，主动与家属沟通，耐心倾听，了解家属需求并关注其担忧，引导其正确对待患儿病情变化，以共情、安慰、鼓励等方式提供心理支持，让家属感受到来自医护人员的关心。此外，把握各阶段护患沟通的时机，如入院介绍、住院期间指导、出院宣教等，根据患儿病情落实好健康教育，介绍疾病相关的预防保健措施，分享科学实用的育儿经验和技巧，耐心解答疑惑，有利于增进患儿家属对医护人员的信任，并取得其配合，更好协助患儿的治疗与护理。

（二）体贴关爱，治病育人

与成人相比，儿童心理发育不成熟，尚未建立稳定的道德观和价值观，缺乏明辨是非的能力，主要通过模仿学习，容易受到周围环境影响。儿科护士应发自内心怜悯病痛，关爱体贴患儿，在护理工作中传递人文关怀。与患儿交流时，语气要亲切柔和，态度和蔼，保持微笑，给患儿留下良好印象，可以减少患儿陌生感。通过抚摸、握手、轻拍、拥抱等肢体语言传递对患儿的关爱，缓解其紧张、恐惧等负面情绪，增加其安全感。实施护理操作时，做到动作轻柔、舒缓，避免增加患儿痛苦，多鼓励、多肯定患儿，努力改善患儿就医体验，帮助其培养诚信、勇敢和自信的优秀品质。

（三）精益求精，恪守慎独

儿童对护理操作耐受性较成人差，在治疗护理过程中易哭闹，配合度低，加上患儿家属对医护人员的过高要求和期望，无形中会增加护理工作难度；因此，护士要以更高标准要求自己，在实践中勤学苦练，精益求精，力求技术娴熟，操作精准。熟练掌握专科理论知识，同时深入学习其他相关领域知识如发展心理学、儿童教育学等，不断更新现有的知识结构，尽最大努力为患儿和家长提供优质满意的护理服务。

慎独是一种优良的品质，是自觉道德意识的体现。儿科护理对象大多不会表达，缺乏判断能力，尚不会对护理工作质量监督评价，无陪护儿童病房内缺乏家属监督，在这种情况下，护士尤须明确自己所肩负的责任和义务，不断提高自身道德水平和修养，恪守慎独精神。

本章概要

本章介绍了门急诊、内科、外科、妇产科和儿科等临床科室的护理特点、伦理问题和伦理要求等。内科以药物为治疗手段，疾病症状迁延、并发症多，要求护士尊重患者，鼓励患者自我护理，仔细观察，自律慎独，完善技术。外科以手术治疗为主，患者多为急危重症，心理负担重、并发症多，要求护士术前协助知情同意、术中保护隐私、术后强化责任。妇产科具有兼顾母婴安全、涉及问题私密、急诊的急迫性和危险性等护理特点，面临知情同意、不伤害、尊重与公正等伦理难题，要求护士保证安全、保护隐私、维护权益。儿科患者身心尚未发展成熟，会涉及知情同意、尊重和隐私权、不伤害、出生缺陷儿、无陪护患儿、参加临床试验等伦理问题，要求护士强化沟通、治病育人。

思考题

1. 简述妇产科护理的特点和伦理要求。
2. 比较门诊和急诊护理特点、伦理问题和伦理要求的异同。
3. 患者刘某，老年男性，食管癌术后入监护室观察。患者麻醉已清醒，但表情痛苦，经常环顾周围，神色不安。请结合此情景描述护士应遵循哪些伦理要求。

案例分析

2019年3月，免疫科的一位系统性红斑狼疮合并狼疮肾患者突然病情加重，因患者情况危急，静脉穿刺困难，且需同时输注多种药物，此时家属不在病房，护士未经家属同意便为其应用了经外周静脉穿刺的中心静脉导管（PICC）。置管后第4天，患者置管的右侧手臂出现肿胀、疼痛症状，超声检查提示右上肢深静脉血栓形成，因抗凝溶栓治疗增加了住院花费，延长了住院时间，患者起诉护士未履行告知义务，侵犯了他的知情同意权利。

问题：该案例中存在哪些伦理问题？护士如何应对这些冲突问题？

（李 娟）

参 考 文 献

[1] 李亚钊. 提升肾内科护理质量的伦理学思考 [J]. 中国医学伦理学, 2014, 27（2）: 218-219.

[2] 何桂娟. 医院感染控制中护理伦理问题及对策 [J]. 中华医院感染学杂志, 2011, 21（12）: 2540-2541.

［3］COUGHLIN KW. Medical decision-making in paediatrics：Infancy to adolescence［J］. Paediatrics & Child Health, 2018, 23（2）：138-146.

［4］LEE NK, HWANG JI. Emergency nurses' experience of coping with moral distress［J］. The Journal of Korean Academic Society of Nursing Education, 2020, 26（2）：176-184.

第9章 特殊专科护理伦理

专科护士及相关护理工作的不断推进发展，使以专科发展为导向的护理工作逐渐受到重视。不同专科患者具有不同的疾病特点、心理特征，因此也会暴露个体化的护理伦理难题，引发相应的伦理思考。本章将探讨不同专科护理工作的伦理特点和道德规范，以期提高学生在特殊专科护理工作中的伦理应对和决策能力。

第一节 急危重症患者护理伦理

急危重症护理是以挽救患者生命、提高抢救成功率、减少伤残率、提高生命质量为目的，在急危重症护理中护士能否及时无误地对急危重症患者做出判断和救护，直接关系到患者的安危和抢救的成败。随着医学的快速发展，临床上对急危重症患者的医疗救护水平日益显著提高，使许多濒临死亡的患者得以挽回生命。同时，由于患者病情危重，特别是老年危重患者较多，对急危重症护士的伦理素养提出了更高的要求。

一、急危重症患者护理特点

急危重症患者主要是指脑功能衰竭（如昏迷、脑水肿、脑死亡等）、休克、呼吸衰竭、心力衰竭、肝性脑病、肾衰竭的患者。有生命危险的急危重症主要表现在窒息及呼吸困难、大出血与休克、昏迷、濒死状态。急危重症护理主要包括院前急救护理、危重症监护、急诊科抢救及术后护理。

（一）随机性强，必须常备不懈

患者发病虽然有一些规律，但患者的就诊时间、人数、病种、病情程度等难以预料，需要护士常备不懈状态，包括工作态度、业务能力、急救设备和抢救药品的保障方面，从容应对任何情况下的护理工作需要。

（二）时间紧迫，必须全力以赴

患者病情紧急，变化快，医护人员需要快速评估病情后立刻投入抢救，需要全力以赴，争分夺秒，赢得抢救生命的宝贵时间。

（三）病情多变，必须主动施护

患者发病急，病情复杂，通常涉及多系统、多器官、多学科。首先，要求急危重症护士具有准确的鉴别力，及时通知有关科室的医生进行诊治与抢救。其次，在医生未到之前，除做好必要的抢救准备工作外，还要严密监护、细致观察病情变化，为医生诊断、治疗提供可靠的依据。最后，对某些病情十分紧急的患者，需要护士在允许范围内主动予以对症处理，以免耽误时机，丧失抢救机会。

二、急危重症护理的伦理要求

（一）争分夺秒，一丝不苟

急危重症患者病情急、发展变化快，如脑出血、脑外伤患者颅内压增高造成脑疝；心脏骤停所导致的脑细胞缺氧；大出血的患者在短时间内出现休克；气管异物的患者在数分钟内窒息死亡等。抢救工作能否及时进行，常是救治成功与否的关键。医护人员要反应迅速、争分夺秒地抢救患者生命，赢得时间常能把患者从死神手中抢回来。反之，若是丧失了抢救时机，轻者延误患者康复，重者会使患者致残或危及患者生命。此外，急危重症患者的病情危重、复杂多变、预后难以估计，这就要求护士必须有扎实的专业基础，头脑机敏，及时发现病情的变化，在赢得抢救时间的同时还要做到小心谨慎，一丝不苟，切不可惊慌忙乱、马虎从事，绝不能因为时间紧就随意违反规章制度和操作规程，否则会造成严重后果。

（二）技术精湛，素质过硬

护士平时应加强急救技能培训。急危重症科室拥有先进的治疗、护理和监护技术，医护人员应用最先进的监测护理技术和综合性治疗手段对急危重患者进行加强监护，护士应能熟练地操作各种急救设备，以提高患者的抢救成功率和生活质量。随着医学、科学技术的迅猛发展，抢救技术及相关知识也得到不断地完善和补充，知识和技能的发展变化对护士提出了更高的素质要求。因此，护士必须不断学习新知识、新业务和新技术，熟练掌握新技术操作和新仪器使用，提高分析问题和解决问题的能力。同时，由于急危重症科室工作负荷重、精神压力大，护士必须要身体健康、心理素质过硬。

（三）认真审慎，协同合作

急危重症患者对护理的要求高、依赖性强，护士一定要细致谨慎，准确分析判断病情，严格做好查对工作，遵守操作规范。护士须具有慎独的品德修养，在面对失去监督能力的危重患者或患者亲属不在场、无人监督的情况下，也绝不能降低护理质量标准，自觉履行护理伦理原则和规范。

急危重症患者病情复杂，常累及多个系统的脏器，这就要求医护人员既要有广博的知识、熟练的技能，还要团结合作，同心协力，尽职尽责，保证医疗护理计划准确、及时地实施。

（四）体贴关怀，理解家属

护士应"想患者之所想"，耐心倾听，语言亲切，态度友善，及时了解患者的需要。抢救室或监护室仪器众多，报警声不断，造成患者出现焦虑或恐惧情绪。护士应该仔细观察，发现患者的心理需求，加强沟通。操作前做好解释工作，操作时动作轻柔、语言温和。在做会阴擦洗、导尿管护理等暴露隐私部位的操作时，应注意屏风或隔帘遮挡。若患者因气管插管等原因导致语言沟通障碍时，可采用手势、卡片等非语言沟通方式了解患者的需求。

护士要理解家属，及时将患者的病情变化告知家属，倾听诉求，耐心解惑。患者家属也常有急躁、焦虑心理，可能对护士进行无端指责。此时，护士要理解患者及其家属的心情和行为，耐心解释，不激化矛盾。若患者抢救无效死亡后，要做好遗体护理和对家属的哀伤辅导。

三、急危重症护理的伦理难题

急危重症患者病情凶险、复杂、多变，需要处理的护理问题比其他患者多，护士经常会遇到一些伦理道德的困惑。

（一）生命神圣与生命质量难一致

医护人员的宗旨是救死扶伤。生命是神圣的，即使患者处于危重状态或挽回生命的可能很小，医护人员也不能放弃救治。但生命质量论认为，人的生命是生物属性、社会属性和精神属性的统一。处于极度痛苦的绝症患者主动要求终止或放弃有创抢救，医护人员是否该答应患者的这种请求？如果答应，就会与救死扶伤的医学人道主义相悖。面对处于濒死状态的患者，坚持继续抢救、依靠各种仪器维持生命，还是尊重患者的意愿让其有尊严地离去？安宁疗护理念主张：医疗行为应以尊重患者生命质量、缓解患者痛苦为主，避免延长无意义的生命。

（二）医疗资源公正分配难题

在重症监护病房里，专科医护人员、病床、呼吸机等资源有限，该依据何原则收治患者？优先收治的标准是什么？谁来制定这些分配标准？在重症患者之间，有限的卫生资源该如何分配，是根据病情需要还是根据支付能力来决定？另外，很多终末期患者依靠昂贵的生命支持技术低质量地存活，消耗了大量医疗资源，给社会、家庭带来沉重的经济负担，而许多没有经济能力的危重患者在急性期却无法得到有效治疗。因此，完善社会保障制度，促进医疗资源分配平衡也是急需解决的问题。

（三）救护行为与承担风险的争议

患者将自己的生命或健康寄希望于医护人员，医护人员对患者的生命、健康、安全高度负责，在这生死相托的关系中，医护人员要把患者的利益和需要始终放在第一位，只要有一线希望就奋力抢救。然而，急危重症患者病情严重、紧急而又复杂，有些患者甚至处于昏迷或濒死状态，完全丧失语言能力，不能详尽提供病史，这时护士不能按流程进行各种评估以确定护理问题，通常重点询问直接照顾者后就立即投入抢救，这时医护人员的操作具有较高风险。同时，由于患者病情危重复杂，容易发生合并症或死亡而引发医患冲突，医护人员可能面临被追究法律责任的风险。此外，由于患者病情急，护士会在医嘱下达前采取积极的治疗和抢救措施（如建立静脉通道、心肺复苏等）。护士面对紧急抢救情景时，要注意抢救时机，还应具有施救的自主权。

（四）履行人道主义与追求经济效益的冲突

当今的医疗市场竞争激烈，医院要谋求生存和发展，不得不重视经济效益。然而，医院的非营利性质决定了其必须将社会效益、社会责任摆在首要位置。在现有的医疗环境中，医院必须平衡经济利益与社会利益之间的矛盾和冲突，既不能违背"救死扶伤"的根本原则，也不能有悖于护理伦理的道德要求。在临床实践中，遇到有救治希望但不能负担高额治疗费用的危重患者时，医院和医生放弃治疗显然是不道德的，也不符合医护人员救死扶伤的精神；继续救治，医院又无力承担各种费用，因此常处于两难境地。

（五）何时终止治疗的决择难题

在急危重症患者的治疗或抢救的过程中，终止治疗的时间点也很难抉择，这涉及死亡的判断标准问题。目前临床工作中仍使用传统的心肺死亡判断标准，这使一些处于生命终末期甚至已经脑死亡的患者，仍然可以依靠先进的生命支持技术延长生存时间。有时患者家属甚至要求医护人员不惜一切代价去救治。在医疗卫生资源匮乏的情况下，对于确实没有存活希望的危重患者实施全力以赴的救治，这是否符合伦理道德要求？终止治疗时间的界定需要政府健全政策法规，确立合理的生命终末期实施限制医疗的标准，并加强死亡教育，保证生命终末期患者能够有尊严、无痛苦地死亡。

（李红丽）

第二节 糖尿病患者护理伦理

糖尿病是一种终身性的慢性疾病，成为影响我国国民健康的重大疾病之一，目前没有治愈的方法。患者一旦患病，就需要长期的接受治疗来控制疾病的发展和预防并发症的发生。护士在糖尿病患者的治疗和护理过程中也会遇到很多与疾病特征相关的伦理问题，如患者隐私权的保护，是否能够公开患者患有糖尿病的信息，是否需要避免患者在学校、宿舍这些场所注射胰岛素等。

一、糖尿病患者的生理和心理特征

（一）糖尿病患者的生理特征

糖尿病主要分为1型糖尿病和2型糖尿病两大类。1型糖尿病好发于青少年，大部分患者比较年轻，遗传缺陷是1型糖尿病的发病基础，有家族性发病的特点。1型糖尿病发病比较急骤，表现为多饮、多尿、多食和体重急剧下降等症状，是胰岛素依赖型糖尿病，确诊后5年内很少有慢性并发症出现。2型糖尿病常有家族史，可发生于任何年龄，中老年人居多，症状相对较轻，如轻度乏力、口渴等，常伴有高血压、血脂异常、动脉硬化等疾病，多数起病隐匿。

（二）糖尿病患者的心理特征

患者得糖尿病后需要被动地改变行为习惯来适应伴有疾病的生活方式，在这个过程中很多患者因担心病情加重和出现并发症，长期处于紧张、恐惧的精神状态之下，容易产生焦虑，甚至抑郁。长期血糖监测和治疗也给患者及其家庭增加了经济负担。如果病情控制效果不佳，不少患者会逐渐对治疗失去信心，感到沮丧或自卑，出现自我管理懈怠的现象。

二、糖尿病患者护理伦理问题

（一）知情同意问题

有的糖尿病患者因为多种因素不能很好地重视和实施自我血糖管理的事宜，患者家属为了能够让患者重视血糖管理，要求医护人员在告知病情的时候尽量说重一些以引起患者的重视。

患者李某，男性，47岁。因工作原因经常饮酒、熬夜，糖尿病病史6年，多次因血糖管理不善入院治疗。为了让李某能重视平时生活中的血糖管理问题，在其妻子的要求下，护士在对李某进行自我血糖管理指导的过程中，加重了对其病情和并发症发生概率的描述。李某在住院期间郁郁寡欢，每天唉声叹气，也不愿与他人进行交流。

在这个病例中，护士尊重了患者家属的意愿，对患者的自我血糖管理行为进行了善意的干预，但这种行为无法确定能否有效帮助患者进行自我血糖管理，给患者造成了一定的身心伤害。

（二）尊重患者自主选择权的伦理问题

糖尿病患者的血糖自我管理和监测在糖尿病治疗和并发症预防中至关重要。饮食调节、运动、药物服用、血糖监测，每一个环节都可能直接影响血糖的波动，从而影响糖尿病的控制。尽管医护人员反复强调自我血糖管理的重要性，建议患者做有利于控制血糖、有益于健康的活动，不服用高糖、高胆固醇以及含酒精的食品和饮品，但有时并没有收到预期效果。医护人员要求患者遵守严格的营养摄入等护理干预措施有利于糖尿病管理，但可能会降低患者的生命质量。有些患者无视护理指导。如果护士顺从患者的意愿，患者的血糖控制和健康得不到很好的管理，那么对病情的发展有不好的影响。这使护士陷入了伦理两难困惑。

一位具有10年社区护理经验的社区护士讲述："我非常希望我负责区域的糖尿病患者都能够做好血糖自我管理，能够很好地预防糖尿病并发症。比如我经常跟患者讲您应该多运动等，但很多时候患者只是听听，并没有付出行动。有一次患者跟我讲不要再说那些没用的注意事项，按照做了自己的病也不会好，不知道自己还能活几天，趁活着的时候要想吃什么就吃什么，这使我非常沮丧。"在这个病例中，患者与护士在护理目标上存在根本的差异，护士为了患者的健康督促患者注意饮食调节，可是患者觉得饮食调节的实施已经严重影响到了他的生命质量，幸福指数下降。

（三）护士知识匮乏带来的护理伦理问题

护士从患者的角度出发，提供最佳的护理方案是一项基本的道德要求。但随着医疗技术更新、药品开发创新、饮食结构的改善，护士群体需要不断更新知识，不断提高对糖尿病患者的指导能力。护士给患者做饮食指导时，患者会咨询中药降糖和西药降糖有什么区别，某些糖尿病新药与正在服用的药物有什么区别，导致糖尿病患者出现低血糖的药物有哪些等。在很多不确定因素的影响下，不少护士不能给出准确的答复和合理的建议。护士专业知识和技能的不足可直接影响护理工作中的能动性，影响患者对护士的信赖。

三、糖尿病患者护理伦理要求

（一）理解关爱，有效沟通

良好的沟通技能可以开导糖尿病患者，缓解紧张情绪，增加患者对医护人员的信任，增加患者对并发症的治疗及预防、自我血糖管理的信心，从而提高患者的幸福感和生活质量。护士可通过倾听、与患者交谈等方式帮助患者释放积压的负面情绪，指导患者调整心态的方式和方法。

（二）知识储备充足，积极开展健康宣教

护士要熟悉和掌握糖尿病的发生原因、治疗措施及效果、患者自我管理等方面的知识，向患者传授的健康知识必须具有科学性和准确性，不能传递虚假信息。健康教育可以采用展板、健康讲座、病友会等形式。护士针对不同年龄段、不同文化程度的患者及其家属，健康教育内容和形式要有所区别，使患者对自身疾病的发病、治疗方法、并发症的预防和管理方法有正确的认知和态度，帮助家属理解患者。护士要在生活上关心患者，以减少患者对疾病和并发症产生不安和恐惧心理。

（三）以人为本，注重人文关怀

糖尿病患者通常会经历数次的入院治疗，护士的人文关怀对糖尿病患者有很大的影响。对糖尿病患者长期有针对性的个案管理和人文关怀，可以让患者及家人有归属感和安全感，提高治疗的信心。护士应针对儿童及青少年患者进行心理健康教育，加以人文关怀，提高患者生命质量，减少患者心理压力。

（唐吉明　眭文洁）

第三节　癌症患者护理伦理

癌症是一种严重威胁人类健康和生命安全的常见病和多发病。多数患者在得知自身患癌症后会出现震惊、恐惧、焦虑、绝望等强烈的情绪反应和痛苦心理，给临床护理工作提出了伦理挑战。

一、癌症患者的心理特点

癌症患者保持乐观的生活态度，树立战胜疾病的信心，坚信自己的康复能力，是克服癌魔的首要前提。同期癌症患者，在接受同等治疗的前提下，凡心理调适好、心情乐观者，预后效果好，

反之预后较差。负性情绪会削弱人体的免疫力，增加机体对致病因素的敏感程度，成为癌细胞的催化剂。护士掌握患者的心理变化特点，才能给予相应的人文关怀。

1. 否认和恐惧　多数患者在毫无准备的情况下得知患上癌症，第一反应是不愿意相信事实，内心有一种空虚和不确定感。确诊后会出现恐惧，认为癌症就是绝症。他们对癌症的惧怕来自对癌症的未知感和由此引起的各种联想，他们常常会觉得命运不公，出现后悔没早到医院做检查等抱怨自责的情绪反应。

2. 焦虑和害怕　患者通常会考虑疾病的预后、生活安排、生命质量和生存时间；怀疑医生的医治水平；怀疑医生和亲属隐瞒实情。他们还担心无力克服疾病，害怕丧失自理能力，害怕疼痛，害怕无法治愈，处于一种不安的状态。

3. 悲观和绝望　患者一想到生活的前程即将结束，努力奋斗的事业、温暖的家庭、丰富多彩的人生都将与之告别，这种结果又无法改变与摆脱，心理上就会感到极度的悲观绝望。而且，患者还要承担癌症病死率高、高额医疗费用的压力，悲观心理自然出现了。

4. 敏感和脆弱　不少人一旦被确诊为癌症，心态会发生消极变化，自身的生活、工作和学习均会发生某种改变，变得敏感和脆弱。有些癌症患者会觉得自己变成了家庭的累赘，感到难以得到家人和社会的情感支持。

5. 接受和希望　不管患者是否愿意，接受和适应患癌事实是最终的选择，但大多数患者难以恢复到患病前的心境，常处于慢性的抑郁和痛苦之中。随着癌症治疗领域的不断拓展，手术、放疗、化疗以及中国传统中医中药辅助治疗等，让患者对疾病的预后又充满了信心。

二、癌症患者的护理特点

（一）放化疗期护理特点

放疗和化疗是治疗癌症的两种重要方法。放化疗过程中由于放射线和化学药物的影响，抑制骨髓造血功能，导致红细胞、白细胞和血小板减少，患者可能会出现头晕、乏力、面色苍白等症状；放化疗过程对消化道黏膜产生刺激，引发患者出现不同程度的恶心、呕吐、食欲减退、吞咽困难等消化道不良反应，大量脱发。因此，护士在对放化疗期患者进行护理的过程中，需要密切观察红细胞、白细胞和血小板计数，对患者的饮食进行指导性调理，对放化疗期间可能出现的不适症状及脱发现象提前给予宣教，减少患者的焦虑情绪，放疗照射局部会产生红、肿、热、痛，甚至糜烂等不良反应，护士可遵医嘱予局部皮肤护理。

（二）围手术期护理特点

由于疾病本身的特性，癌症患者的手术结果存在很多的不确定性。因此，癌症患者在围手术期会面临生理、心理及社会等方面的压力，加剧了焦虑不安。护士要及时监测患者的各项生命体征，帮助患者调节身体状况，及时与患者及家属进行沟通交流，充分向患者及家属说明手术的必要性、手术方法、手术效果及术后注意事项等，做好手术前后的心理疏导，以缓解患者的紧张情绪和恐惧心理，提高患者的依从性。

（三）临终期护理特点

癌症临终期患者已经不再具有治愈性治疗的意义，临床一般以镇痛和舒缓患者心理情绪为主。癌症晚期患者通常会出现严重的疼痛、疲劳、食欲减退、恶病质、恶心、呕吐、呼吸困难等身体症状。其中疼痛是影响癌症晚期患者生活质量的重要因素，护士需要满足患者镇痛的需求，并减少患者因疼痛带来的恐惧和不安。另外，癌痛导致身体、心理、精神各方面的痛苦，诱发产生无力感和挫折感，出现焦虑和抑郁等消极情绪。因此，护士应了解晚期癌症患者在生理、心理、社会、精神等方面的需求，缓解患者的痛苦。

三、癌症护理伦理问题

癌症会给患者的身体健康以及生命造成不可逆转的伤害，也会给患者带来巨大的心理压力。很多癌症患者不但饱受疾病治疗过程的痛苦，同时会面临生死的考验。因此，护士经常会遇到一些伦理难题。

（一）患者知情权和保护性医疗的冲突

癌症患者护理中知情权问题是我国临床护士最常遇到的伦理问题之一，常见的问题就是如何向患者告知诊断结果，在家属要求不告知患者病情时应该如何决策和行动。依照中国的文化传统，一般情况下基于患者家属对患者病情知晓后承受能力的评估，在家属要求对患者保密的前提下，医护人员会给予配合并共同制订保密方案。但这种做法潜在的利弊得失存在很多争议。多数患者得知真相后经过一段时间的调整，都能够做出调节和应对，隐瞒和欺骗反而会给患者心理造成更大的痛苦和煎熬。因此，护士要与患者家属共同评估患者的承受能力，选择告知方式。若判断向患者告知实情会影响治疗过程，造成不良后果，护士必须向患者家属据实告知患者的诊断、治疗及预后等情况，使患者及家属能够更好地计划和安排最后阶段的生活。

（二）患者利益最大化与临床抉择的矛盾

患者生命的长度与质量之间互相依存又互相矛盾。那么，护士应该重视患者生命的长度还是质量？当一名肺癌晚期、极度虚弱的高龄患者家属出于孝道迫切希望积极手术治疗时，医生是根据患者病情考量不予手术采取姑息疗法，还是尊重家属的意见进行手术？家属出于孝心希望保持患者的生存状态，选择不惜一切代价来延续亲人的生命，却忽视了患者自身的选择和感受。临床抉择关键是考虑患者的最佳利益，优先考虑到患者的舒适度和生活质量，对于生命应该采取更理性和客观的态度，而不是感情用事。姑息治疗可以减轻其病痛，家属陪伴在其身边度过生命的最后时光。

（三）保密和不伤害原则的权衡

保护患者个人的隐私是患者的基本权利。部分患者在得知自己被确诊为癌症后，为了减少亲人和朋友的担心或担心影响正常的社会生活，会要求医护人员向第三者保守病情，患者选择独自承担疾病带来的所有痛苦。隐瞒病情不仅会延误治疗，还会遭到家人的误解。因此，医护人员应该从有利于患者治疗的目的出发，在取得患者同意的前提下，争取患者家属的知情、理解和支持。如果患者因患病而丧失了治疗信心和生存的勇气，甚至产生了自杀和报复社会的倾向，医护人员应该做好心理疏导，并采取相应的防范措施。

（四）责任和权限的不一致

疼痛是癌症患者临床最常见也是最难忍受的症状之一。癌性疼痛简称"癌痛"，是由于癌症本身及癌症治疗过程中产生的疼痛。晚期癌症患者会因剧烈的疼痛使患者产生恐惧、痛不欲生甚至自杀的念头。因此，帮助患者摆脱或减少疼痛是护士的基本任务。有效的镇痛是最人性化的护理之一，但错误观念、有限的疼痛管理知识、对药物成瘾的担忧、有限的疼痛控制资源以及有缺陷的持续性照护等，都影响了疼痛管理的效果。例如，患者主述疼痛要求注射镇痛药时，护士对于是否应该给患者注射镇痛药问题上难以科学决策。当医护双方对患者的疼痛等级评价不一致时，护士会因责任和权限的不一致而陷入困惑之中。

四、癌症护理伦理要求

护理癌症患者，护士应该具备丰富的知识、精湛的技术、强烈的责任心及慎独精神，同时要具备良好的心理素质和较强的沟通能力，以应对护理伦理挑战。

（一）心理疏导，情感支持

癌症患者的心理状态直接影响患者的生存时间和生活质量。大多时候，患者在得知诊断结果时会很震惊。在治疗过程中，健康状况的不断恶化和治疗对生命质量产生的负面影响，会导致患者产生严重的心理问题。护士应该帮助患者制订心理应激预案，帮助患者接受现实，以平和积极的态度配合治疗，争取良好治疗效果。护士应多与患者交流，通过倾听、共情等方式了解患者的心理状态，将治疗方案和预后告知患者，客观分析利弊，并从患者的角度帮助其做出抉择，尽量减轻疾病带来的焦虑和恐惧，建立战胜疾病的信心。护士应及时与患者家属交流沟通，让患者家属要多为患者提供心理支持，增强患者的治疗自信心，关爱患者。

（二）健康教育，协同合作

护士需要掌握癌症治疗过程及护理相关的丰富知识，以患者为中心，关注患者的生理及心理变化，针对癌症患者诊断、治疗及预后等方面进行必要的健康教育。健康教育能够协助患者和其家人了解疾病相关知识，做好自我健康管理最大限度地减少痛苦。护士应充当患者与其他医护人员之间沟通的纽带和桥梁，协调医生、护士、药剂师、营养师之间的关系，预防伤害和潜在并发症，规避各环节沟通不畅、专业疏忽、无准备和能力不足等现象。

（三）尊重需求，疼痛护理

在对患者病情的监测过程中，护士要耐心倾听患者关于疼痛情况的叙述，密切观察患者的疼痛特点，准确评估患者的疼痛程度，与患者共同探讨制订疼痛控制目标，正确使用镇痛药物并对患者的镇痛效果进行评估，对可能出现的严重不良反应有预案。例如，采用物理疗法、中医疗法和心理疗法相结合的方式帮助患者提高疼痛痛阈，增进患者自制能力，减轻痛感。

（四）临终关怀，关注心理

癌症晚期患者除表达对死亡的恐惧和不安外，对精神护理的要求很高，包括渴望生命的意义和目的要求、接受死亡的要求、希望与和平的要求、爱与纽带感的要求等，寻找生命意义和价值。

癌症晚期患者身体状态与心理、社会因素有着密切的关系，身体上承受的痛苦越大，不安、忧郁、恐惧等负面情绪就会越多。因此，临终患者的心理状态决定其人生最后一阶段的生命质量。患者直面死亡的过程中，通常拥有了反刍生命意义的时间，并愿意有尊严地度过余生。因此，护士应该充分了解临终患者的生理和心理需求，根据患者意愿制订患者在弥留之际的护理方案，采取必要的护理措施对患者进行临终关怀护理，尤其注重尊重不同患者的精神要求，提升生命尽头的生活质量和幸福感。

（唐吉明　眭文洁）

第四节　疼痛护理伦理

随着医疗水平的不断提升和患者对生命质量要求的高涨，疼痛成为医学领域中备受关注的话题之一。1995年世界卫生组织（WHO）将疼痛确定为继血压、呼吸、脉搏、体温之后的"第五大生命体征"。国际疼痛学会自2004年起将每年10月第3周的星期一确定为"世界镇痛日"，以便提高医护人员和社会公众对疼痛管理的认知。为此，合乎伦理地开展疼痛管理显得尤为重要。

一、疼痛的定义和分类

（一）疼痛的定义

2016年11月，国际疼痛研究协会（International Association for the Study of Pain，IASP）对疼痛的定义为"一种与现存或潜在的组织损伤相关联的包括了感觉、情绪、认知和社会成分的痛苦体验"。这个定义在以往感觉和情感的基础上，从认知和社会两个维度突出了疼痛对个体多方面的影响，与生物-心理-社会医学模式相契合。

2020年7月IASP再次更新了疼痛的定义，疼痛是与现存或潜在组织损伤相关，或类似的令人不快的感觉和情感体验，是一种受生物、心理及社会因素影响下的个人体验，语言描述仅仅是疼痛表达的众多方式之一。疼痛是患者最直接能够体验到的症状之一，如何管理疼痛已成为医生、护士和患者共同关心的问题。避免疼痛也是患者基本的医疗权利之一。

（二）疼痛的分类

根据疼痛的病程，疼痛分为急性疼痛和慢性疼痛。急性疼痛指最近产生并持续时间较短的疼痛，病程常小于1个月，包括手术后疼痛，创伤、烧伤后疼痛，骨折痛，牙痛，以及心绞痛、胆绞痛、肾绞痛等内脏痛。慢性疼痛指持续或者反复发作，病程超过1个月的疼痛。国际疾病分类第十一次修订本（ICD-11）对疼痛疾病分类遵循病因、病理、生理部位的排序原则，将各类慢性疼痛归纳为七大类：慢性原发性疼痛、慢性癌症疼痛、术后或者创伤后慢性疼痛、慢性神经病理性疼痛、慢性头痛及颜面痛、慢性内脏痛、慢性肌肉痛及骨骼疼痛。

二、疼痛管理的现状分析

疼痛是临床实践中常见的症状，疼痛不能仅根据客观因素来概括。由于个体的神经生物学、文化、宗教信仰、既往的痛苦经历以及当前的心理状态不同，每个人对疼痛的体验和表述存在差异，疼痛管理有难度。

（一）疼痛管理具有局限性

治愈慢性疼痛是困难的。医护人员、患者疼痛的认知、决策和行为均是疼痛控制的关键。当人们对疼痛的认知相对滞后，医患双方感受疾病的视角之间有裂隙。疼痛专家专注于疼痛的管理而不是其治疗，当患者自觉疼痛有所改善，但没有达到理想无痛状态时，会对治疗效果感到失望。在患者首次就诊时就开展疼痛教育是避免期望失验的重要手段。

（二）疼痛管理实施不全面

接受手术的患者要经历急性术后疼痛，临终患者的疼痛仍然无法得到有效管理，疼痛治疗不足。因此，满足患者对疼痛管理的需求具有重要的临床意义。

（三）疼痛管理的伦理亟待加强

在临床实践中，医护人员由于缺乏先进的疼痛管理的教育培训，对疼痛的评估和治疗不够规范；相当多的医院也缺乏针对疼痛治疗不足的问责机制。事实上，减轻痛苦也是医护人员的一项道德义务。

三、疼痛管理的权利与义务

（一）疼痛管理相关的权利

患者有表达疼痛状况并获得有关疼痛和镇痛手段信息的权利，享有有效治疗疼痛的权利。

（二）疼痛管理相关的义务

患者有向医护人员说明了解疼痛和疼痛管理知识的需求，认真倾听医护人员讲解镇痛方法，与医护人员共同决策制订疼痛管理计划，出现疼痛及时报告，协助医护人员评估和控制疼痛，疼痛不缓解时向医护人员报告。患者拥有参与管理疼痛的权利，医护人员的义务是需要对患者进行全面评估，并根据相关指南证据进行治疗。

四、疼痛管理的伦理问题

护士是患者疼痛状态的主要评估者，是镇痛措施的具体落实者，是其他专业人员的协作者，是疼痛患者及家属的健康教育者和指导者，是疼痛患者权益的维护者。护士在疼痛管理过程中，时常碰到的伦理困境包括如下方面。

（一）药物镇痛与成瘾的"度"难把握

在对患者使用药物治疗时，医护人员可能会陷入一种伦理困境。在临床上有限的疼痛管理知识、对药物成瘾的担忧，在药物镇痛与药物成瘾之间难以做出判断。这时候医护人员应理解药物的意图及药物的双重效应，让患者及家属对疼痛管理问题进行深入讨论。

（二）延长患者预期寿命与减轻痛苦的矛盾

临床上，一部分患者家属为了延长患者的生存期，忽视患者的选择和感受，选择用一切可能延续患者生命的方法。然而，在具体执行的过程中，如果没有优先考虑到患者的舒适度和生活质量，患者可能会毫无尊严、痛苦地度过人生的最后阶段。

（三）患者自主权与医疗选择的冲突

患者主述疼痛时是根据患者要求还是根据医护双方判断进行处理，这很难进行抉择。鉴于疼痛管理的具体情况，需要考虑采用不同的方法，以更好地构建疼痛管理。构建疼痛伦理框架，制订疼痛管理的伦理框架可提高护理质量，治疗和照顾那些处于疼痛中的人。

总之，护士需尊重患者的尊严；承认和解释疼痛所揭示的脆弱性，认识到疼痛表达的可变性和主观性；减少信息不对称性，从而搭建患者与临床医生之间沟通的桥梁；加强对疼痛的整体管理，多学科联合共建疼痛管理。

五、疼痛管理的伦理要求

疼痛受到多种因素的影响。护士需要承认并理解患者的痛苦，除需要专业知识的储备外，在进行疼痛的管理时应当遵守伦理要求。

（一）尊重人格，维护权利

减少疼痛是患者的一项基本权利，医护人员应尊重患者有对疼痛程度的评价并相信患者的主诉，享受到镇痛的权利。医护人员必须设法为患者提供生物医学、技术和科学产品的信息，充分理解患者的价值观、目标和选择，并表达对患者的尊重，充分评估患者对疼痛的需求，与患者共同决策制订疼痛管理计划，保障患者的权利。

（二）审慎护理，保障安全

护士有责任在治疗护理过程中不造成患者额外的痛苦，并在目前的知识和可用资源范围内尽力减轻其痛苦。完善疼痛治疗不足的问责机制，使其对疼痛患者的有效护理成为常态。

（三）理解患者，关注心理

患者由于受到疼痛的折磨，情绪易激惹，护士应理解患者，向患者解释疼痛的原因和规律，帮助他们消除顾虑和有害的心理因素，教会患者采用一些放松技术（如呼吸训练、肌肉放松训练）以缓解疼痛。

（四）关爱弱势人群，保证公正

若患者疼痛无法缓解会引起生理、心理不适，使人更加脆弱，而帮助缓解疼痛能够促进他们的舒适，维护他们的尊严。每个人都享有"无痛"的权利，护士应该识别、关爱其他"弱势"人群疼痛的存在，如无法口头交流的患者（儿童或意识障碍患者）、临终患者和社会经济弱势患者。医护人员在疼痛管理中应以公平合理的态度对待每一位患者，合理分配疼痛管理的医疗资源。

对患者实施疼痛管理时，必须明确知晓患者疼痛的具体性质、部位、持续时间等基本信息，由专业人员制订符合伦理规范的干预方案，从而提高疼痛管理伦理的稳健性。医学人文课程在改善疼痛护理状态中特别有价值，一个更全面的疼痛管理模式能够让大家认识到疼痛的复杂性是一种普遍现象和经验，用"善"来激励行为的改变是第一步，这种理念应在当代医学环境中阐明。对疼痛护理伦理的掌握需要护生在本科教育及毕业后，积极参与人文维度的学习，提高疼痛管理的能力。随着临床经验的丰富、认知技能的获得、情感的发展和反思洞察力的提高，护理人员对疼痛护理伦理的理解也会更加深刻。

（沈碧玉　陈昊洋）

第五节　精神科患者护理伦理

精神疾病患者属于弱势群体，应受到更多的关注和关爱。护士应尊重其人格和尊严，注重保护和提升患者的自主能力，坚持社会公益与保护患者自身利益相结合的原则，维护患者的最佳利益。

一、精神科护理的特点

（一）精神疾病的特点

精神疾病（mental disorder）指在各种生物学、心理学以及社会因素影响下，大脑功能失调，导致认知、情感、意志和行为等精神活动不同程度障碍为主要表现的一类疾病。传统上的精神疾病指狭义的精神疾病，即重型精神疾病如精神分裂症，疾病表现出思维、情感、行为紊乱，精神活动不能正确反映客观现实，不能很好地适应外界环境，不能正常地生活、学习和工作，有时具有危害社会、他人和自身的行为。精神疾病的表现形式是多样的，许多心理症状和精神疾病是特定社会文化和躯体症状综合作用的结果。随着生活节奏加快，社会竞争加剧，家庭结构变化，心理应激因素急剧增加，精神疾病的发病率明显上升。护士应清楚地认识到精神疾病的病因和发病规律，提供良好的医疗护理服务。

（二）精神疾病患者的特点

精神疾病患者的异常言行常遭到周围人的不理解，在社会上常遭受围观、戏弄、侮辱、疏远甚至被打骂。部分人群由于缺乏精神疾病的知识，不能正确对待精神疾病患者，有时可能采取不人道的手段管理精神疾病患者，如限制患者自由活动，使精神疾病患者的身心遭受极大的摧残，而患者不会像其他疾病患者一样对医护人员的工作给予一定的监督和评价。精神疾病患者在患病期间，由于病态的心理活动常发生自身伤害、伤人、毁物等行为，当病情缓解后，患者又常后悔莫及，陷入痛苦之中。精神疾病患者病治愈后回到社会、生活、家庭中去时，常会遭遇到歧视和不公平的对待，感到苦恼、忧虑和委屈。

（三）精神疾病患者的护理特点

精神疾病患者常缺乏对自身疾病的认知能力，否认患病，拒绝检查、诊断及治疗。在护理过程中患者会出现拒服药物等非理性行为，需要护士理性专业对待，提供心理支持及必要的督促。精神疾病患者由于精神、行为异常，尤其处于症状活跃期时，某些行为常具有危险性。因此，精神科护士在保证精神疾病患者安全的同时，还要关注自身安全。对于丧失自我控制能力的患者，常需要封闭式管理来保护患者及他人。因此，精神科护士要掌握精神疾病患者的特点，把握患者的病情，理性对待精神疾病患者，必须以严格的规章制度和措施保证患者的安全，加强巡视和安全管理，将安全意识贯穿于整个护理活动的过程，排除不安全因素，避免意外发生。

二、精神科护理的伦理要求

精神疾病患者有不同程度的自知力障碍，自知力（insight）指患者对自己精神障碍状态的认识和判断能力，患者通常对自己的精神症状丧失判断力，不承认自己有病，甚至拒绝治疗。精神科护理是针对上述精神症状与病情而实施的身心帮助与照护。精神科由于其服务对象的特殊性，护士在为精神疾病患者服务时，除要遵循一般医德规范外，还要遵守精神科护理特殊的伦理要求。

（一）尊重人格，维护权利

精神疾病患者以精神活动异常为主要表现，具体表现为人格障碍、自知力缺乏和自控能力下降等，护士应自觉做到尊重患者的人格和权利。《夏威夷宣言》（1977年）中明确指出："把精神错乱的人作为一个人来尊重，是我们最高的道德责任和医疗义务"。精神科护士要充分理解与关心精神疾病患者所承受的痛苦，正确认识精神疾病所造成的异常行为，尊重患者的尊严与利益，给予患者人道主义的待遇，以帮助患者获得与正常人一样的待遇和受到尊重的权利。对于患者的病态行为，护士不得有任何歧视、讥笑、讽刺和惩罚的言行，尊重患者的人格尊严。在精神疾病发作期间，部分患者会失去自我保护能力，护士要保护患者的安全，保障患者的权利不受侵犯。在患者的自知力、自制力稍有恢复后，在护理活动中要耐心解释，尊重患者的合理要求。

（二）保护隐私，自律慎独

保护患者隐私是精神科护士应当遵循的职业道德规范，护士严禁泄露患者个人隐私信息，减少社会歧视。护士对患者的医学资料、家庭状况、病史、病情、个人生活经历、婚姻，以及患病后的各种病态观念等涉及患者隐私的内容均有保密的责任。护士要恪守保护性医疗制度的原则，决不能向任何无关人员泄露患者的隐私。

精神疾病患者由于精神活动的失常，不能正确地反映客观事物。有的患者还可能出现意识障碍，难以感知周围事物，医嘱依从性差；有些患者生活不能自理，对饮食没有主动要求，给吃就吃，不知饥饿；有些患者因长期卧床需要定时翻身擦背。护士要主动关心此类，做好生活护理。因此，精神科护士应恪守慎独信念，自觉、主动、准确地完成治疗护理任务。

（三）工作严谨，确保安全

保证精神疾病患者的安全是护士道德的具体体现。精神科护士要保证患者的安全，遵守安全管理制度，治疗护理中要严格执行查对制度，确保护理行为准确无误，保证患者康复的环境安全和生命安全。精神科病房的环境管理也极为重要，应注意整洁舒适、生活设施齐全，使患者住院有安全感。病房设施应考虑到精神疾病患者病情特殊性，病房的门、窗、玻璃、地、墙面等设施均应采取防范措施。护士对兴奋躁动、冲动的患者要沉着冷静地处理，防止发生意外。精神科病房护士应加强巡视观察，注意患者的情绪和行为变化。检查患者身边有无刀、剪、绳之类的危险物品，严加防范患者自伤、自杀或伤人毁物。针对恢复期患者的心理，护士帮助其取得家属配合和支持，创造良好的康复环境。对一些恢复期的患者护士做好心理指导，解除顾虑和精神负担，使之早日回归社会。

护士应当注意自我保护，与患者交往时要举止端庄稳重，态度自然大方，不要过分打扮，要保持自尊、自爱、自重，避免诱导患者产生误解。护士必须正直无私，不能利用一些异性患者的"钟情妄想"和"价值观念倒错"来满足个人目的，对患者的冲动行为要冷静对待，做到打不还手、骂不还口，不能寻机报复。

（四）审慎决策，诚信专业

精神科医护人员采取的强制性干预措施是为了控制患者病情，保护患者或他人的安全。医护人员应有足够的经验和技巧来判断、决策患者需要实施强制干预的时机，避免盲目性与随意性。由于精神疾病患者发病时间的不确定性和病情严重程度的不同，医护人员要经过审慎判断，决定是否采取强制性措施以及采取何种合适的措施。当明确诊断的精神疾病患者出现伤人、自残等暴力行为时，医护人员可以采取强制措施约束患者，但要以保护患者和他人的安全为目的。采取措施要遵循安全、不伤害的原则。在患者的危险行为消除后，应立即解除强制约束，同时要避免带给患者负面心理效应，以达到良好的治疗护理效果。

精神科护士还需坚持专业态度，一丝不苟，尽职尽责，认真对待，不能认为精神患者"糊涂"，少做点、做错了都没有关系。护士应当警惕，严防差错事故的发生。对待患者的钱物也要认真保管，查清入院时身边所携带的财物，并要向家属交代清楚，不得丝毫有损患者的权利。男护士在对女患者进行涉及隐私部位的治疗护理时，须有女护士同时在旁协助。

（五）以人为本，人文关怀

家人的关心和理解在精神病患者治疗和康复过程中非常重要，家属的参与和配合也是一个促进患者与家属之间建立良好关系的过程。护士应该注重对精神病患者的人文关怀，提高患者治疗和康复过程中的依从性，主动向患者家属介绍疾病相关知识，如疾病的表现、治疗、转归等信息，让家属参与患者治疗护理过程，形成对疾病和患者的正确认识和态度。同时，对有自杀倾向的患者，护士应给予高度的关注，采取有效的应对措施，减少精神疾病患者的自杀行为。

三、精神科护士面临的道德困境

精神疾病患者作为一类特殊的人群，护士在护理实践中可能会出现患者自主要求与专业要求相互矛盾，如何面对和正确处理这些伦理问题，成为精神科护士关注的问题。

（一）尊重患者自主性与履行护士专业职责之间的冲突

《夏威夷宣言》规定，只要有可能，医护人员在采取诊治措施之前，应该征得患者或其亲属的同意。除在因病重不能表达自己的意愿或对他人构成严重威胁外，不能对患者进行违反其本人意愿的治疗。如需进行强制治疗，必须充分考虑患者切身利益，再取得患者本人的同意。多数精神疾病患者行为能力受限，对自身病情无清晰认识。另外，不同的精神疾病以及在精神疾病的不同阶段中，患者的知情同意能力也均不相同。保护精神疾病患者的人身自由，强调其自主权，并不意味着放任自流。有时，在个人自主权与社会保护全体公众免受危险的责任之间存在着冲突。患者因辨认控制能力受损而会给自身或他人造成伤害时，也有必要暂时采取人身自由限制措施，包括非自愿住院治疗和保护性约束隔离等。

（二）赢得患者知情同意与实施保护性医疗之间的冲突

精神疾病患者常有躁狂、被害妄想、情绪低落、罪恶妄想等症状。患者常会发生伤人毁物或自伤自杀等事件。对于出现暴力、自伤自杀行为的患者，为了其自身和他人的安全，常需要护士采取保护性约束。此时，即使患者知情也很难得到同意。另外，为了疾病治疗的需要，护士对患者进行暗示治疗，对患者隐瞒输入药物的具体名称，如对合并睡眠障碍患者输注水溶性维生素时，对患者解释为调节自主神经功能、帮助睡眠的药物。对于初次入院的精神分裂症患者，患者监护人常要求医护人员对患者的诊断保守秘密，当患者问及诊疗方案时，如果在没有任何前提下执行精神疾病患者的知情同意权，告知患者疾病信息，反而会激惹患者，甚至使病情恶化，使其治疗、护理将无法进行或继续。

在精神科，保护性约束（protective restraint）是在医疗过程中针对患者伤害自身、危害他人安全等情形下的一种医疗辅助措施。在无其他可替代措施下对患者紧急实施的一种强制性限制其行为活动的医疗保护措施，最大限度地减少其他意外因素对患者的伤害。然而，保护性约束会对患者造成身体伤害和心理创伤。身体损伤包括皮肤损伤、肺部疾病、深静脉血栓、神经系统损伤、缺血性损伤，甚至猝死；心理创伤包括意志消沉、恐惧、愤怒和尊严丧失。在实施保护性约束时，护士应掌握保护性约束的应用原则，做好患者的全面评估，签署保护性约束知情同意书，避免盲目、随意性，决不滥用约束并把约束作为惩罚手段来惩罚患者，同时做好被约束患者的人文关怀。

（三）保守患者机密与维护他人利益的冲突

精神科护士有责任有义务为患者的隐私信息保密，不能轻易将患者某些怪异的语言、想法、行为告诉他人，不应将患者的情况告诉第三方。如果患者的病态想法可能发展成为实际行动损害自己和他人的利益或对自己或他人的生命安全造成威胁时就应该权衡利弊。例如，一个急性偏执狂的男性患者告诉他的主管护士，因隔壁患者声音太大而影响休息而要对隔壁患者进行攻击。在这样的情况下，主管护士就应该权衡利弊，为了维护隔壁患者的安全，应当将情况告诉该隔壁患者法定监护人，采取措施保障患者的安全，避免不必要的伤害发生。

护士在日常护理工作中应为患者创造良好的伦理环境。精神科护士应尊重精神疾病患者的权益，履行道德义务，共同担负起治疗和护理精神疾病患者的重任，和全社会一同关爱精神疾病患者。精神科护士要做好精神健康知识普及和宣传工作，提高人群对精神疾病的认识，普及宣传《精神卫生法》，减少歧视与偏见，使精神疾病患者得到社会的关照。

本章概要

本章从急危重症护理、糖尿病专科护理、癌症患者护理、疼痛护理和精神科护理5个特殊专科进行阐述，主要包括疾病特点、患者心理特征、伦理难题及伦理思考。关注患者因疾病所致的身心变化情况，重视患者的主诉需求，提升自身素质及完善知识技能储备，遵循伦理道德准则，以便能做出及时有效的临床护理伦理决策，解决伦理矛盾。

思考题

1. 急危重症护理要遵循哪些伦理要求？
2. 护士在开展疼痛管理过程中，应遵守哪些伦理要求？
3. 精神科护士如何应对尊重患者自主性与护士专业职责之间的冲突？

案例分析

某医生告知患者确诊为胆道恶性肿瘤，需要通过相应化学药物治疗一段时间后接受手术治疗，患者接受了医生的方案。患者入院后和同一病房病友交流过程中才得知化学药物治疗就是化疗，恶性肿瘤就是癌症，这给患者带来了严重的精神打击，并对医护人员表示强烈的不满。护士就这一问题和医生进行交流，但医生表示已经明确地告知患者其所患疾病的种类和治疗方法，患者理解不全面，是患者本身的问题。

问题：①本案例存在癌症患者护理中哪些伦理问题？②如果你是这位护士，将如何应对此伦理问题？

（李红丽）

参 考 文 献

[1] 胡婷嫣, 赵夷. ICU终末期患者治疗抉择 [J]. 医学与哲学, 2018, 39 (3)：87-90.

[2] 张新庆, 李瑞全, 蒋辉, 等. "临床伦理抉择" 系列讨论之一：面对不堪忍受的插管之痛，医患双方该怎么 [J]. 中国医学伦理学, 2019, 32 (1)：30-58.

[3] 陈建梅. 临终关怀护理模式改善消化系统晚期癌症患者生命质量和心理状况的效果 [J]. 中国健康心理学杂志, 2018, 26 (9)：1346-1349.

[4] 王丹. 癌末疼痛患者医疗自主权中的尊严、冲突与伦理困境 [J]. 叙事医学, 2020, 3 (1)：17-21.

[5] CARVALHO AS, PEREIRA SM, JÁCOMO A, et al. Ethical decision making in pain management: a conceptual framework [J]. Journal of pain research, 2018, 11：967.

第**10**章 社区护理伦理

第一节 社区护理及其伦理要求

一、社区护理的特点

（一）社区护理的概念

随着人口老龄化、生活方式改变，心脑血管疾病、呼吸系统疾病、肿瘤、糖尿病等慢性非传染性疾病的发病率和死亡率居高不下，严重威胁着城乡居民的生命健康，社区护理应运而生。社区护理（community nursing）指综合运用护理学与公共卫生的理论与技术，以社区为中心，促进和维护社区人群健康，提供连续性、动态性和综合的护理专业服务。

社区护理主要是以满足个人、家庭和整个社区医疗卫生服务需求为导向，以妇女、儿童、老年人、慢性病患者、残疾人等群体的健康保健为重点，融预防、保健、医疗护理、康复、健康教育等为一体，提供有效、经济、方便、综合、连续的基层护理服务。社区护理服务是以初级卫生保健为主体，重在预防疾病，促进和维护健康。

（二）社区护理的特点

1. **服务对象广泛** 社区护理以维持和促进社区人群的健康为中心，开展预防保健，提供医疗卫生服务，其服务对象不仅包括个体患者，还涵盖社区有健康需求的其他人群。社区护士的关注点从个体转移到了群体，把卫生保健行为扩展到社区所有的患者身上，从疾病的无症状监测到根据患者的习惯和生活方式确定的危险因素。社区护士通过采用综合性的方法收集和分析人群的健康状况，掌握群体的生活方式，反映社区层面的健康问题和需求，提高整个社区人群身心健康水平。

2. **服务内容多元化** 社区医疗卫生工作范围广，涉及内容多，将预防、保健、治疗、康复等要素融为一体。社区护士服务内容多元化，包括预防接种、用药指导、精神保健、健康访视、居家护理、临终护理、健康保健等内容。对于有严重和复杂疾病的患者，社区护士负有特殊的责任和义务，包括保管临床记录资料，与家庭照护团队成员交流沟通，与医院和社区服务者及时沟通。

3. **服务具有连续性和综合性** 社区护理工作不会因服务对象的健康问题解决而中断，而是提供连续的、综合的整体护理。社区护理服务除预防疾病、促进和维护健康等基本工作外，还要从社会支持、健康管理、家庭和个人卫生、健康教育等方面对社区人群、家庭、个人提供帮助。社区护理以家庭及社区为基本单位，涵盖社区所有人群。

（三）社区护士的角色

社区护士主要包括如下 3 种类型：家庭护理护士、社区公共卫生护士及作为家庭医生服务团队成员的护士。社区护士的角色主要是家庭护理、社区公共卫生服务及家庭医生服务。

社区护士为患有急、慢性病患者或出院后的患者提供家庭护理。家访时，社区护士可以为患者提供换药、注射、监测血压等体征、卫生处置、压疮护理、康复训练等护理服务。社区护士要预防疾病，为个人或团体提供孕妇健康教育；产后访视指导婴儿保健和喂养；儿童发育的先期指导；为患者和家属进行住院准备和出院后随访；访视传染病患者；指导慢性病患者用药和康复；评估家庭功能和家庭环境；协助医生观察和评估居家照顾的患者。医生和社区护士的角色根据当地的情况和各自的技能而有所变化。社区护士可以帮助糖尿病患者进行饮食管理，为特殊需求的患者提供咨询。

二、社区护士面临的伦理挑战

社区护理服务对象及范围具有广泛性，面临的伦理问题也是多样的，对社区护士的综合能力要求高。与医疗机构中护理所面临的伦理问题相比较，社区护理存在伦理挑战。

1. 社区护理的价值尚未得到广泛认可　社区护士作为关怀照顾者、健康教育者、计划协调者，肩负着维持和促进居民健康的重要职责，是提供这一系列服务的载体，是居民得到方便、就近健康照护的重要保障。不过由于服务效果多是通过人群的远期健康水平体现出来，社区护士短期内难以获得成就感。由于社区护理的长期性及其在改善人民群众健康水平中潜移默化的作用，社区护理得到的关注与支持不足，在薪酬、职称晋升等政策方面缺乏必要的倾斜，社区护理人才队伍建设相对滞后。

2. 社区护士遵循道德规范的意识需要加强　多数社区护理工作缺乏管理人员及同事的监督，如缺乏在社区实践中反省、自查、自我剖析的道德意识，违背职业操守的行为很难被发现，不利于社区护士履行维持和促进居民健康的责任。有的社区护士的伦理决策能力差，难以及时准确判断护理活动中的善与恶、对与错，难以在社区护理实践中的护理道德困境做出合理的判断与抉择。

3. 服务对象的健康意识参差不齐　社区居民大多不是正在患病的个体，其接受护理服务的愿望不强。社区人群年龄段不同，可能是儿童，也可能是老年人；健康状况不同，有的很健康，有的处于亚健康状态，有的罹患心身疾病；这些情况决定了社区护理人际关系的多样性和人民群众健康需求的多样性。服务对象的自我护理能力和自我保健意识参差不齐，难以做到自我健康管理。

4. 社区护理伦理教育培训体系不完善　社区护理伦理教育缺少公认的统编教材，缺乏社区护理伦理评价工具。国内的社区护理教材中也很少论及伦理方面的内容。社区护理实践离不开社会公正、健康倡导、赋权、互动参与、相互依存等价值理念的支撑，但这些理念尚未系统进入社区护理实践基地培训体系之中。全科医学临床教学基地以及社区护士培养基地建设过程中，尚未实现护理伦理理论教学与社区实践的紧密联系。

三、社区护理的伦理要求

在社区护理实践过程中，护士要为个人、家庭及社区的个性化需求及从整体性权益考虑，需遵从以下伦理要求。

（一）避免服务对象身心受到伤害

护士应避免让服务对象承受一些可以预防的风险，尽力保护社区人群在身体、心理、精神及经济等方面不受损害，推展整个社区的利益不受损失。

1. 严格规范护理行为，敬业爱岗　相关部门及管理者应该制定社区护理的一系列制度、标准与流程，使护理工作有据可依，使护理行为符合规范。如能预见某些医疗处置疑似会伤害服务对象，应该及时中止，待确认或修订后再执行。护士要严格按照专业操作规范开展服务，不可因自身的疏忽将感染或差错等带给社区及家庭。社区护士要做好本职工作，无私奉献，以扎实的专业工作赢得社会的理解和支持。

2. 恰当运用护理知识技能，促进社区健康水平提高　社区护士除严格执行各项规章制度外，还要掌握社区不同生命健康周期的人群的预防保健知识、掌握常见病、多发病、传染病的三级预防和保健护理知识技能。以服务对象的最佳利益作考量，在减轻服务对象痛苦基础上避免并发症发生。要促进社区的整体健康，减少或预防受伤害。

（二）尊重服务对象

护士在社区护理中要尊重服务对象的人格及权利、具有慎独精神和协作意识，具体体现在以下方面。

1. 尊重文化习俗，平等对待　社区护士在执行护理操作的同时，还必须保持自身健康及身体安全。例如，处于呼吸道传染性疾病传播期的护士，不应该带病坚持前往社区工作，以免将疾病扩散至社区。社区护士要将服务对象视作一个整体的人，充分尊重其价值观、文化习俗及宗教信仰，鼓励服务对象共同参与决策。平等对待失能、失智、残疾等个体，尊重其人格尊严。

2. 家庭护理时要保护隐私　社区护士要始终确保服务对象在知情的情况下接受护理服务，在提供任何宣教、治疗与护理措施前，均应首先向服务对象充分解释说明，不宜向服务对象说明的，应当向其近亲属说明，尊重其所做的选择。家庭中进行护理操作时，社区护士可能会掌握社区、家庭及个人的可识别信息，为此要注重保密和隐私保护。

（三）社区医疗卫生资源的公正分配

社区护士应该做好社区公平分配资源的倡导者，让个人、家庭及社区尽可能地贴近健康服务。依法行护，坚持原则，不徇私情，合理引导资源分配，要尽可能让所有服务对象都有权利获得恰当的服务。适时协助个人、家庭及社区寻找或联系可能的社会资源，亲友、社区组织、医疗或长期照护机构、社会保障部门、社会福利部门、慈善机构等。社区护士可以采取张贴海报、年度圆桌会议、志愿者训练、照护故事分享等形式让社区民众积极参与，倡导我为人人、人人为我的友善互助氛围。

（四）诚实守信，构建和谐护患关系

在与社区服务对象交流的过程中，社区护士应诚实守信，言行一致，提供可及的、连续性的优质服务，赢得服务对象的信任与配合。例如，社区护士要严格按照约定的时间地点前往社区居民家中服务时，如果遇到特殊情况不能履行约定，应提前与服务对象取得联系，协商解决办法。社区护士应定期评价护理的有效性，随时调整工作程序和重点，保证护理的质量和进度，及时、真实地报告护理过程和结果。无论结果是否符合预期目标，社区护士均应如实向相关部门报告相关数据，坚决杜绝篡改、伪造数据及隐瞒结果的行为。

社区护士应该与服务对象建立平等的关系，善于听取服务对象的意见，从中吸取有益的观点。社区护士要不断提升语言修养，学习并掌握人文科学知识和沟通技巧，在与患者沟通中，要做到同情尊重，循循善诱；积极关注，耐心倾听；捕捉信息，及时反馈；适时发问，打破沉默，为社区患者提供优质服务。同时，社区护士应明确不同社区、不同家庭及不同个体的文化背景、信仰不同，照顾到个体化的需求。

（刘　艳）

第二节　社区护理流程中的伦理要求

社区护理流程指个人、家庭和社区的健康照护各个环节应遵循的业务步骤或程序。它包括评估、诊断、计划、实施和评价等5个环节。社区护理的全流程均需要遵循不伤害、有利、尊重及公正等伦理原则。

一、初级诊疗的护理伦理要求

初级诊疗是向社区群众提供一般性医疗保健服务；医护人员的责任是满足绝大部分个人的医疗保健需求，与服务对象保持长久的关系。

（一）患者至上，优化初级方案

医护人员在诊疗过程中始终以患者为中心，将患者的利益放在首位。必须始终明确，在诊疗护理过程中，患方是服务的主体。社区护士要设身处地地为患者及家庭做全方位的考虑，而不能只考虑护理工作自身的便利。社区护士在选择诊疗方案时应该以最小的代价获得最大效果，采取的诊疗措施应具备使患者痛苦小、费用少、副作用小、效果好、安全度高的特点。

（二）履行告知义务

社区护士在选择和确定疾病的诊疗方案时要取得患者知情同意，并尊重服务对象自主选择。护士应该告知的内容包括本次操作的目的及意义、对操作过程的描述、服务对象可能承担的损失

或风险以及可能的受益等。对一些特殊检查、特殊治疗和手术以患者及患者家属签字为据。服务对象的自愿同意是建立在社区护士准确、适度的告知基础上的。

（三）保守秘密，诚实可信

患者的诊疗过程中，社区护士均须保守患者的秘密和隐私，信守承诺。在护理过程中得知的患者姓名、病史、病历、家庭关系等有关资料，均不得外泄，对暂不宜透露给患者的不良诊断信息应对患者进行阶段性保密。

（四）及时准确，绝不拖沓

医护人员应尽快地对疾病做出判断，主动迅速地治疗，并适时地对患者的要求和疾病变化做出反应，严肃认真地做出符合病情实际的判断及处理。

二、预防接种的护理伦理要求

（一）积极主动，认真负责

为了民众健康，社区护士要积极主动开展预防接种服务，及时通知预防接种人群接种的时间、地点，努力做到预防接种不延时、不遗漏，确保预防接种的有效性。疫苗接种工作存在短时间内需大量接种的特点，护士应具有高度的责任心，严格遵守各项接种操作规范，处理接种不良反应。

施行人道主义、对全社会的人群身心健康负责是预防保健道德的核心。由于接种的对象通常是健康人，预防接种的效果不容易被看到，民众对接种防病措施可能没有正确的认识。社区护士需要耐心劝导，传递预防接种是预防传染病重要措施的观念，让民众充分知晓预防接种是防患于未然，赢得民众的理解和合作。

（二）团结协作，恪守纪律

预防接种是对个人和人群负责。预防接种工作需要医护人员和有关社保人员参与，只有团结一致，通力协作，才能取得良好的效益。因此，预防接种护士应具有一切从大局出发，任劳任怨、兢兢业业、献身事业的品格。

在预防接种工作中，社区护士必须具有实事求是的工作作风，根据传染病特点，正确选择接种对象。根据我国卫生行政部门颁发的主动免疫规定进行接种，接种前认真询问病史及传染病接触史，认真检查接种对象的身体，严格掌握禁忌证，不可因经济利益而鼓励不需要接种的人进行接种，更不能诱骗或强迫服务对象选择价格高的疫苗。如实记录和反映疫苗的使用情况及接种不良反应。

三、健康教育的特点及伦理要求

健康教育有助于增进社区居民的健康知识、健康意识，接受健康生活方式，纠正不良生活习惯，促进全民健康。社区护士要主动地开展健康教育，将健康教育工作渗透到初级卫生保健等日常工作中，以科学态度和群众喜闻乐见的形式呈现出来。

（一）健康教育的特点

1. 科学性　健康教育应立足于科学。教育内容应科学严谨，正确无误，引用数据可靠，举例实事求是，切忌片面、绝对。

2. 思想性　健康教育的内容要符合党和国家的路线、方针、政策，应体现社会主义核心价值观，有利于健康中国战略的实现，健康教育的知识性与思想性有机结合，把党和国家的卫生方针、政策传达给民众，提高其健康意识水平。

3. 群众性　健康教育是以健康为中心的全民教育。因此，要根据个体的年龄、种族、职业、教育背景、心理状态、卫生保健的需求和存在的健康问题不同，社区护士采用通俗易懂的教育方式，进行有针对性的健康教育。

4. 艺术性　为了保证健康教育取得较大社会效益，针对主要疾病的危害及有关危险因素，根据民众的心理特点、兴趣爱好和自我保健要求，社区护士组织直观形象的教育和视听电化教育，使受教育者能够接受，乐意接受，便于实施。

（二）健康教育的伦理要求

1. 树立大健康观，自觉开展社区健康教育　疾病谱显著的变化导致人类死亡的疾病由以传染性疾病为主转变为以非传染性疾病为主。其中心脑血管疾病、癌症和糖尿病成为威胁人群健康的重要因素。同时，一些贫穷病、富裕病、社会病也威胁着生命健康。社区护士必须树立大健康观念，贯彻预防为主的方针，自觉履行健康道德义务；宣传正确的健康生活知识，倡导社区居民健康行为。

2. 坚定科学信念，传播正能量　社区护士向社区居民传授健康知识，树立健康意识，养成良好的健康行为和生活方式，保护和促进个体和群体的健康。这是一项长期、持续的工作。为了更好地开展健康教育，社区护士要持续的学习和继续教育，以维持、促进和扩展专业能力。在健康教育中，以科学观点、新理论和新知识解释客观现象，避免虚假宣传防止误导大众。

3. 以人为本，下沉基层　健康是每个公民的基本人权。社区护士要树立以人为本的理念，尊重所有的服务对象。健康教育的对象涉及社区的全体人员。社区护士在指导人们建立正确的卫生观念，养成良好的卫生习惯时，要尊重服务对象的选择，避免简单、粗暴的干预。社区护士应支持个体在了解情况后做出的自愿的健康行为改变方面的决定。社区护士应经常性深入家庭，宣传和普及卫生常识，帮助社区成员改掉陋习，逐渐养成文明卫生的生活方式。

四、家庭病床服务的伦理要求

（一）家庭病床服务

家庭病床服务是社区卫生服务形式之一，为那些有特殊需要的患者在家中或社区中提供医疗保健服务。家庭病床服务方便社区患者获得连续性医疗卫生服务，提高基本医疗卫生服务可及性，满足辖区居民特别是老年人医疗服务需求。

（二）居家护理的职责要求

社区护士应认真执行医嘱，严格执行操作常规，及时书写护理记录，准时到家庭进行各种治疗和护理，向患者和家属交代治疗护理的注意事项；细心观察患者的病情变化，发现问题及时联系报告医生。患者病情发生突变时，社区护士应协助患者转介到医院治疗；遇有紧急情况，及时对症处理、做好记录，并及时向医生报告。社区护士应加强与患者及家属的沟通交流，做好防病知识和护理知识的宣传教育；指导家属配合做好日常生活护理和简易的专科护理。发现传染病患者时，社区护士应登记，做好疫情报告，指导家属并参与消毒隔离工作。

（三）家庭病床服务的伦理要求

1. 尊重对象，一视同仁　家庭病床服务应面向社会，深入家庭。不管服务对象的社会地位、经济条件和家庭背景如何，社区护士都应一视同仁，尊重其价值观、精神信仰和风俗习惯，提供周到的护理服务，保障其平等的基本医疗保健权。

2. 加强学习，精益求精　家庭病床服务工作内容广泛，服务对象及环境情况复杂，涉及面广。社区护士应该是全科护士，知识要全面，要具备心理学、社会学、预防医学等多学科知识，还要掌握不同年龄患者在各种疾病阶段的临床特点，采取有效的护理措施。

3. 自律慎独，优质高效　家庭病床服务对象一般是分散管理的，远近不一，社区护士上门服务通常也是单独行动，应随时为服务对象着想，严于律己，严格执行护理计划。社区护士应该自觉遵守各项规章制度和操作规程，在没有其他同事监督的情况下认真履行职责。社区护士在上门服务时，必须信守诺言，避免延误治疗和护理。开展居家护理过程中，对服务对象提出的问题，社区护士的解答要简明扼要，通俗易懂，避免因言语不慎造成误解和纠葛，甚至给服务对象带来不必要的伤害。

4. 团结协作，畅通信息　家庭病床服务涉及多病种，需要各专业人员密切协作、相互支持，社区护士在居家服务团队中应处于主导地位，协调各方力量，规范医疗护理程序。在开展护理服务时，必须做到细致的交接班。对于没有表达能力的患者或老年人，以及白天无人在家守护的患者，社区护士应该设立护患信息沟通途径，如电话询问、留言簿等，及时传递信息，协调关系，以便提高家庭病床服务质量。

5. 家庭病床的人性化服务　家庭病床服务要求社区护士具有强烈的保护服务对象隐私的意识和职业道德素养。社区护士在提供护理服务时，应充分做好解释沟通工作，实行保护性医疗行为，巧妙运用遮挡物，如隔帘、隔板形成一个独立的空间，不让与诊疗无关的人进入；尊重服务对象的人格权利，保守医疗秘密；保障服务对象的信息安全，如电子病历资料，防止通过"接口"共享方式导致信息向无关第三方散播。

（刘　艳）

第三节　社区常见疾病的护理伦理要求

一、社区常见慢性病患者的护理伦理要求

高血压、冠心病、糖尿病、慢性阻塞性肺疾病、恶性肿瘤等慢性病在我国人群中患病率高，对民众健康影响很大。社区护士在慢性病管理中起着重要的作用。在对慢性病患者开展护理服务时，社区护士应以伦理原则为准绳来平衡患者、社区和社会等各方利益。

（一）尊重患者的人格尊严，提高自我护理能力

社区慢性病护理服务人群以老年患者为主，通常合并多种疾病、机体功能衰退、并发症多、护理过程迁延，容易出现负性情绪体验。与老年人交流时，社区护士应多使用敬语，态度真诚，为患者讲解慢性病管理方案时应耐心，营造轻松愉快的人际氛围。社区护士应认真倾听患者的意见与反馈，尊重患者的权利与价值观，尽量满足患者需求，积极开展心理疏导。

有些认知功能障碍者常因疾病原因出现异常的言语和行为，得不到社区居民的理解和尊重，会遭到歧视或欺凌。这类患者虽然没有独立行使各种权利的能力，但仍然是具有人格尊严。社区护士首先应该端正态度，理解患者的异常言语和行为，支持患者家属，不嫌弃、辱骂或嘲笑患者。一些精神疾病患者在病情缓解时期具有部分行为能力，此时社区护士应听取这些患者的意见，尽力维护其权益。

尊重慢性病患者的自主性，鼓励自我照护。很多社区慢性病患者由于疾病导致躯体活动能力下降，生活只能部分自理，家属出于对患者的关爱承担了患者的一切照护事务，社区护士应告知家属尊重患者的自主性，尽量让患者完成力所能及的事务，这有利于延缓失能发生，增进身心健康。

（二）保护患者隐私

在社区慢性病护理的过程中会涉及患者隐私保护。慢性病患者病程长，可长达数年甚至数十年。在长期的护理服务过程中，社区护士也会了解到一些患者的私人信息。社区护士必须遵守职业道德规范，不能随意向其他社区居民或病友泄露患者信息，某些特殊信息甚至不能向患者家属和其他医护人员泄露。此外，精神疾病患者及其家属常有较强的自卑心理与羞耻感，不愿意让他人知道患者的疾病史和家族史，社区护士在管理这类慢性病患者时不能向他人泄露患者的疾病、治疗和家族遗传史等相关信息。

（三）尊重患者知情同意权

社区护士在护理恶性肿瘤或其他难治性疾病患者时会遇到真相告知的难题。例如，家人担心患者知道真实病情后出现焦虑和抑郁不利于疾病恢复，要求护士不要告知患者实情，护士应该怎么办？按理，社区护士应该将真实病情告知患者，可以结合病情现状及患者的个性特征，与患者

家属一道分析告知患者实情的必要性和对患者的益处，共同完成告知义务。另外，患者有权利知道治疗护理相关信息。慢性病患者的护理涉及饮食、行为、用药、监测、心理及社会支持多方面内容，社区护士需按照护理程序进行诊断、干预和评价。社区护士应告知患者的信息包括存在的护理问题、拟进行的护理干预措施和程序、进行护理干预的好处和风险、不进行护理干预的后果、护理效果的评价方法等。

（四）保证护理质量，促进患者健康

护士应该自律、严谨、诚信、慎独，严格按照护理操作规范和护理合约条款要求开展护理工作。此外，慢性病种类多、涉及知识面广，社区护士必须具备扎实的专业知识和精湛的护理技术，不断拓展和完善自身知识结构，熟练掌握相关护理操作技术，提升综合业务素质，及时发现患者存在的护理问题并给予适当处理，为患者提供高质量护理服务，从而有效防治慢性病。

二、社区常见传染病患者的护理伦理要求

在社区，除普通的慢性病外，难免会存在一些传染病，如艾滋病、肺结核、乙型肝炎等，相关社区护理过程中应遵循如下伦理要求。

（一）护理社区艾滋病患者的伦理要求

艾滋病不仅是全球重要的公共卫生问题，也是严重的社会问题，艾滋病患者及艾滋病病毒（HIV）携带者遭受着社会歧视及其他不公正对待。患者在得知自己感染HIV后，一般会产生震惊、愤怒、报复、孤独、恐惧、厌世等负面情绪，部分患者的治疗依从性不高。在护理艾滋病患者或HIV携带者的过程中，护士要调整好各方关系，符合伦理要求。

1. 不畏惧、不歧视艾滋病患者　社区护士护理艾滋病患者时，需要有爱心、信心、耐心与诚心，以人为本、敬畏生命，体现出社会担当。社区护士要做到专业、敬业，一视同仁、平等地对待每一名HIV携带者及艾滋病患者，为切实消除歧视而做出努力。社区护士既要不畏惧、不歧视，又要从专业角度需做好自我防护，最大限度地切断HIV的传播途径。

2. 尊重患者人格尊严，处理好保护隐私和肩负社会责任之间的关系　HIV携带者及艾滋病患者有权了解自己的病情和诊断，以及如何预防和治疗。社区护士有责任对其正确解释病情，提供优质服务，给予医疗、护理和感情上的帮助。不同患者所处的社会环境和文化背景不同，决定了他们的生活方式和价值观念的差异，社区护士应在相互信任和彼此尊重的基础上，与患者及家属建立良好的关系，要特别注意保护艾滋病患者的隐私。例如，社区护士为了第三者的安全，将艾滋病患者的标本未加保护地标记为高危标本，致患者信息外泄。因此，护士要处理好保护患者隐私和体现社会责任的关系。

3. 加强健康教育　对艾滋病患者及HIV携带者进行疾病相关知识的详细讲解，包括传播途径、预防、治疗措施等，可以通过观看视频等方式让患者及携带者对知识内容进行强化理解。社区护士与患者及时沟通，耐心解答疑惑，让患者定期到正规医院进行体检，了解自身疾病进展情况，减少对艾滋病的恐惧，尽可能地配合治疗。对于口服药物治疗者，社区护士应进行口服药使用前的教育，强调按时按剂量服药的重要性，说明药物的毒副作用。服药期间可采取单独家访、

微信、电话等方式加强宣教及督促，确保用药依从性。

4. 提供社会支持 社区护士有责任宣传和普及艾滋病防治知识，转变居民的态度，改善自我防护能力及提高主动就医获取指导的意识，营造一种对艾滋病的知、信、行的支持性环境，减少社会歧视。社区护士要协助构建并积极参与到艾滋病预防和控制的社会支持网络之中，对吸毒、同性恋等目标人群予以重点关注，随时了解和掌握其心理状态，有针对性地进行心理疏导，让其感受到没有被社会抛弃，帮助他们重塑对疾病治疗和生活的信心。社区护士对患者中经济困难者、孕产妇等相对弱势和特殊群体加大宣传相关政策，链接社会资源，最大限度地帮助其渡过难关。通过加强专项教育，发放安全套等措施予以支持，减少HIV感染概率，提高HIV携带者及艾滋病患者的生活质量。

（二）社区肺结核病患者的护理伦理要求

1. 督导、访视中的护理伦理 肺结核作为一种慢性传染病威胁着人类尤其是发展中国家人民的健康，是一个不容忽视的全球性公共卫生问题。我国的结核病防治工作由疾病控制中心、医疗机构和社区卫生服务机构共同承担，定点医疗机构承担诊断治疗，疾病控制机构负责结核病的规划管理，社区卫生服务机构负责患者的督导和访视工作。

（1）加强用药宣教，凸显护士责任：抗结核药物治疗对控制结核起决定性作用，是现代结核最主要的基础治疗，是控制传染的有效措施，凡是活动性肺结核均需进行抗结核治疗。对居家隔离的患者，社区护士要全程督导短程化疗，每次用药都应该监督确认，因故未用药时，及时采取补救措施，以保证按医嘱规律用药。在出院后的社区访视中，社区护士做好健康宣教，对服药依从性差的患者强调规律、全程用药的重要性，防止复发。总结常用抗结核药物的不良反应及注意事项，并制作宣传卡片，发放给需要的患者，发现严重不良反应及时与医生联系。

（2）评估家庭护理能力，保护患者及人群：评估患者家庭的构成、识别家中具有影响力的核心成员，据此社区护士应针对性地普及疾病知识，进行健康宣教。保持室内空气新鲜，经常开窗通风，被褥、书籍定期在烈日下曝晒6小时以上。社区护士应告知患者肺结核的传播方式，倡导咳嗽礼仪，严禁随地吐痰。避免去人多的公共场所，外出时佩戴口罩。餐具煮沸消毒，同桌共餐时使用公筷。总之，社区护士应采取一切措施以切断传播途径，避免交叉感染。

2. 初筛中的护理伦理

（1）采取标准防护，正确指导患者初筛：社区卫生服务中心是肺结核初筛机构，社区护士应遵循国家已颁布的相关法律法规、标准和规范性文件，落实手卫生、消毒隔离、防护用品的使用、医疗废物的管理等标准预防措施等。如果发现患者主诉"咳嗽、咳痰2周"，或者患者伴有低热、盗汗等典型症状，应该根据诊疗需要采取一级防护，包括佩戴医用外科口罩、一次性工作服、一次性乳胶手套或丁腈手套，及时为患者行胸部X线辅助诊断，或让患者做好防护及时转诊到二级或三级医院呼吸科进行CT检查或痰涂片检查。如果涂片是阴性，但影像学有结核病的症状，社区护士应建议转诊到结核病定点医疗机构进行进一步筛查。

（2）宣传国家政策，鼓励高危人群定点医治：对初筛疑似病例，社区护士应及时宣传国家关于结核病防治的相关优惠政策，鼓励及时就医，做到早发现、早报告、早隔离、早诊断、早治疗。对患者的免费政策体现在2个方面，一是对初治、复治的结核病患者进行筛检时免费，包括痰涂片和胸部X线检查；二是对确诊的初治、复治的肺结核患者，一线抗结核药品免费。这些免费政策在国家、省、市、县、乡、村各级机构都已全面实施，由定点医疗机构具体执行。

（3）普及疾病知识，做好心理护理：慢性传染病患者常具有自卑、恐惧、孤独的心理特点，很容易出现社交隔离，故对患者及其家人开展心理指导非常重要。首先要让他们了解传染病的传播途径、发病原理和防治知识，引导他们正确对待所患疾病，提高自我防护和保护他人的能力。当自觉身体异常时，应当去正规医院检查，以免延误病情。肺结核是消耗性疾病，病程长，需要长期营养支持，加重家庭经济负担，加上治疗周期长，由于长期服药、对药物不耐受等因素，使一些患者心理负担加重，容易出现抑郁、愤怒、抵触甚至自杀念头。社区护士在提供服务时，要注意自身的言语和态度，进行适当的心理支持和疏导，协助寻找社会资源以解决实际困难，为患者提供方便、周到的服务。

（刘　艳）

第四节　延续性护理伦理

2016年，国家卫生计生委发布的《全国护理事业发展规划（2016—2020年）》明确要求要将优质护理服务延伸至县级和基层医疗机构，保障护理服务的连续性。实施健康中国战略要求各级医疗卫生机构及医护人员为人民群众提供全方位全周期健康服务，为居民提供公平可及、系统连续的预防、治疗、康复、健康促进等一体化的慢性病防治服务，并引导患者根据病情在各级卫生服务机构中有序地分级就诊。因此"医院-社区-家庭"康复模式将成为延续性护理主要发展方向。

一、延续性护理类型及能力要求

延续性护理（continuity of care）是基于人文关怀理论和整体护理理念及实践，为满足出院患者健康需求而开展的延伸性服务。旨在确保患者在不同健康照顾场所或不同层次健康照顾机构之间转移时，能接受连续性的健康服务。护士针对患者出院后最需解决的护理问题，制订并落实具体随访计划，让患者享受到全程、专业的护理服务，实现护理服务的全面性、协调性、延续性和协作性。主要特点包括：①患者发生不同医疗机构转移或不同照护层次转变；②提供连续性、协调性、整体性的照护服务；③目的是维护患者健康或满足其健康需求；④存在信息的延续、关系的延续和管理的延续。

（一）延续性护理的3层含义

1. 信息的延续性　信息延续指利用过去事件和个人情况的信息，为患者提供适合的护理。信息是从一个提供者到另一个提供者以及从一个医疗事件到另一个医疗事件的共同连接的线索。信息可以是以疾病或个人为中心的。有记录的信息一般侧重于医疗条件，但也不可忽略在与患者互动的所出现的有关患者的偏好、价值观和背景等信息，这类信息能衔接不同的护理活动和服务。

2. 管理的延续性　指应对患者不断变化的需求采取连贯一致的健康管理方法。对于慢性或复杂的临床疾病，管理的连续性尤为重要。疾病管理需要由多个医疗服务提供者密切配合。共同的管理计划促进了管理的连续性，为患者和医护人员者提供了未来护理的可预测性和安全感。在精神保健方面，需要定期随访以确保管理目标得到调整和实现，即接触的连续性。医疗服务提供者要经常为患者获得广泛的服务提供便利，并根据个人需求和情况的变化灵活地调整护理。如果护理是长期的，一致性和灵活性对于管理的连续性至关重要。

3. 关系的延续性　指患者与一个或多个提供者之间持续的治疗关系。护理模式同时关注的时间顺序、有效性衡量及相互关联性3个方面，以避免被误导或不恰当地评估。使用者必须了解随着时间推移的护理改善结果的机制。在初级保健和精神保健中最为重要的是关系连续性，它是连接过去、现在和未来护理的纽带。

（二）延续性护理的类型

不同国家、医院、科室针对不同的出院患者所采取的延续性护理方法不同，较常见的有出院计划、电话随访、网络指导、家庭访视4种方法，其他还包括建立患友组织、设立医院健康管理平台、促进同伴支持教育等。延续性护理还可以细分为线下、线上两种模式。以医院为基础的延续性护理模式主要包括电话随访、家庭访视、个案管理等。基于互联网的延续性护理主要包括，由医院提供疾病诊断和治疗，社区提供医疗服务团队，家庭提供多方位全面照护，并实现医院、社区卫生服务中心和家庭成员之间的相互合作协调，最终为患者提供个性化的、连续性的健康照护服务。该模式一般由责任护士、主管医生、社区医护人员组成延续性护理小组。

家庭访视是指为了促进和维护个人及家庭的健康，在服务对象家中进行有目的的交往活动。作为开展社区护理的重要方式，家庭访视有助于了解居民健康状况，并建立家庭健康档案、开展有针对性的家庭护理、健康教育。

社区护士帮助患者建立有效的支持系统，鼓励家庭充分利用各种的健康资源；为居家的病、伤、残者提供必要的保健和护理服务；普及健康促进和疾病预防的健康知识；促进家庭成员之间的相互关心；消除家庭环境中的不安全、致病因素，确保家庭环境安全。上门访视时，社区护士也为老年人及其家庭成员提供饮食、护理、用药指导。

基于互联网的延续性护理有多种形式。常规通信软件已广泛用于不同疾病的患者，主要通过短信、微信、QQ及视频功能实现与医护人员的沟通交流，帮助不同年龄、疾病的患者养成良好的生活方式。数字医疗应用程序根据实际需要进行模块设计，满足更多个体化需求。基于远程监控系统及网络平台的延续性护理，自动识别、优先监测院外患者的生理指标，提早预防不良事件发生；通过虚拟现实技术帮助出院后居家患者实施康复训练，实现康复训练远程监测，提高患者康复训练的主动性。借助新型互联网技术，组建延续性护理大数据分析系统，实现随访数据数字化管理和共享，构建出院患者再入院风险模型、延续性护理最佳实践计划等，对精准实施延续性护理计划、减少患者再入院率、降低慢性病患者医疗费用提供了重要参考依据。

（三）延续性护理所需要的核心能力

依据延续性护理的核心工作内容，从事延续性护理的护士应该具有以下10项核心能力：①准确分析、评估患者的居家环境、疾病信息并能够及时做出决策判断；②与医院、社区的医护人员进行有效沟通，开展多学科团队合作，完成患者信息和护理的延续性；③依据不同文化、家庭背景的患者，开展跨文化照护；④开展有效的健康促进与健康教育活动；⑤具备较好的信息素养，能够熟练应用各类健康信息管理平台，逐步参与开发针对术后患者不同健康需求的移动健康应用程序和网络信息化平台；⑥掌握一定的心理咨询技巧，能够及时协助患者开展情绪管理；⑦具有一定的护理实践操作技能，掌握疾病专科护理技术；⑧具有同理心和倾听能力，能够对患者实施人文关怀；⑨熟悉有关卫生法规内容，并掌握职业防护、个人安全防护知识；⑩自我发展能力。着重对参与延续性护理的护士进行相关知识的规范化培训，包括延续性护理模式、具体实践的相关内容、高风险慢性病患者的循证管理、出院计划、延续性护理护士的角色、医护沟通与社区管理、科研意识等。

二、延续性护理伦理规范

（一）延续性护理引发的伦理问题

电话随访需要护士定期打电话回访。不过，有的患者因各种原因未能接听电话，或者患者自身沟通表达能力欠缺等，无法用正确的语言表达自己的康复状况，导致社区护士无法完整了解居家患者的医疗需求，降低了回访效率，也增加了失访率。

家庭访视能够协助患者更好地掌握相关康复知识、提高自理能力，这是最直接有效的延续性护理方式。家庭访视过程中存在如下突出问题：部分规章制度有待健全、护理流程亟待规范化、护士访视能力不足及安全因素等。

目前我国政府部门正在制订相关政策，完善远程监护或智慧照护体系中的安全保障问题，进一步明确医院"互联网＋护理"管理部门的职责，制订好应急预案。此外，鉴于线上沟通以语音、视频为主，缺少线下沟通的近距离触诊及非语言交流。针对线上交流的局限性研发新的产品，如中医远程舌诊仪、脉诊仪等。另外，线上护理也涉及医疗护理资源的公平可及性，包括网络资源是否能及时提供、执行线上护士的专业技术水平、访视家庭地理位置的远近等，均影响到线上护理质量及卫生资源的公平可及性。目前的智慧健康产品及平台的设计思路尚未充分做到以服务对象为中心，作为照护需求较多的老年人却因信息技术产品操作困难、视力或听力障碍等面临被边缘化、群体客观化的挑战，应树立"以老年人为本""科技与人文兼顾"的智慧照护发展理念，高度重视用户体验，从使用者角度研发智能健康管理设备。

（二）延续性护理的伦理要求

1. **团结多学科人员，保障延续性护理质量** 医院–社区–家庭延续性护理的对象涵盖多种疾病，需要开展以护士为主导的多学科团队协作护理工作。护士不仅要与各专科医生、社区全科医生密切协作、相互支持，还要不断挖掘患者及家属的潜能，制订有针对性的患者自我健康管理方案。因此，延续性护理的实施需要医生、护士、康复师、营养师等成员共同协作完成，并在团队成员的培训方式、合作模式、管理制度等方面形成共识，强化多学科协作意识，加强延续性护理的相关信息共享，提升医护服务效率，基于互联网为患者提供更系统全面的延续性护理。

社区护士在长期的延续性护理工作中积累了与患者有关的个性化知识，这可帮助全科医生实现对诊断精确性的适当追求，更好地满足患者的医疗需求。同时，社区护士还能促进家庭医生更好地履行延续性医疗责任。医生可以向护士学习特殊专业知识，也可以从不同角度学习护理技能。医生必须保持具有护士所依赖的临床诊断和治疗技能。

延续性护理的关键是对患者及其照顾者进行院内的健康教育和院外的健康指导，促进患者及其照顾者家庭自我护理知识和技能的提升。护理干预方案不能解决或难以解决的健康问题，如复发危险因素的处理、并发症的处理、专业康复训练需求等问题时，社区护士应及时与其他专业人员讨论，必要时建议和提醒患者到相关专科转诊。社区护士及时、准确判别相关疾病的患者在居家或社区康复过程中的关键影响因素，制订出个体化的有效康复计划，对重点人群开展多维度的相关疾病知识及技能讲座，不断提高患者及照顾者的健康素养。

2. 立足专业前沿，提升个人职业素养　医院－社区－家庭延续性护理工作对个体的专业素养要求较高。社区护士除必须掌握的专业知识外，还要具备心理学、社会学、营养学、预防医学等多学科知识。随着国际高等护理教育的发展，开业护士、公共卫生护士、访视护士等新的护士角色不断出现，护理范畴与执业场所覆盖了康养机构、日间照料中心、收容所、企业、中小学校等，部分国家的开业护士还有处方权，对从事延续性护理的护士不断提出新的诊疗技术要求。此外，随着"互联网＋延续性护理"的不断进展，护士需要不断反思延续性护理实践中的问题，积极提升延续性护理效率，研制患者健康结局测评工具。国内部分医院已建立信息网络平台、开设慢性病护理门诊、开展家庭访视等新兴的延续性护理服务，突破了时间和空间的限制，随时给予患者健康指导。护理门诊则有助于对患者进行评估与指导，使患者出院后也能得到专业的健康照护。

3. 加强护理责任划分，保障护患双方的权益　在延续性护理实施过程中，部分患者、医护人员、医疗机构与技术平台间的责任边界不够清晰，各自的权益划分不太明确，故参与延续性护理的人员必须系统学习网络安全法规，熟悉医疗不良事件上报、患者信息安全管理等制度，切实保障护患信息不随意泄露。此外，扩大社区卫生服务机构纳入医保定点单位的数量是实施延续性护理的前提，而政府部门通过加强对社区卫生服务站的考核和认定，适当降低参保人员在社区卫生服务机构就诊的费用，吸引更多患者参与延续性护理。扩大社区卫生服务机构服务项目的报销范围，加大社区延续性康复诊疗的报销范围，让更多的患者也能享受正规、专业的社区康复治疗，减少脑卒中、糖尿病等疾病后遗症的发生率。

本章概要

本章介绍了社区护理中与护理有关的工作特色，剖析了社区护理的伦理挑战，引申出重点需要遵循的几大伦理准则（避免伤害、尊重、分配公正、诚实守信）。对于社区护理服务的各个环节，如初级诊疗、预防接种、健康教育，以及通过家庭病床提供居家护理的行为做出了详细的伦理规范；对社区工作中常见疾患的护理伦理提出了要求。还针对延续性护理及相关伦理问题进行了探讨。无论是在医疗卫生服务机构还是在其他场所，护士在提供护理服务的同时均必须要具备伦理意识。

思考题

1. 社区护士开展家庭病床服务时，应遵循哪些伦理要求？
2. 社区护士在护理肺结核病患者过程中，应该遵循哪些伦理要求？
3. 为了预防麻疹，是否应该对所有新生儿强制实施麻疹疫苗接种？
4. 简述延续性护理的伦理要求。

案例分析

新入职某社区卫生服务中心的护士小王要入户为一名艾滋病患者提供护理服务。接到这项任务后，小王一开始有很大的抵触情绪，不愿意接触患者，担心自己被HIV感染。不过，小王很快调整了自己的情绪，克服了抵触情绪，并做好了自我防护。在护理工作中，她平等对待这位患者，没有歧视性的言行。小王也没有向社区居民和周围邻居泄露此艾滋病患者的个人信息。此后，小王还在该患者服药期间采取单独家访、微信、电话等方式加强了健康宣教及督促，确保了患者的用药依从性。

问题：①社区护士小王的行为遵循了哪些伦理要求？②社区护士该不该将辖区艾滋病患者的个人信息告知社区群众，为什么？

（张　艳）

参 考 文 献

[1]徐月清, 韩志敏, 左慧敏. 社区护理学[M]. 北京: 人民卫生出版社, 2011.

[2]RACHER FE. The evolution of ethics for community practice[J]. J Community Health Nurs, 2007, 24
　（1）: 65-76.

[3]POPE B, HOUGHh M C, CHASE S. Ethics in community nursing[J]. Online Journal of Health Ethics,
　2016, 12（2）: 3.

[4]POWERS M, FADEN R. Social justice: the moral foundations of public health and health policy[M]. Ox-
　ford: Oxford University Press, 2006.

[5]ROGERS J, CURTIS P. The concept and measurement of continuity in primary care[J]. Am J Public
　Health, 1980, 70: 122-127.

第11章 公共卫生护理伦理

公共卫生护理（public health nursing）是指一种专业性的护理工作，由护理人员借助有组织的社会力量，运用整体的知识和相关的技术，以满足个人、家庭、社区人群的健康需要，致力于预防疾病、促进健康，倡导健康的行为方式，促进公众健康的服务实践活动。承担公共卫生护理工作的护士称为公共卫生护士，在母婴保健、妇幼项目、免疫接种、传染病控制和当地公共卫生机构的临床操作上发挥了重要作用。迄今，公共卫生护士是许多国家公共卫生人力资源中数量最多的组成部分，拥有高效的公共卫生护理人力资源，是促进人群健康的重要保证。本章介绍公共卫生护理的特点和职责，剖析公共卫生护士面临的伦理问题，提出公共卫生护理伦理原则和行为准则。

第一节 公共卫生护理概述

一、公共卫生与公共卫生护士

（一）公共卫生的含义

19世纪，英国产业革命导致生产力快速发展，但工人阶级的生活和工作环境恶化、罹患职业病和传染病的风险增加，进而导致了生命质量下降、人均寿命缩短。1831～1854年，英国发生了三次霍乱大流行，每次都造成数以万计的人死亡。1848年，英国议会通过了人类首个公共卫生法案《1848年公众健康法案》（*The 1848 Public Health Act*）。该法案对关乎公共卫生的城市规划、建筑物的光照和通风、给排水管道设计、街道垃圾清理、食品卫生、空气污染、医疗人员配置等各个领域都做了具体而全面的规定，分门别类地制定了标准，并运用法律手段强制进行管理和监督，以达到改善公共卫生条件、保障公众健康的目的。1899年，英国成立了伦敦卫生与热带病学院。耶鲁大学查的尔斯·温斯洛于1920年发表的名为《公共卫生的处女地》（*The Untilled Fields of Public Health*）一文中，把公共卫生（public health）界定为全社会的公私机构、社群及个人，通过有组织地努力与有根据地选择，来预防疾病、延长寿命并促进健康的科学与技术。

公共卫生强调人民至上、生命至上，致力于群策群力、联防联控。公共卫生因人类病苦而诞生，为所有人健康而立命，在公共卫生危机时刻壮大。它致力于改善人群健康而非单纯解决个体的医疗问题。它关注的疾病危险因素包括卫生条件、遗传、生活方式、医疗资源的可获得性等方面。它要解决的主要问题是：如何预防疾病的发生；如何尽早发现疾病、尽早治疗、尽快康复；如何提高生命质量。

（二）公共卫生护士的诞生与发展

公共卫生护士（public health nurse）是指运用卫生保健相关知识来评估公共卫生问题并提供公共保健服务的专业人员。1859年，拉思伯恩在英国利物浦把当地贫困人群的社区分为18个区域，每个区域安排护士和女访视者共同完成护理技术操作，开展区域内的卫生护理、家庭访视和健康知识普及。作为公共卫生护理事业的开创者，南丁格尔把区域护士称为"健康传教士"，并培训区域护士，倡导公共卫生护理。1908年，英国的公共卫生护理教育开始规范化，1919年设立了法定健康访视人员资格。2004年，英国护理与助产协会（Nursing and Midwifery Council）将社区公共卫生护理作为一个新的专业领域，并设立了从业注册资格的标准。至此，英国的社区公共卫生护士从护士中分离出来，成为与护士、助产士具有同等地位的独立专业角色。

2007年美国护理学会发布的《公共卫生护理：范围和实践标准》在评估、计划、实施等方面确立了公共卫生护士的实践标准，具体内容包括：①收集与人群健康状况有关的综合数据，分析评估数据并用以确定人群诊断和优先次序；②根据人群诊断和优先事项确定计划的预期结果，来制定反映最佳实践的行动计划以实现预期结果；③通过与其他人合作来实施确定的计划，包括协调方案、服务和其他活动，采用多种策略来促进健康、预防疾病和确保为人群提供安全环境，同时向各种社区团体和官员提供咨询，以促进方案和服务的实施。

在中国，1914年召开的全国护士大会首次制定了改善公共卫生环境的举措，包括鼓励护士奔赴乡村，与妇女协会、学校合作，指导家庭做好卫生清洁和伤口包扎等。1923年，北平卫生局第一卫生事务所与北京协和医学院联合举办公共卫生训练班。1934年的全国护士大会要求每所注册的护士学校每年需至少开设15次公共卫生讲座。1945～1951年北京协和医学院成立公共卫生护理系，课程包括健康教育、心理卫生、家庭访视与护理技术等。

新中国成立以来，我国公共卫生护士队伍逐渐扩大，在整个医疗卫生事业中发挥着重要作用。2009年，我国新一轮医改实施以来，国家开展了基本公共卫生服务项目，城乡基层医疗卫生机构的护理人员参与了均等化的基本公共卫生服务。当前，我国突发公共卫生事件培训需求增多，居家照护环境改善需求增多，城乡流动人口、农村留守人群等多元化健康需求不能满足、服务效能较低等问题，亟待建立适应人民健康需求的公共卫生服务供给模式。我国公共卫生护士的工作职责也逐渐实现"以疾病为中心"向"以人群健康为中心"的转变。

二、公共卫生护士的专业职责

公共卫生护理是以社区为单位，运用预防医学的理论与技能，实施于家庭、学校、工厂等环境以及改善医务设施、促进妇幼保健等工作。目标是利用评估、政策制定和保障的核心功能保持社区健康。工作重点是参与社区范围的预防、保健、医疗、康复、健康教育、计划生育技术指导等"六位一体"的基本卫生服务工作，承担着以下专业职责。

（一）预防疾病，保障全民健康

公共卫生护士评估社区居民的年龄、病因、教育程度、性别、职业等情形；借助由门诊、社区、居家护理服务来评估个人、家庭、社区人口的卫生问题。开展成年人和儿童免疫、吸烟风险防控、产前营养教育和咨询、老年人安全预防，对婴幼儿和有特殊需要的儿童进行早期干预、学校健康、铅中毒诊断和治疗、慢性病服务对象家访等。参与社区传染病预防与控制，参与预防传染病的知识培训，提供消毒、隔离技术指导。

（二）疾病调查、案例管理

传染性疾病疫情暴发时，公共卫生护士要与地区流行病学家、医生等合作，完成疾病调查和报告等，做好防疫及传染病管制，及时完成各项预防接种、性病防治、肝炎防治、寄生虫防治、结核病控制工作，同时开展慢性病（如高血压、糖尿病、精神疾病和卒中等）防治。在妇幼卫生方面，侧重将孕产妇、婴幼儿有遗传疾病等高危险群体列为优先服务对象，并做子宫颈癌和乳腺癌筛检、婴幼儿发展测验等服务。公共卫生护士要承担诊断明确的居家服务对象的访视、护理工作，提供基础或专科护理服务，配合医师进行病情观察与治疗，为服务对象与家属提供健康教育、护理指导与咨询服务，为临终服务对象提供临终关怀护理服务；同时完成病历、健康检查资料、X线片的摆放、保存及调阅，医疗记录的统计、整理，相关报表的制作任务。

（三）健康教育和健康管理

健康促进的切入点是群体健康、生命全周期健康，重点是对导致亚健康和慢性病的生活方式、行为、风俗、习惯和有害的社会及自然环境进行强有力的干预和管理，以预防疾病，促进人类健康。公共卫生护士应关注环境、生活方式和行为因素对人群健康的影响，通过健康教育使居民获得足够的知识，改变态度，进而影响个人及家庭成员的行为，达到自我照顾的目的；同时关注空气质量污染、化学物质暴露、危险废物、二手烟、生活方式的改变；参与社区人群的康复、精神卫生、慢性病防治与管理、营养指导工作。公众卫生服务的重点是对老年人、慢性病患者、残疾人、婴幼儿、围生期妇女提供康复及护理服务，普及预防和保健常识，提升居民健康自我管理的能力。

三、公共卫生护理的特点

公共卫生护理的主要目标是培养社区居民解决健康问题的能力，促进社区居民的身心健康，其特点如下。

（一）专业职责涵盖范围广泛

公共卫生护理服务的专业职能贯穿于整个社区的卫生保健服务体系，涵盖的范围广，兼顾了个体、社区和人群3个层面的健康促进工作。公共卫生护理以"家庭"为基本服务单位，服务对象涵盖整个社区各类人群，工作的重点放在家庭、学校或生活环境。

（二）着眼于全民健康水平的提高

公共卫生护理的最终目标是保障全体公民的健康。它以促进健康、维持健康及预防保健、防疫、传染病管制为主，医疗为辅，对辖区所有居民提供服务，运用公共卫生及护理知识和技能来开展工作，如公共卫生护士应及时发现家庭、社区的共同性健康问题，及早发现疾病流行前的征兆并抑制其传播，致力于预防疾病或延迟疾病的进展，以减少疾病所产生的影响。通过参与开展国家基本公共卫生服务项目，促进基层护士的公共卫生意识、服务能力和服务水准。例如，在孕产妇保健护理工作过程中，公共卫生护士要采用适宜的监护技术对孕产妇进行全程系统检查、监测和系统指导，以减少孕产期的并发症，保证母婴安全。

（三）提供就近、连续、便捷的初级医疗服务

公共卫生护士接触社区居民的次数多、时间长，可协助居民早期发现疾病，协助患者尽早接受治疗。其工作内容包涵基本身体评估技巧及高筛检率，对潜在罹患疾病之个案能及早发现，如宫颈防癌涂片检查、乳腺自我检查、量血压、验血糖、苯酮尿检查、梅毒血清检查及个案的早期表征，均能够协助居民早期发现疾病并能早期治疗，以尽早去除不健康行为，减少疾病的发生和发展。

（四）服务内容的公益性

公共卫生属于公共产品范畴，其实质在于其公益性。均等化基本公共卫生服务显著提升公共健康公平性。受到医疗体制、经济发展水平、社会文化等因素影响，导致了不同国家的新生儿死亡率、人均期望寿命等指标差异较大。公共卫生护士通过实施有利于人民健康的基本公共卫生服务政策，充分利用有限的卫生资源，开展健康扶贫，逐步实现了公共卫生护理服务均等化，减少了区域之间、城乡之间以及人与人之间的健康差距，促进人群间和地域间的健康公平性。

（张　艳　张新庆）

第二节　公共卫生护理伦理原则与行为规范

一、公共卫生护理中的伦理难题

公共卫生护理面临一系列伦理难题，主要包括如下3个方面。

（一）个人行动自由与公共善的冲突

公共卫生强调社会的整体价值，有时会面临个人权利（right）与公共善（public good）之间的冲突，如在突发重大传染性疾病大流行期间，对社会大众的强制隔离与个人自由之间的冲突、公开健康信息与保护个人隐私的冲突、强制免疫与个人健康的冲突、强制检测与个人自主的冲突等。南希·卡斯指出，"公共卫生的目标是改善群体的健康，为了达到这个目标，通常采用社会取

向的策略，而不是个人取向的行动"。因此，公共卫生护理人员应坚持公共善对个人行动自由的优先性，为了维护公共卫生而采取强制措施乃至限制个人行动自由是不可避免的。

（二）健康机会平等和健康结果平等之间的冲突

平等主义正义观（egalitarian justice）认为，每一个公民都应该平等地享有公共卫生服务，每一位社区居民享有平等的健康保障。自由主义正义观（liberal justice）认为，应该根据个人的贡献和价值来分配各项医疗卫生资源，即使这种分配会导致人与人之间的健康差距，那也是健康公平的。平等主义正义观以社会为取向，强调健康结果的平等和健康的社会责任，致力于缩小不同人群之间的健康差距，力求使每个社会成员都能得到基本的健康资源和必要的健康条件。而自由主义的正义观以个人为取向，强调健康机会的平等和健康的个人责任，致力于风险和受益的公平分配，积极捍卫个人的社会经济权利。

公共卫生资源的分配既要强调受益最大化，又要保证公平公正。利用相对有限的医疗资源促进和保护最大多数人的健康和生命，将群体的发病率、患病率和死亡率等降至最低程度。这就要求给予符合优先分配标准的人同样的对待，重视弱势群体的健康公平，避免社会歧视和污名化，协调个人、集体与国家之间的利益平衡，减少城乡之间分配不公平。

（三）信息公开透明与隐私保护之间的冲突

公共卫生信息公开需要及时、有效。公共卫生监测系统要准确地监测伤残和重大疾病的发生和发展趋势，建立完善的公共卫生监测系统。公共卫生护士要不畏惧做吹哨人（whistle blowers），秉承专业良知和道德良心，及时客观、全面地上报疫情信息。公共卫生护理服务中涉及大量社区居民的个人信息，公开时会危及个人隐私，所以要合理整合和发布信息，做好信息的公开透明与隐私保护。

为了推进公共卫生目标，实现个人自由和促进社会正义，南希·卡斯于2001年提出了公共卫生项目的伦理分析框架，具体包括：基于实证的公共卫生干预措施应该有效降低发病率或死亡率；项目的风险要明确且最小化；项目必须实施公平，有时必须尽量减少社会不公正；必须使用公平的程序来解决问题，明确社区可接受的风险。

二、公共卫生护理的伦理原则

公共卫生护理伦理侧重的是社会的整体价值和群体健康，探讨公共卫生效用、传染病防治中的公共卫生干预、公共卫生资源分配不均衡等方面的问题，预防疾病和伤害、促进群体健康相关的规范。公共卫生护理伦理原则主要包括预防原则、效用原则、公正原则、尊重原则、相称原则及共济原则。

（一）预防原则

公共卫生护理实践受到国家法规、政策、临床救治程序指示及现实环境等影响。预防原则（precautionary principle）是指当一项活动对人类健康或环境造成损害或威胁时，需要采取预防措施来积极应对其中的不确定性和风险。预防原则假定，在缺乏确定性的情况下，适当的做法或行动的关键是谨慎行事。这一原则强调了那些可能会威胁健康或损害环境的活动支持者应承担举证责任。采取预防措施并不意味着拒绝新的公共卫生干预措施，或采取"零容忍"态度。积极的风险防范措施需要强调预先的举证责任，强调不确定性状况下决策的开放、透明；在面对可能的威胁时事先要考虑好替代的行动方案。美国公共卫生协会和美国护士协会发表的政策声明援引了预防原则，并将这一原则纳入描述公共卫生护理实践的陈述中，要求公共卫生护士必须了解预防原则及其与公共卫生实践的相关性。

（二）效用原则

效用（utility）是指公共卫生干预措施给目标人群或环境带来的收益或好处要大于带来的风险、负担或坏处。效用涉及风险或负担与收益之间的权衡。公共卫生干预措施带来总的好的健康结果就是正效用，反之就是负效用。效用原则（principle of utility）是指给目标人群或其他成员带来促进健康、预防疾病和损伤、受益最大化的一条伦理原则。为此，某种公共卫生护理措施，效果的判断依据是衡量风险与受益，即该干预措施给目标人群或环境带来的健康益处要大于其健康风险、负担和损伤。公共卫生护理实践要尽可能地达到健康最大化、伤害最小化。

（三）尊重原则

尊重原则要求尊重每一个人的自主性、自我决定权、隐私权和人格尊严。追求公共卫生护理干预的效用最大化，难免会限制个体自由。这就要求公共卫生护士要获得对方的知情同意，减少个体隐私侵犯。公共卫生服务机构应当为社会社区提供必要的信息，并基于这些信息在公众赋予的资源和授权的范围内及时采取行动。公共卫生护士应当避免个人可识别的信息的公开，除非能证明不公开会给公众或者社会带来重大伤害。公共卫生护士在参加流行病学调查过程中，要获得最真实可靠的原始资料，保护参与者的个人隐私，防止人为地把研究人群暴露于危险因素之中。

（四）公正原则

公正原则要求社会成员应有均等的机会获得相同的公共卫生资源，或者是按照某种相对公平次序分配资源。在社会成员之间公平、公正地分配资源。在实质公正方面，规定可用来作为分配资源、风险和受益所依据的标准。在程序公正方面，确保所实施的公共卫生行动过程的公正性。公共卫生行动政策与决策公开，每一个利益攸关方有机会参与，利益诉求得到保障。对于在公共卫生行动中作出贡献的人，社会应予以适当的回报；反之，导致公众健康严重损害者，则应受到相应的处罚。居民享有均等化的公共卫生服务，倡导良好的健康生活方式，改进社区健康水平和环境卫生，执行和评价公共卫生项目，减少健康不平等。

（五）相称原则

在公共卫生事件的应急处理中，为了促进公共健康利益，有时不可避免地会侵犯公民个人权利、利益，给日常的学习、工作和生活带来不便，相称原则就应运而生。相称原则（principle of proportionality）是指国家采取干预措施是为了全体社会成员的公共健康利益且这些干预措施要行之有效，这些干预应该是必要的，且对个体权益的损害或负担是最小限度的，采取防控措施的公共健康收益应与对个体或特定群体造成的损害或负担要成比例。它为协调公共利益与个人或群体利益之间的冲突提供了具体的指导。在公共卫生事件中的紧急应对过程中，所采取的护理措施要遵循相称原则，把握好疫情防控与生活、生产、学习和社会活动之间的动态平衡，处理好疫情报告、信息发布和保护隐私之间的关系。

（六）共济原则

契约论者把共济视为福利国家概念的基础，社群主义挑战了传统伦理学中的自主性概念，强调了交互性、互惠性和共济性。在公共卫生护理及相关卫生政策领域，共济包含着与个人利益、权利、自主等同等重要的伦理价值。共济主要表达了团结互助的含义，具有主动性、互惠性和利他性等特点。共济原则（principle of solidarity）是指个人自愿承担代价或付出额外的努力来帮助他人，或者特定群体或组织在主动承担代价来帮助他人的行为。采取一致行动的动机是建立在承认不同个体和人群之间存在着的共同利益。医疗保险实现了个体、家庭、社会之间在风险和受益的公平分担，体现了互惠性和利他性。团结互助行为也会付出代价，但这些代价往往会被所带来的利益所抵消。互助共济原则强调了所有社会成员促进公共健康的共同责任。长期护理保险为年老、疾病或伤残导致生活不能自理的人群提供居家或机构专人陪护提供费用支付，体现了医疗保健风险的合理分担，实现老有所养。

三、公共卫生护理的伦理要求

公共卫生护士应自觉遵循职业道德和行为规范，明确自身所承担的社区卫生服务是城乡公共卫生和基本医疗服务体系的基础，是实现人人享有初级卫生保健的基本途径，也是促进社会公平、构建和谐社会的重要内容。公共卫生护理应尊重个人权利，促进人群的健康，通过参与公共卫生政策、提出优选方案的实施和评价，来确保社会成员都有平等获取公共卫生资源的机会；提倡和努力赋予人人基本的健康资源和必要的健康条件，并建立互信机制。公共卫生护理干预和政策应当预先考虑到和尊重社会中价值观、信仰和文化的多元性，能促进人居环境改善。具体而言，公共卫生护士应遵守以下行为规范。

（一）重视预防工作，履行健康职责

预防保健工作范围广、时间长、内容复杂、任务繁重，加上人群生活环境的变化大，难以监管，部分医护人员产生"重治疗，轻预防"倾向。这就要求公共卫生护士应忠于职守，牢记为全人类身心健康负责的宗旨，直接面对广大人民群众，对社会承担道德责任。公共卫生护士应从全社会整体利益出发，树立为人民身心健康服务的公益思想，提高人们健康水平。开展疾病的普查调研，进行预防接种，主动向上级报告疫情。公共卫生护士更要以高度负责的态度，协助做好国境卫生检疫，严防外来物种的侵入，维护国家的安全和利益。这要求公共卫生护士不仅要有过硬的基础护理知识，还要掌握内、外、妇、儿科一般疾病的护理常规，以及心理护理伦理学、社会学、健康教育、饮食护理、康复训练等丰富的医学知识和社会知识。

（二）关注环境卫生，促进慢性病防控

公共卫生护士要与时俱进，不断学习环境卫生、环境保护及环境伦理学等新知识、新观念，帮助居民学习免受自然灾害侵袭的知识与技能。做好环境卫生，控制病原体与病媒等的滋生，切实保障居民的健康。公共卫生护士应深入家庭开展环境卫生教育，培养民众的环境卫生意识，引导居民个人保持清洁舒适的居家环境，促进人与自然环境的和谐。公共卫生护士还需要了解各种慢性病的起因，参与慢性病筛检活动，协助服务对象及家庭调适因疾病引起的情绪反应，并根据服务对象的能力、生活方式和所处环境做个性化的治疗计划。

（三）倡导健康，促进健康公平

健康是每个公民的基本权利。公共卫生护士要积极深入基层和农村，向基层居民普及卫生保健知识，培养自我卫生健康意识，提高居民自我健康管理能力。公共卫生护士作为健康倡导者，要努力减少健康不平等并促进人群健康，考虑公共健康权益的同时需要兼顾相关联的个人权利。为了维护公共健康权益而执行隔离检疫等强制性措施时，必须适度考虑并尊重因此受到影响的相关个人的各种权利。

（四）促进健康责任的公正分担

健康体检护士要注意保护被体检者的隐私、尊重其人格，要防止过度检查倾向，做好健康教育工作，以免给被检查者带来不必要的焦虑。个体的、社区的和人群的健康福祉也离不开社会公众对自己的健康负责。首先，公共卫生护士要开展健康教育和咨询，为服务对象提供及时有用的信息和技能，来促进服务对象为自己的健康担责。社会公众要积极参加与人群健康有关的社会公共活动，如戒烟的宣传教育、艾滋病防治宣传、环保公益活动、加入环保志愿者队伍等。其次，公共卫生护士不做危害他人健康行为的举动，不侵犯他人的健康权益。个人健康责任的履行主要表现在选择适合自身的工作，关注自身的健康水平，不透支健康，不抽烟、不酗酒，开车要系安全带等。群体性的健康行为改变是复杂的和渐进的，这需要个体的表率和社会支持。

（五）真诚主动服务，坚持尚德精术

公共卫生护理的服务对象多是健康人群，求医意愿淡薄，因此公共卫生护士必须深入社会基层，直接面向社区人民群众，将社区的每一户、每个人都视为自己的服务对象。这就要求护士要真诚、主动地为群众服务，热心地查病、防御疾病，用真诚之心感化他们，得到社区群众的认同与配合。公共卫生护理工作的管理层次少，监督作用弱，护士经常要独当一面、单独执行任务。许多工作从准备到操作，从实施到评价，都靠自己去把握。在这种情况下，公共卫生护士更要坚持较高的职业道德标准，选择高尚的道德追求；在无人监督的情况下，一丝不苟，做到慎独；在烦琐、具体、紧张的工作中保持冷静和耐心。

（六）注重多部门协作，全面提升服务能力

随着公共卫生护理新技术的发展，公共卫生护士需要不断提高自身知识、技能和素养，开展

安全的系统评估、观察监护、消毒隔离、健康教育、康复指导、营养和心理支持等工作，来满足服务对象及其家庭、所在社区的健康需求。无论常规的公共卫生服务，还是突发重大传染病疫情防控紧急响应，都对公共卫生护士的专业职责、风险管控能力提出了新的道德要求。护士要积极应对来自自然灾害、新发重大传染病等公共卫生危机，做出明智的决定。社区医护人员要互敬互学、取长补短、同心同德、团结协作。做好社区公共卫生护理，取决于社区群众密切配合，取决于各部门、各单位、各地区的密切配合，更需要社区公共卫生护士、家庭医生、医技人员的通力合作，为社区公共卫生工作的开展作出最大的贡献。

（张　艳　张新庆）

第三节　突发公共卫生事件应对的护理伦理

一、突发公共卫生事件的含义与特点

（一）突发公共卫生事件的含义

依照中国《突发公共卫生事件应急条例》（2011年）的界定，突发公共卫生事件是指突然发生的，造成或者可能造成社会公众健康严重损害的重大传染病疫情、群体性不明原因疾病、重大食物和职业中毒以及其他严重影响公众健康的事件。

（二）突发公共卫生事件的特点

1. 成因多样性　许多公共卫生事件与自然灾害有关，如地震、水灾、火灾等，也与人为灾害密切相关，如环境污染、生态破坏、交通事故等。另外，与生物恐怖、药品危险、食物中毒、职业危害等也有关。

2. 分布差异性　在时间上，不同的季节，传染病的发生率也会不同，如肠道传染病多发生在夏季；在空间上，传染病的区域分布有差异。

3. 传播广泛性　全球化时代，传染病一旦具备了传染源、传播途径及易感人群，跨国流动性强。

4. 危害复杂性　突发公共卫生事件不但影响人的身心健康，而且对生产、生活都有很大影响。它既考量着一个国家社会治理能力，也衡量着其医疗卫生体系总体状况和承载能力。

二、突发公共卫生事件引发的伦理难题

突发公共卫生事件，特别是重大传染性疾病疫情的预防与控制，必然存在医疗卫生资源是否公正分配问题，如何理性认识和对待公民个人隐私保护与公共利益之间的冲突，是突发公共卫生事件应急护理伦理的重要命题。

（一）疫情暴发初期的"吹哨人"问题

护理人员要正直、诚实，不负服务对象的信任和重托。即使是在突发公共卫生事件紧急应对之中，护理人员也要充分告知服务对象或社会公众疫情和医疗信息，而不应刻意隐瞒真相。然而，在疫情暴发初期，真相的揭示是一个艰难的过程；而不可靠信息的不当披露和传播又会引发社会不安。因此，如何、何时揭示真实的疫情信息是一个棘手的问题。同时，在特定社会文化氛围中，有时说真话的人可能就被视为不受欢迎的告密者、举报者、揭黑幕者，总称为"吹哨人"。

为防止疫情蔓延，保障公众安全和健康，利于国家启动各级疾控中心及其他相关部门快速反应，"吹哨人"在受过专业训练相关人员及足够的科研证据支持下，通过正规的上报系统传递信息，其行为是高尚的，值得敬仰和学习，但同时为保护"吹哨人"的合法权益，需要建立有法可依的"吹哨人"奖励制度。

（二）照护传染病患者与维护自身生命安全的问题

在新发重大传染病疫情暴发期间，护理人员是否有权利拒绝照护传染病服务对象？通常，在紧急防疫时刻，医护人员的天职是照护传染病服务对象，同时医护人员也有保护自身生命安全的权利。当两者之间出现冲突的时候，应该动态平衡受益、风险和行动成本。在新冠病毒肺炎流行期间，所有国家都必须优先保护医护人员。多个国家的护理伦理准则中均明确提出，护士有在照顾别人的责任，同时保持自己健康的权利。如果由于防护设施不足，医护人员便不能保证自身安全，可能成为感染源，加大疫情的扩散程度。护理人员做任何决定应以既不伤害自己也不伤害服务对象为前提。

各级政府行政管理部门有责任预先制定应急防疫措施和物资调度计划，优先为医护人员提供足够的防护物资和药品、充足的生活物品、良好的休息场所，以及营养搭配合理的餐食。管理者应关注医护人员的身体健康状态，不得要求处于孕产期、哺乳期、月经期等特殊生理期及患有导致免疫力低下疾病的护理人员进入疫区。在疫区工作的医护人员一旦出现以上情况应暂时退出疫区，对参与突发公共卫生事件处置的时间较长者应及时为其安排带薪休假。

（三）重症患者收治中的伦理两难处境

当人们必须在两种方案中做出选择，但两种方案都很糟糕或令人不满意，此时就陷入了两难境地。例如，在新冠肺炎确诊服务对象中，第一级人群为住院治疗的重症及以上服务对象。设想一位年迈癌症患者甲和另外一位健康的中年人乙均被诊断为重症新冠肺炎，二人同时被送到一家三甲综合医院就诊。目前，该医院ICU只有一张空出的病床，其他病床均收治了重症新冠肺炎患者，预计几天内无多余的病床，其他符合收治条件的大医院也人满为患。面临这种情形，医院和医生应该先救甲，还是先救乙呢？

方案一：先救甲。甲身患癌症，身体抵抗力差，病情更为严重和紧急，因而要重症者优先。但甲身患绝症，住院时间会长，占用的医疗资源会多。方案二：先救乙。乙没有基础病、身体相对健壮且免疫力较高，尽早入院、尽早治疗出院，ICU病房让新的重症新冠肺炎患者得到救助。参照战场救治原则，应优先救护生存概率高又出院快的年轻人。所以，无论先救甲，还是先救乙，均会让另外一位服务对象因无法及时救治而处于高风险之中。

这就是新冠肺炎疫情暴发导致的稀缺医疗资源分配过程中不可避免的伦理两难问题。面对突如其来的疫情，疫区所在医护人员承受着巨大的收治压力，这些医院的专科医护人员、病床、呼吸机、防护设备有限，从而使得许多符合收治条件的服务对象无法得到及时收治。假如疫区的医疗资源恒定，没有新增的医护人员、ICU 病床和配套资源，且新增重症新冠肺炎患者数量不断攀升，则上述案例中谁应优先获得救治机会的艰难选择就无法避免。

为了避免上述稀缺医疗资源分配中的伦理两难情形，理想的应对策略是增加 ICU 病床的数量和重症医学专业的医护人员。只有医疗供给侧得到显著改观，才有可能做到应收尽收、应治尽治。快速筹建相对简易的方舱医院，缓解增量；快速新建专门收治重症新冠肺炎服务对象的战役医院，为现有指定收治医院减存量。这是一个在任何国家疫情防控中较为理想的解决方案。方舱医院提高了集中诊疗的效率，增强了核酸检测的能力和容量。方舱医院的轻症服务对象一旦发现病情加重的情况，应立即转诊到医疗条件更好的大医院。由此就形成一个从轻症、重症到危症服务对象有序就医的不同层级，让不同危急程度的服务对象分别得到应得到的医疗救治，让宝贵的医疗资源得到相对公平合理地利用。

三、突发公共卫生事件应对的伦理原则和分析框架

（一）应对突发公共卫生事件应遵循的伦理原则

突发公共卫生事件的突发性强，危害面广，对一个国家或地区的应急管理提出巨大的挑战。针对这些威胁到公众健康的应急管理，应当遵循预防为主、生命至上、分配公正、团结互助等伦理原则。

1. 预防为主 国家和地方要及时开展公共卫生事件应急流行病学调查、传染源隔离、医疗救护、现场处置、监督检查、监测检验、卫生防护，尽快做好物资、设备、设施、技术与人才资源储备，做好传染病预防和其他公共卫生工作，医护人员、社会公众应该具备突发公共卫生事件应急知识，增强全社会对突发事件的防范意识和应对能力。

2. 生命至上 公共卫生人员要坚持早发现、早报告、早隔离、早治疗的原则，切断传播途径，防止扩散；全力以赴救治服务对象，不遗漏一个感染者，不轻易放弃每一位患者。生命至上原则还要求集中服务对象、集中专家、集中资源、集中救治，提高收治率和治愈率、降低感染率和病亡率。

3. 分配公正 突如其来的公共卫生事件对医疗资源的需求在短期内迅猛增加，扰乱了正常的医疗秩序，导致医疗资源供给紧张，影响服务对象的正常治疗。此时，国家、医疗卫生行业或医疗卫生机构应制定分配稀缺医疗卫生资源的程序和方法，让所有服务对象有均等的机会获得相同的医疗救助或卫生资源，实现风险和受益的公平分担。

4. 团结互助 为了最大限度地减少突发公共卫生事件对人民群众生命健康和财产带来的损害，政府决策者、卫生健康主管部门、医护人员、公共卫生人员和社会公众要互相信任、守望相助、团结协作、群防群治。公共卫生部门应组织力量对突发公共卫生事件报告事项的调查核实、确证，采取必要的控制措施；医疗卫生机构应当提供医疗救护和现场救援；疾病预防控制机构应

对可能受到危害的人员进行调查，采取必要的控制措施。基层管理人员应协助做好疫情信息的收集和报告、人员分散隔离等；社区居民要做好自我防护、积极配合疫情防控。

（二）突发公共卫生事件应对的护理关键环节

1. **网格式排查护理风险隐患**　在疫情期间，护理安全工作环节中存在护理风险，如安置患者、配合抢救等。因此要加强传染病护理安全应急管理，有效保障应急救援队伍的安全健康。加强应对突发公共卫生事件的护理管理，尽可能降低突发公共卫生事件对人体的危害性，提高突发公共卫生事件的管理水平。

2. **促进医-护-心-康-患多维度合作**　新发重大传染病，传染性强，重症患者以老年人居多，常常合并有多器官衰竭或有多种并发症，病程进展快，病况复杂，病情多变，缺乏特效治疗药物和疫苗，治疗护理经验不足，救治难度大，致使护理工作量较以往增大，专业性更强。例如，重症监护室患者病情严重，病情变化快，ICU护士与医生之间处于不同的隔离间，信息交流不便，且作为新发传染病，医生与护士一样缺乏救治经验，从而导致护士须承担高度的责任感及参与决策的及时性。在重症和危重症患者的救治过程中，护士实施各种专业性强的有创操作，如气道的管理、体外膜氧合（ECMO）护理、俯卧位通气、床旁血滤等，安慰和鼓励清醒的患者，疏导不良情绪，增强战胜疾病的信心。这要求ICU护士要集基础护理技术、专科护士技术、沟通艺术等多种核心技能为一体，能根据病情随机应变。此外，隔离病房中的医护沟通还存在部分困难因素，如参加救援的各地护士队伍来源于重症医学科、感染科、呼吸科及内、外、妇、儿、五官科，专业水平参差不齐，整体偏年轻化。彼此所在医院的工作流程和习惯各不相同，语言发音有差异，严密的防护装束、密闭的隔离病房工作环境，会造成部分沟通信息延迟的情况。另外，不同健康程度的患者也需要个性化的心理支持、康复指导，故医护人员同时要与心理咨询师、康复师等人员进行高效的信息共享和沟通，紧密协作、互助互益，共同提高患者的救治成功率，降低病死率。

3. **注重人文关怀**　突发公共卫生事件应对过程中应特别注重人文关怀。部分隔离病房的医护人员因面对陌生的工作环境、紧张而繁重的工作、远离家庭的孤独感及被感染的恐惧感，其内心容易产生无助感和安全感的缺失，甚至出现焦虑、失眠、恐惧等心理问题。护士在进行护理操作时，需要与传染病患者近距离接触，且接触的时间比医生更长，因而被感染的可能性会更高，更需要来自社会和他人的关心和帮助。同时，管理者应关注疫区医护人员的心理健康，通过热线电话、网络平台和精神卫生、心理健康及社会工作服务资源等线上线下多种方式，向医护人员提供心理支持，同时做好其家属保障工作，切实解决其后顾之忧。

此外，社会应在利益分配上给予相应的回报，如在职称、薪酬方面给予适当倾斜，通过媒体宣传肯定他们的抗疫精神，对于工伤认定开放绿色通道。政府有义务合理补偿那些在工作岗位上受到感染的医护人员。卫生健康主管部门要在政府各部门和社会的全方位配合下，分级收治，尽可能减轻重症医学医护人员的工作负担和心理压力。医护人员应优先使用医用口罩，做好自身的感染防护。抗疫医护人员子女上学、老年人生活应该能够得到社会的适当照顾。国家要紧急从全国各地调配医护人员和医疗设备，充实到抗疫一线，让连续奋战的医护人员能够得到及时轮休，实现可持续救治。

本章概要

随着公共卫生护理事业的发展，公共卫生护士在社区、家庭、企业等健康照护实践中发挥重要的作用。公共卫生护理的特点是专业职责涵盖范围广泛，着眼于全民健康水平的提高，提供公益性初级医疗服务。公共卫生护理服务面临的伦理难题有个人权利与公共善的冲突、稀缺资源分配中公平与效率的冲突等。公共卫生护理伦理原则主要包括预防原则、效用原则、公正原则、尊重原则、相称原则及共济原则。公共卫生护士应遵守的行为规范有重视预防工作，履行健康职责；关注环境卫生，促进慢性病防控；倡导健康，促进健康公平；促进健康责任的公正分担；真诚主动服务，坚持尚德精术；注重多部门协作，全面提升服务能力。应对突发公共卫生事件应遵循的伦理原则包括预防为主、生命至上、分配公正、团结互助等。

思考题

1. 如何理解公共卫生护理工作中个人权利与公共善的冲突？
2. 简述你对公共卫生护理伦理原则的理解。
3. 举例剖析某一个突发重大公共卫生事件引发的伦理难题及应对原则？

案例分析

在2020年湖北武汉新冠肺炎疫情防控阻击战中，新冠肺炎是否确诊与痊愈，离不开采集咽拭子进行标本检测。2020年2月1日，襄阳市某医院发热病房启用后，护士小李主动请缨参与患者的咽拭子标本采样工作。2月7日，在一次咽拭子采集过程中，小李躬身将鼻咽拭子深入患者鼻腔，患者突然打起喷嚏来，喷出分泌物。当拭子进入口咽时，患者又出现咳嗽和呕吐，分泌物飞溅到小李的护目镜及防护衣上，凝结成细小的水珠。患者看到这种情形，感到惭愧。但小李并没有闪躲，而是平和地安慰患者，不要紧张，要放松，并顺利完成检测。

问题：①在新冠肺炎等传染病诊治过程中，如何正确应对医护人员职业暴露风险与自身生命安全之间的冲突？②在咽拭子标本采样过程中，护士应怎样安抚患者？

（朱俊红　张新庆　胡德英）

参 考 文 献

[1] 贺赛玉, 高丽冰, 伍银, 等. 医院-社区-家庭三元联动延续护理模式对2型糖尿病服务对象的影响[J]. 中国全科医学, 2018, 21(S2): 202-204.

[2] 张艳. 我国护理学学科体系构建与发展策略研究[D]. 第二军医大学, 2013.

[3] BOLISINS, FAUNCE T, OAKLEY J. Practical virtue ethics: healthcare whistleblowing and portable digital technology[J]. J Med Ethics, 2005, 31(10): 612-618.

[4] KASS N E. (2001)An Ethics Framework for Public Health[J]. American Journal of Public Health, 2001, 91(11): 1776-1782.

[5] CHAUDRY RV. The precautionary principle, public health, and public health nursing[J]. Public Health Nursing, 2008, 25(3): 261-268.

第12章 安宁疗护伦理

进入21世纪，医疗卫生事业的发展，医疗技术水平的不断提高，显著改善了人民群众的健康状况，延长了人均期望寿命。广大患者的健康意识和维权意识不断提高，开始追求生命质量，注重生命价值。通过现代医疗技术进行干预可以延长终末期患者的生存期，但也可能给患者带来身心不适，降低生存质量，加重家庭经济负担，削弱人格尊严。安宁疗护关注患者的生命质量和生命价值，维护患者的生命尊严，提供了一种更加人性化的医疗和护理服务。

第一节 安宁疗护及其伦理要求

一、安宁疗护概述

（一）安宁疗护的起源与发展

安宁疗护（hospice care）是指在临终前通过控制痛苦和不适症状，为疾病终末期患者提供身体、心理、精神等方面的照护和人文关怀等服务，以提高患者生命质量，帮助其舒适、安详、有尊严地离世。"hospice"来源于拉丁文，是指为朝圣途中的人提供休息的场所。1948年，桑德斯（Saunders）首次采用"临终关怀"一词专门描述对濒死患者的照看。她于1967年在伦敦创建了克里斯托弗临终关怀院，使垂危患者临终前受到照护。此后，发端于英国的临终关怀逐渐演变成一种全球性运动。

20世纪80年代末，临终关怀的理念和实践开始出现在我国。1988年，天津医学院成立了国内首家临终关怀专门研究机构。1994年卫生部出台的《医疗机构基本标准（试行）》指出：护理院应对临终患者、晚期的绝症患者提供临终护理服务。随后，全国多个城市先后建立了200多家临终关怀机构。《中国护理事业发展规划纲要（2011—2015年）》首次将临终关怀纳入护理规划和长期医疗护理服务中。

长期以来，中国内地常把hospice care称为临终关怀，中国台湾称之为安宁疗护，中国香港特区称之为善终服务。由于临终容易让人联想到死亡，与中国避讳死亡的传统文化相悖，而安宁疗护显得比较温暖，直观体现出让患者舒适的服务目标，避讳了临终和死亡等字眼。因此，我国颁布的政策法规中逐渐采用了安宁疗护的表述，具体体现在《"健康中国2030"规划纲要》《基本医疗与健康促进法》等文件之中。例如，《基本医疗与健康促进法》第三十六条规定：各级各类医疗卫生机构应当分工合作，为公民提供预防、保健、治疗、护理、康复、安宁疗护等全方位和全周期的医疗卫生服务。

国家卫生计生委于2017年发布的《安宁疗护实践指南（试行）》给安宁疗护下了一个操作性定义：以临终患者和家属为中心，多学科协作，着力控制疼痛及其他症状，实践舒适照护，提供心理、精神及社会支持等。在临床实践中，当患者预期生存时间不足6个月，医护人员可根据其主观意愿决定是否实施安宁疗护，并不再采取以治愈疾病为目标的治疗措施。我国开展的安宁疗护实践对临终患者常见的疼痛、呼吸困难等13种症状进行治疗和护理，并提供心理支持和人文关怀。

（二）安宁疗护相关概念辨析

1. 安宁疗护与舒缓医疗（表12-1） 舒缓医疗（palliative care）又称缓和医疗或姑息治疗，是指通过控制症状、提供心理和精神支持，使一个人的生命质量最大化。舒缓医疗基于新兴的舒缓医学，1987年，英国把舒缓医学（palliative medicine）单独列为一个新的医学专科。最初，舒缓医学专业人员在医院、社区和临终关怀机构或安宁病房为临终患者提供有意义的服务，后来又不断扩大人群适用范围。2018年世界卫生组织把"舒缓医疗"界定为：通过早期识别、准确评估和治疗以预防和减轻疼痛及其他身体、心理和精神方面问题，并提高面临危及生命疾病的患者及家属的生活质量。这意味着为所有不可治愈的、危重症或高龄患者提供舒缓治疗和护理。显然，舒缓医疗的实施体现了专业协作的特性。舒缓医疗适用于所有患者，在患病早期就开始舒缓医疗，可减轻病痛对患者身体、心理、社会、精神及家庭生活的影响。开展舒缓医疗贯穿患者治疗全程，并不受场所限制。

安宁疗护的主要对象为临终患者，特别是预计生存期小于6个月的患者。它主要实施人文关怀和高质量的护理，最大限度地减轻患者的痛苦，使之平静离世，协助患者家人重回生活轨道。

表12-1　安宁疗护与舒缓医疗的主要差异

	舒缓医疗	安宁疗护
介入时间	基于需要：适用于罹患严重及复杂疾病患者，疾病早期即可开始	基于预后：适用于生存期≤6个月的患者
服务内容	可同时提供包括重症监护治疗在内适当恢复性或生命维持措施，且不限于心肺复苏状态或是否需要生命支持技术	鼓励患者选择不以治愈疾病为目的、同时附加有限制条件的治疗照护方式，如不做心肺复苏、不送急危重症病房等决定
医疗团队	由重症医疗医护人员和/或姑息治疗小组指导的基础照护团队提供	安宁疗护团队负责基础照护

2. 安宁疗护与安乐死 安乐死源于希腊文euthanasia，指濒临死亡的人因不堪忍受躯体和精神的极度痛苦，在有行为能力的患者本人自愿要求下，由医生按照法定程序施以人道的方法使其无痛苦地死亡。只在少数国家合法，如荷兰、比利时、卢森堡等国允许安乐死，瑞士及美国的一些州允许医生帮助自杀。根据《中华人民共和国刑法》第二百三十二条的"故意杀人罪"，执行安

乐死属于故意杀人罪；不过，第十三条也规定，如果安乐死事件"情节显著轻微、危害不大的"，可不以犯罪论处。

安乐死的潜在实施对象被严格界定为那些患不治之症、现有治疗手段无能为力的濒死患者。许多早期癌症患者可以生存很多年，虽然也是不治之症，甚至也很痛苦，但不应被允许安乐死。严格意义上的安乐死应该仅考虑患者本人意愿，如果患者本人没有安乐死意愿，患者家属有意愿，这无异于谋杀。接受安宁疗护的患者已经停止了积极的救治，仅仅给予舒缓治疗的措施，也不属于安乐死的范畴。

对于终末期的患者，任何一种医疗措施都会牵涉到伦理考量。安宁疗护对末期疾病患者有3大关注点：一是对疼痛的恐惧，二是不可遏制的疼痛及其他症状所导致的痛苦体验，三是精神痛苦，如对死亡恐惧，以及对生命和人生的终极价值拷问。如果安宁疗护或舒缓医疗把患者的疼痛等症状控制得较好，相当多的绝症患者会打消寻求安乐死的念头。实际上，终末期疾病患者所表达的寻求死亡的愿望并非意味着他们想要安乐死，多数只是对痛苦感到无奈的宣泄，同时也希望医护人员能帮助其减轻痛苦。高品质的安宁疗护让患者获得疼痛与症状控制，实施灵性关怀，坚守而不遗弃，这样会大大降低请求安乐死的患者数量。护理人员应通过提高安宁疗护知识和技术，致力于减轻服务对象的痛苦，提高其生命质量。

二、安宁疗护的内容与模式

（一）安宁疗护服务的内容

1. **常规安宁疗护**　安宁疗护包括医疗、护理、健康咨询等方面的工作内容，医疗团队以临终患者为中心，以多学科协作模式，提供疾病终末期症状缓和管理，如疼痛管理、营养支持、感染症状控制、舒适照护、心理疏导及社会支持等。在疼痛管理方面，医护人员要动态评估病情，镇痛药物使用后要注意预防药物的不良反应，及时调整药物剂量，确保用药安全及镇痛效果，在急性重度癌痛及需要长期治疗的重度癌痛治疗中，要明确指征，慎重使用阿片类药物。

2. **辅助性安宁疗护**　有效的安宁照护能缓解终末期患者的身心不适，提高自我认知，改变舒适度，使患者逐渐进入一个宁静、舒适的境界中。一些安宁志愿团队为临终患者、缓和医疗对象开展的芳香疗法、音乐疗法，有效减轻了患者的疼痛，消除紧张情绪，缓解压力。

芳香疗法（aromatherapy）是一种辅助性的自然疗法。它通过吸入、按摩、沐浴、热敷等方法让精油作用于人体，舒缓患者的精神压力，调解情绪，缓解疼痛，降低患者焦虑及抑郁水平，提高睡眠质量。放松疗法（relaxation therapy）通过一定的练习程序，帮助患者有意识地调整姿势、呼吸、意念，降低机体唤醒水平，调整机体紊乱，帮助恢复体力、稳定情绪。音乐疗法是以心理治疗的理论和方法为基础，根据不同终末期患者的病情、病因、性格和心理状态选择不同的背景音乐，感染生命末期患者情绪，以情胜情，调节焦虑、抑郁等负性情绪，起到缓解紧张和疼痛的效果。冥想是通过关注训练意识和注意力的自我调控练习，使精神得到更高的控制，让患者获得宁静、明晰和专注，达到身心放松的状态。

安宁疗护团队除提供患者身体、心理、社会、精神照护外，还会考虑患者和家属的文化背景、宗教信仰，为患者及家属提供个性化的死亡教育和哀伤辅导等。

（二）安宁疗护服务模式比较

常见的安宁疗护模式有2种：机构安宁疗护和居家安宁疗护。

1. 机构安宁疗护 开展安宁疗护的机构主要有综合医院安宁疗护病房、宁养院/护理院和社区卫生服务中心。社区卫生服务中心提供的家庭临终护理服务，为癌症患者、慢性消耗性疾病患者提供基础护理、镇痛治疗、指导家属照顾患者、哀伤辅导。终末期住院患者主要是症状控制，开展急性或复杂性的照护处置。在综合医院设置独立的安宁疗护单元，或在病房内设置相应的安宁疗护病床，合理分配医疗卫生资源，保障安宁疗护的公平可及性。

2. 居家安宁疗护 居家安宁疗护主要是指医护人员上门提供专业化服务。选择居家安宁照护患者不用住院，由照护团队提供上门服务，进行一般性诊疗与处置等。多数临终患者更愿意选择居家安宁疗护模式，以便得到家人更多的陪伴，并节约医疗成本。其缺点也显而易见，因家庭不具备健全的医疗设备和充足的医疗人力资源，患者出现突发状况时风险较大。

上述2种安宁疗护模式各有优缺点。临终患者进入生命终末期后，衣食住行方面自理能力下降，生活习惯改变，疼痛、药物、治疗等引发的副作用及社会功能退化，都会使患者变得敏感脆弱、焦虑易怒，对家庭成员的身心也造成不良影响。安宁疗护团队应全面评估患者的具体情况，与患者及家属充分沟通后，选择合适的照护模式，协助患者及家属制定全面、详尽、个性化的安宁疗护计划。

（三）推广安宁疗护的限定因素

安宁疗护要让临终患者接受恰当的治疗，通过控制疼痛、营养支持等方法，在更舒适、更积极的状态下，在温馨的休养环境中，在家庭成员的关爱中有尊严、安详地离世。不过，作为一种针对晚期患者最佳的护理服务模式，临床上推行安宁疗护还存在着诸多观念上的障碍。

1. 理解偏差 部分患者及家属乃至一些医护人员并没有真正理解安宁疗护的理念和具体措施，误以为这是要放弃对患者的治疗，让患者消极地等死；许多患者家属认为，选择安宁疗护就是选择了放弃，良心上会受到谴责，也怕亲友邻里认定自己是"不孝"或"无情"；也有不少患者误以为安宁疗护会人为加速死亡或推迟死亡。实际上，安宁疗护旨在提供一个支持系统，倡导自然死亡，而不是加速或延缓死亡。它提供缓解患者病痛的支持性治疗和护理，而非以治愈为目的的治疗。

2. 缺乏专业技能和人文关怀 安宁疗护的理念、理论知识和操作技能均与常规的医疗护理有较大的差异，需要医护人员接受专门的知识和技能培训。不少医护人员缺乏掌握早期识别、评估、控制疼痛症状的技术和能力，难以把握好既不加速也不延缓死亡的"度"，也就难以为晚期患者提供适宜的安宁疗护措施。有些临床医护人员缺少同理心，没有认真倾听患者家属的真实想法，难以实现为临终患者提供高品质的临终照护及精神关怀的目标。护理人员要学习疼痛及其他症状控制的专业知识，改变过去患者需要反复向医护人员诉说疼痛才给予处理的做法，按照先口服再肠外、按时、按阶梯、个体化及注意细节的原则，控制好疼痛症状。

3. 医疗资源分配不均衡 由于安宁疗护的经济效益较差，医院资源投入少，医护人员工作积极性偏低，影响了安宁疗护在危重症治疗中的实施和发展。目前，我国的安宁疗护处于试点阶段，国内的医疗保险对安宁疗护服务没有单独的收费项目，仅在少数地区实行了按床日付费政策，导致相当多不富裕的家庭无法选择安宁疗护。即便在普通的医疗保险中，安宁疗护服务的许多费用不能报销，为了推广安宁疗护，就不能回避这些现实难题，必须建立与安宁疗护匹配的医疗保险、慈善基金，共同支撑经费保障机制。

三、安宁疗护的伦理要求

安宁疗护着重于终末期患者的症状管理、舒适照顾、社会支持与精神抚慰四位一体的全人照顾。护理人员实施安宁疗护能增强患者症状控制的效果，增进舒适，获得支持的力量并获得精神安宁。

（一）生命质量至上，维护生命尊严

护士要协助医生及时缓解疾病给终末期患者带来的痛苦，关注其内心的情感需求，增加生活乐趣，维护其利益和权利，提高患者的生存和死亡质量，让患者在最后的生命阶段有尊严地度过。即使患者已处在昏迷状态，安宁疗护团队也要尊重其在清醒时委托给医院和家属的代理权和监护权。

（二）建立医患互信，鼓励患者及家属参与医疗决策

临床决策过程中，安宁疗护团队要鼓励患者及家属充分表达真情实感，恰当应用倾听、沉默、触摸等沟通技巧，真诚表达对患者的同情和关怀，引导患者坦然面对疾病状况，帮助患者应对不良情绪反应，鼓励患者和家属参与医疗决策，尊重患者意愿，理解家属希望自己的亲人在临终阶段得到最好照护的孝心和爱心，协助家属达成患者的遗愿，让患者对逝去后的安排无遗憾、无牵挂。安宁疗护病区内可设立活动区域、图书角、会客室等，鼓励患者之间适当交流，保持正常社交能力。

（三）注重人文关怀，赢得家庭支持

安宁疗护团队要提供人文关怀，提供生前预嘱咨询，帮助患者及家属做出生死抉择，开展死亡教育、哀伤辅导等。护士给予患者周到细心的生活护理，让患者感到温馨、舒适，协助患者规律用药，控制疼痛。如果患者出现自杀倾向，应及早发现，做好防范，预防意外发生。在安宁疗护过程中，可定期组织患者及家属参加文娱活动及志愿者进病房陪伴患者等。如果临终患者心存遗憾、心结未了，就无法达到临终时心境平和。护士通过认真倾听和劝导，帮助患者抚平愤懑并消除心中遗憾；鼓励患者勇敢对家人道谢、道爱、道歉、道别，释放心中的牵挂，安心等待最后时光的到来。安宁疗护和人文关怀有机结合，以精湛的护理技术、温暖的人文情怀，实施安宁疗护。

（何竞贤　张新庆）

第二节　安宁疗护伦理问题及应对

针对生命末期患者的安宁疗护工作引发的伦理问题突出表现在：如何既尊重患者的医疗自主权又不出现家庭决策冲突？如何协调好支持治疗与照护的关系？如何合理控制疼痛症状与镇痛药的正确使用？如何尊重患者知情同意权又不违背保密原则？

一、患者自主选择困境及应对

（一）患者自主与医护人员专业自主

自主一词可简化理解为自我管理，即人能够在一定的程度上管理自身生命。有些具有自主行为能力的人因受到疾病或消极情绪的影响而做出非自主的决定。尊重自主性就是尊重人的认知、决定和行动能力，主要体现在行为上的尊重，并尽可能消除会破坏或妨碍其自主行为的因素。《日内瓦宣言》（2017版）新增了"我将尊重我的患者的自主性和尊严"。

尊重患者自主性就是尊重患者对治疗方案的知情权和选择权，它直接体现为知情同意。知情同意的有效性应当且仅当满足下列条件：患者具备行为能力；医生充分告知信息；患者能够理解信息；患者自愿做出是否同意的决定。多数患者毕竟没有接受过专业的临床训练，已有的医学知识和判断可能是片面，医护人员需要依据病情做出独立的专业判断，有时需要违背患者明确表示的不合理意愿，从而体现专业自主性，弘扬专业精神。

（二）患者自主选择的困惑及影响因素

在安宁疗护中，患者享有生命支配权、人格尊重权、知情权、医疗自主权，但在患者自主决定是否实施安宁疗护的过程中会面临诸多选择困境。一些终末期患者求生欲强，希望生命尽量延长，同时需要减轻痛苦，增强舒适感，而这些处理措施间可能存在矛盾。例如，绝症晚期患者面临疼痛、失眠等痛苦，想要选择阿片类药物镇痛，但又担心这些舒缓医疗处理会影响其寿命，因而内心抵触。而现实的决策权通常是在家属手中。例如，有的终末期患者希望坚持自己的饮食喜好，但家属会以这些饮食不利于患者身体状况为由不予满足，患者和家人之间会出现分歧；又如，医护人员判定继续实施积极的有创抢救已经是无效之举，但患者家属祈求积极救治；或者有的家属希望医生加大姑息性镇静药物的用量，达到让患者"安乐死"以彻底解除痛苦的目的，而这既不是患者意愿，又是法律所不允许的。

影响患者是否选择安宁疗护的因素可以分为3类：①患者身心健康状况、患者及家属对疾病的认知及态度、家庭收入和家庭支持状况；②医疗水平及其局限性和不确定性；③社会经济因素、政策法规和伦理规范、文化习俗等。患者的自主性受多种因素的限制：患者担心自身对未来的看法及打算与家人、朋友及社会期待不相符，处于犹豫和矛盾中。患者通常承受身体、心理、社会及精神诸多方面的煎熬，容易情绪失调，诱发死亡恐惧症状，从而影响其正确判断和决定。终末期患者一旦意识不清，且之前未有明确的处置意愿表达，只能由患者家属代理同意。

（三）促进患者知情选择的策略

1. 在充分告知的前提下尊重患者及家属的意见　医护人员应充分告知患者及家属患者的病情进展及预后、不同处理方案的风险利弊（如是否需要继续使用抗生素、是否持续进行营养支持、最后时刻是否采取心肺复苏术等）、经济花费等，使其充分了解信息后综合判断。疾病本身导致生命末期患者躯体功能受损，行为能力受限，甚至意识不清。尽管如此，医护人员仍然要尊重其自主性，建议患者及家属召开家庭会议，由意识清醒的患者、家属和医护人员一起讨论照顾方式和预期目标，决定后续处理方式。如果患者尚有部分决策能力，应具体分析其现有能力可做哪些方面的决策，让患者知晓有关医疗处理措施的利弊，做出最佳选择。

2. 提倡生前预嘱　若患者意识不清楚，没有能力自主决定，则需查证患者之前是否有预立医疗照护计划（advance care planning，ACP）或生前预嘱（living will）。预立医疗照护计划是指有决策和沟通能力的个人在意识清醒时阐明他们对未来医疗照护的意愿、选定决策代理人，并与家属、医护人员、决策代理人进行交流，完成预立医疗指示（advanced directives）的一种决策和沟通过程。生前预嘱则是指人们在意识清醒状态下，自愿签署的表明在不可治愈的疾病末期接受或不接受某些维持生命的医疗护理措施的法律文件。生前预嘱能帮助患者提前做出符合自己最佳利益的医疗决定，减少死亡恐惧，避免过度治疗。通过各种形式普及生前预嘱以及尊严死的理念，积极开展有关死亡知识和推广生前预嘱的教育活动。2013年北京市生前预嘱推广协会率先成立，2021年4月，深圳市成立了全国第二家生前预嘱推广协会，更多的省市也在酝酿中。

3. 倡导医患共同决策　当医疗团队、患者和家属对医疗决策的意见不同时，应当确认患者对相关信息的了解程度与意愿，可以借助家庭会议，通过医疗团队成员、患者及家属的医疗信息分享，医患双方在平等基础上，共同讨论符合患者最佳利益的治疗方案选择。若仍有疑问，可以咨询临床伦理专家或法律专家寻求解决方案。同时，医护人员也要帮助患者及家属消除认知误区，建议符合条件的患者转介至安宁疗护病房。

二、实施"四全照顾"所遇到的困难及应对

安宁疗护所强调的"四全照顾"包括全人照顾、全家照顾、全程照顾和全队照顾。除采取一些必要的医疗措施以缓解患者症状及不适外，医护人员还要关注患者心理，疏导其不良情绪，帮助患者很好地度过生命末期，并强调对家属的情感支持。因此，护理人员要克服各种困难推行"四全照顾"，实现安宁疗护的最优化。

（一）改善慢性非恶性疾病晚期患者对安宁疗护接受程度偏低的状况

通常恶性肿瘤晚期患者的生存时间有限，患者及家庭对安宁疗护的接受程度相对较高；而慢性非恶性疾病的晚期患者及家属对安宁疗护的需求和接受程度相对偏低。一些慢性非恶性疾病晚期患者的预后不确定，生活质量不高，但也未接受安宁疗护服务。例如，慢性肺病患者因病情复杂、反复发作、预后差、疾病迁延不愈造成生活质量更差，与社会隔阂更大，但接受安宁疗护的情况却较少。

对于确认有安宁疗护需求的慢性疾病患者，医护人员要尽早制定生命终末期的"准备计划"，应尽早协助转介。例如，考虑到心力衰竭病程和预期寿命的不确定性，安宁疗护团队要结合心力衰竭晚期患者和家庭的目标和价值观讨论生命终末期治疗方案和护理计划。决策过程中应该权衡干预和治疗的潜在风险和受益。症状评估和治疗可显著改善心力衰竭晚期患者的生活质量；改善慢性肺病晚期患者获得姑息干预的机会。

诸多因素会限制慢性肺病患者接受安宁疗护，具体包括预后的不确定性、患者缺乏相关医学的知识、慢性肺病患者惧怕使用阿片类药物。为此，要改善慢性肺病患者安宁疗护实施的机制。再如，终末期肾病患者在其生存期有限的情况下，很难在安宁疗护和继续接受血液透析之间做出选择，与其他慢性病患者相比，接受维持性血液透析的患者很少被转送到安宁疗护病房，使终末期肾病患者直到生命最后一刻仍在接受昂贵的血液透析。因此，医护人员要与患者及家属充分沟通，建议有意愿的符合条件的终末期肾病患者转诊到安宁疗护机构，尽早确定需要改善的症状和明确的护理目标。

（二）改变"只见病，不见人"的医疗现状，对患者实施"全人照顾"

在医疗实践中，相当多的医护人员仍然只把服务对象当作"疾病"或"肿瘤"来对待，在治疗上靠药物和手术刀；不过，当患者进入终末期时，药物和手术刀均不再奏效，医疗团队常感到束手无策。其实，由于人同时具有心理特征及社会属性，"全人照顾"的理念应该贯穿于医疗的全过程中，而在终末期患者的照护中，尤其要把患者当作身体、心理、社会、精神的"全人"看待。安宁疗护团队应始终做到专业、敬业，熟知安宁疗护的专业知识及技能，坚持把患者放在第一位，评估患者的认知状态，权衡对患者所采取的包括安宁疗护在内的各种医疗护理措施的利弊。护理人员要出于专业职责与价值观，应更多地考虑所做的操作给患者带来获益，熟练掌握症状管理技巧，尽量满足患者的真实需求。医护人员要成为健康倡导者，协助患者及家属权衡干预和治疗的潜在风险和受益，积极开展生命健康教育，纠正认识偏差。护理人员应通过心理护理和交流，在力所能及的范围内满足患者的需求，鼓励患者的亲友陪伴和情感支持。

三、"坏消息"告知难题

（一）坏消息的含义

消息是新的有意义的事件、现象。"坏"包含了不愉快、令人郁闷、不好等方面的含义。坏消息（bad news）是指有使人不愉快却有意义的新信息。

对终末期患者来说，主要涉及病情方面的实情告知。安宁疗护人员通常会听从家属的意愿，由家属来决定是否告知患者实情，而家属往往会选择向患者隐瞒病情的做法，由此就侵犯了患者知情权。患者因不知病情而对医护人员及治疗护理的信心打折扣，甚至无法配合治疗护理计划，无法与家属充分讨论后事，造成照护上的伦理困境。

（二）坏消息告知态度不一的原因

在"乐生厌死"的传统文化思想影响下，多数人恐惧死亡，刻意回避谈论死亡。不少晚期患者希望清楚地知道自己的病情，而且患者对自身状况有些自知的，只是未得到正式证实。通常，患者家属会认为，告知患者生命有限的事实会对患者造成巨大的打击，因为家属往往对医疗团队病情告知的具体方式及过程不够了解，以为告知病情就是简单粗暴地告知疾病的诊断名称和存活期有限，存在排斥和恐惧的心理，选择不告知患者坏消息。

（三）坏消息告知争议的处理

终末期患者有知情权，应该被告知真实的病情，能与家人、朋友从容地讨论余生要怎样度过才更有质量和意义。不过，终末期患者对病情可能过度悲观或盲目乐观，情绪起伏大，常因病情加重而情绪低落，医护人员要注重告知技巧。安宁疗护团队应出于善意的目的，进行病情告知。在坏消息告知中，医护人员应与家属充分沟通，了解其对病情的认知程度，并对家属开展死亡教育，适时介入即将失去亲人的心理辅导，让家属先接受并支持告知事项，再共同分析、讨论，引导家属成为病情告知的帮手。

实施坏消息告知的人通常是照护团队中对患者的病情非常了解，也能得到患者信任且能与家属充分沟通。告知前应先了解患者的个体特征、对病情的期待，充分评估告知坏消息对患者及家属带来的冲击，选择告知的时机和场合，根据患者对告知的反应来决定告知的详细程度，注重告知后的持续照护与跟进。

四、安宁疗护相关临床研究伦理

在医学临床研究中，研究对象通常同质性较强，可能都是大叶性肺炎患者或都是丙型肝炎患者，而安宁疗护临床研究的受试者异质性大，病种可能完全不同、生存期限不同、面临的痛苦各不相同。安宁疗护的临床研究应遵循下列伦理原则：做到真正的知情同意、风险最低化，做好风险和潜在受益的平衡。研究者必须制定策略，自觉接受伦理审查，积极处理研究相关的伦理问题。

安宁疗护研究设计和实施过程中，要深思熟虑，设法减少痛苦，提高终末期患者的生活质量。坚持对患者和照顾者的人道主义和同情心。有些研究者在知情同意书中，有意回避了"生命终结""绝症"等敏感词汇，或夸大疗效，这些均会对受试者产生不正当影响，难以做到真正的知情同意。有些患者参与临床研究的动机是：希望抓住最后一根稻草；利他心理。这些善良的动机要建立在终末期患者的真实且自愿表达的基础上，不可胁迫。

安宁疗护的临床研究过程中，研究者要实施不良事件监测，及时报告严重不良反应，制定一份安宁疗护方案的指导文件，在不同的环境中征求临床医生和伦理学家的意见。机构伦理委员会要熟悉安宁疗护研究的科学价值和社会价值，促进临床试验高效、安全和合乎伦理规范。安宁疗护研究的伦理审查还需明确要点：针对安宁疗护对象的特殊性，确定公平合理的受试者准入和排除标准；明确是否需要患者家属代理同意，风险最小化，受益最大化。

（刘　艳　张新庆）

第三节　死亡尊严

尽管生老病死是自然规律，但人们历来对死亡怀有一种恐惧心理。死亡是生命历程中的自然现象，如何让死亡更有尊严，一直是安宁疗护追求的目标。在终末期患者的照护中，安宁疗护服务应该是尽量陪伴患者，减轻痛苦，既不加速患者的死亡，又不延缓患者的死亡。

一、尊严死亡伦理

（一）生命尊严的含义

尊严（dignity）一词在汉语中指的是尊贵的地位和身份。人的尊严包含普遍尊严和人格尊严，普遍尊严是人类所有成员都拥有的内在价值，人格尊严则是指人所拥有的一种受尊重的品质。尊严是自尊与他尊的结合，是一个人自我价值肯定和受到他人尊重的状态。

尊严感是一种主观心理感受，是一个人对自己在某种社会关系中的应得人格尊严与自己实得待遇之间差距的感知。过着体面生活的人往往会感到活得有尊严。有尊严的患者也往往是那些感到身心舒适、维系个体自主性、良好的人际关系及个人归属感，感到人生意义。一个人处于疾病的痛苦中容易失去尊严，但若其他人也并未对他表现出轻慢，甚至对他恭敬有加，那么他就并没有因病丧失尊严。

生命尊严观体现了现代人对生命的尊重，对人生的生存价值追求，对个体和社会而言都有积极意义。在现代医学背景下，医学的有限性、人的必死性及生命的有限性，这三者有相同的意涵，亦即生命神圣。因此，每一个人都要珍惜生命，敬畏生命，不应轻易放弃生命，但当一个人已经不能从以治愈为目的的现代医学干预中受益时，应该考虑与死亡言和，以维护生命的最后尊严。

（二）死亡尊严的含义

狭义上的死亡是生物学上的死亡，指丧失生命。从哲学意义上理解，死亡是维持生命系统存在的属性之不可逆转的永久性丧失或终止。传统上，临终患者呼吸心跳停止，即会被宣布临床死亡，而现代的"脑死亡"概念提出了全新界定死亡的方法，即全脑功能永久丧失，除呼吸心跳停止外，各种生理反射均已消失，是整个生命的结束。

死亡尊严（death with dignity）指一个人死得有人格尊严。有尊严的死亡包括少数国家及地区的合法安乐死、接受安宁疗护后的死亡以及自然死亡（如无疾而终的死亡）等三种死亡情形。在不可治愈的伤病末期，放弃抢救和不使用生命支持系统，让死亡既不提前，也不拖后，而是自然来临。在这个过程中，医护人员应最大限度尊重、符合并实现患者本人意愿，尽量有尊严地告别人生。例如，在患者本人提前签署有生前预嘱等前提下，对陷入不可逆转的无意识状态生命末期的植物人患者，撤除其维持生命的积极医疗干预措施，使其自然地、有尊严地死亡。如果患者死得安详、没有痛苦，了无遗憾，就体现了死亡尊严。

影响死亡尊严的因素包括疾病因素、个性和社会文化因素等方面。终末期患者随着疾病的进展，疾病所致身体上疼痛加剧、形象的改变、对他人的依赖加强、社会功能退缩等问题导致尊严感受损。

（三）维护死亡尊严的策略

面对生命垂危的患者时，护理人员要尽可能确保患者的舒适，达到良好的照护效果。护理目标就是要缓解患者的疼痛和痛苦。重症监护室里的护士既要配合医生做好工作，又要创造条件维持患者最佳的健康状态。终末期患者常见的问题包括疼痛、呼吸困难、谵妄以及情绪和精神困扰等。终末期患者有5个最常见的护理需求，英文关键词首字母缩写为CARES。

"C"代表对舒适（comfort）的需求，包括疼痛管理和舒适的综合护理措施。

"A"代表气道（airway）管理的措施。包括治疗呼吸困难、减少气道分泌物，并就临终患者常见的呼吸形态变化对家庭成员进行宣教和提出建议。

"R"代表濒死期常见的躁动（restlessness）行为。

"E"代表终末期患者及其家属常见的情感（emotional）问题，通过精神关怀，从整体考虑患者的需求。

"S"代表临终照护的最新关注重点——自我照护（self-care），即关注死亡对照顾者产生的影响。

CARES工具旨在解决护士的终末期护理知识不足的问题，帮助他们更充分地了解死亡过程中患者及家属所需要的个性化护理。

美国护理学会于2010年发布的《护士的伦理守则》中，把对人的尊重放在首位，护士是在尊重人的尊严和独特性的基础上提供服务的。处于生命末期的患者可能因失去对未来的希望、失去独立性，感到尊严受损和求死欲望增强。因此，安宁疗护团队在陪伴和缓解患者痛苦的服务过程中，既要避免实施安乐死，又要努力维护患者的死亡尊严。

二、死亡教育

安宁疗护工作包括为临终患者及其家属提供心理支持和人文关怀，尤其是死亡教育（death education）和哀伤辅导（grief counseling）。在安宁疗护中，死亡教育与哀伤辅导通常是交织在一起的。死亡教育是一个探讨生死关系的体验历程，包含了文化、宗教对死亡及濒死的看法与态度，希望借着对死亡课题的讨论，使教育对象更加珍惜生命、欣赏生命，并将这种态度反映在日常生活中。

（一）死亡教育的目的

通过死亡教育可以让患者及其家属正确认识死亡，坦然面对死亡。恰当的死亡教育有利于患者和家属消除因面对死亡带来的负性情绪。20世纪60年代以来，美国率先在大中小学设立死亡教育课程，英国、澳大利亚、日本、韩国及中国台湾地区的死亡教育发展较快，而中国大陆的死亡教育还比较滞后。死亡教育的内容包含生、死两个层面，需要从医学、哲学、心理学、社会学、经济学等多维度探讨生死关系，反映出人们对死亡和濒死的认识和态度。死亡教育的意义是要帮助人们正确面对死亡，理解生与死是人类自然生命历程中不可或缺的一部分，消除人们对死亡的恐惧、焦虑等心理，树立科学、合理的死亡观念，最终实现优生优死。

（二）死亡教育的对象

死亡教育引导每一个人正确理解生与死的本质及其相互关系，以死观生，阐释了对生命的终极关怀。死亡教育应被纳入大中小学教材，在社会大众中普及生死教育，使社会公众做到正视死亡，尊重生命，珍惜生命，追求有价值的生活。实施安宁疗护的护理人员也要接受死亡教育，树立正确的生死观，正确领悟生死观念的内涵，以正确的死亡观念指导患者及家属。

（三）死亡教育的要点

死亡教育会缓解人们对死亡的恐惧、不安，帮助人们学会坦然地面对死亡，为应对自我之死及他人之死，做好心理准备。淮南王刘安于《淮南鸿烈》中写道："始吾未生之时，安知生之乐也？今吾未死，又安知死之为不乐也？"表达了淮南王笑对生死、豁达无畏的态度。

医护人员在开展死亡教育之前要评估受教育者对死亡的态度，以及性别、年龄、受教育程度、疾病状况、应对能力、家庭关系等影响死亡态度的因素。在安宁疗护服务中，护理人员要善于引导患者面对和接受疾病状况；帮助患者获得有关死亡相关知识，引导患者正确认识和应对死亡；了解患者对死亡的顾虑和担忧，给予针对性的解答和辅导，引导患者回顾人生，肯定自身生命意义，鼓励患者制定现实可及的目标，并协助其完成心愿。护理人员要鼓励家属陪伴患者并与其进行坦诚沟通，适时表达关怀和爱，与亲人告别。

医护患之间建立相互信任的治疗性关系是进行死亡教育的前提。受到多种因素影响，患者及家属对死亡的态度差异较大，护理人员应尊重患者的意愿和选择，坦诚沟通，不敷衍，不回避。

三、哀伤辅导

安宁医护过程中的哀伤辅导是指协助丧亲者在恰当的时间和场合，充分表达悲伤，逐渐从悲伤的阴影中走出来的指导过程。它的主要内容包括让丧亲者接受事实、体验痛苦、情绪转移、适应新环境，以增进重新开始正常生活的能力。

（一）哀伤辅导的目的

患者去世后，安宁疗护服务团队还需对家属进行哀伤辅导，通过一些有效措施，帮助逝者家属充分表达其哀伤之情，使其能接受患者去世的事实，顺利度过哀伤期，尽快回归正常生活，有效避免在以后的生活中反复出现由丧亲引发的哀伤。

（二）哀伤反应

哀伤（bereavement）是指一个人在失去所爱或所依恋的亲人时所面临的状态或过程。面临至亲的死亡，家人一般会悲痛万分，产生生理、心理、行为等方面的哀伤反应（grief reaction）。哀伤反应的性质和强烈程度取决于个体自身的感受和独特经历。哀伤一般会持续很长一段时间，但会随着时光流逝而逐渐淡化。然而，有些人会出现持久、强烈、无法平复的哀伤反应，对死亡表现出愤怒、回避、害怕等负性反应，难以融入社会生活之中。许多与生死离别无关的事件也会导致丧亲者哀伤情绪，如离婚、深爱的人罹患老年痴呆，失去健康、信任感、安全感、对躯体的控制感等。

丧亲者的生理反应包括睡眠障碍（如失眠或嗜睡）、心悸、头痛、食欲减退、消化不良、体重减轻、精力不足、免疫功能下降和内分泌系统功能失衡等。丧亲者表现为内心极度痛苦，出现精神恍惚，注意力不集中。有的丧亲者产生被遗弃感、失望、易怒、沮丧、哀伤、焦虑、抑郁、自责、内疚等情绪反应，有的人出现幻觉，感觉逝者仍然存在；过度哀伤的人可能会对家庭成员或医疗保健提供者或机构产生愤怒和不满，迫切地向他人表达自己的失落感，可能出现社会行为退缩。

（三）哀伤辅导的内容和形式

患者逝去后，家属会产生应激性反应，护理人员要注意观察家属悲伤情绪的反应及表现，评估患者家属心理状态、意识情况、理解能力、表达能力和支持系统，进行有针对性的哀伤辅导，具体做法有：①提供安静、隐私的环境；②在遗体料理过程中，尊重逝者和家属的习俗，允许家属参与，满足家属的需求；③陪伴、倾听，鼓励家属充分表达悲伤情绪；④采用适合的悼念仪式让家属接受现实，与逝者真正告别；⑤鼓励家属参与社会活动，顺利度过悲伤期，开始新的生活；⑥采用电话、信件、网络等形式提供居丧期随访支持，表达对居丧者的慰问和关怀；⑦充分发挥志愿者或社会支持系统在居丧期随访和支持中的作用；⑧悲伤具有个体化的特征，其表现因人而异，医护人员应能够识别正常的悲伤反应；⑨重视对特殊人群如丧亲父母和儿童居丧者的支持。在居丧者特殊的日子里护士应提供主动问候，表达关心和支持。在葬礼和其他一些悼念仪式上居丧者应获得社会支持，尝试着逐渐融入新生活中。

哀伤辅导模式主要有心理动力模式、认知行为模式、家庭系统模式等，具体形式主要包括个体辅导、在线支持、家庭哀悼等。哀伤辅导的对象不一定是丧亲者，也可能是经历过灾难的人，或长期承受高强度的工作压力并且缺少应对资源的人。不同人的哀伤反应强度主要受3个因素的影响。第一，当事人与哀伤对象的亲密关系程度与引发悲伤程度有直接关系。第二，哀伤对象的死亡形式，如果死亡突然发生而超出当事人的预期使其没有任何心理准备，那么悲伤的强度和悲伤的持续时间明显增加，如汶川大地震、新冠肺炎全球大流行等。第三，个体因素，其中包括自己之前的悲伤经验、人格因素、社会因素等。

（四）哀伤辅导的措施

护理人员应当及时评估家属的需求和哀伤的程度，应从逝者、丧亲者、人际关系、疾病与死亡4个方面评估家属发生居丧不良结局的风险，帮助哀伤者大胆地表述自己的感受。设法调动居丧者自我疗愈的能力，与逝者进行真正的告别。医护人员应鼓励丧亲者找到合适的情绪宣泄方式，指导其学习和使用放松的方法，如深呼吸、冥想等，也可以鼓励家属通过消耗体力的方式来发泄愤怒和哀伤，恰当应用非语言共情技巧，陪伴、倾听和鼓励居丧者表达哀伤情绪。

护理人员作为临终患者的陪伴者和支持者，应当对共同建立的护理目标进行明确沟通，提前准备必要的药物、设备及调整治疗方案，提供全方位支持，让患者平静离世。护士要富有同情心、同理心，主动倾听，为临终患者及家属提供治疗性陪伴。

哀伤辅导过程中，护理人员首先要确认事件的真实性，控制悲伤情绪，应对由于丧失所带来的各种身体、心理、社会改变，设法转移丧亲者和去世的亲人之间的心理联系，最后再实现自我修复并回归社会，这些是哀伤辅导需要完成的心理疏导任务。允许生者一段时间去悲伤，将情感从逝者身上转移，建立新的社会关系，坚强地活下去，回归社会；已出现身心健康疾病的需及时就诊。

哀伤辅导可以通过开放性提问，引导丧亲者抒发不良情绪，并可以了解逝者与家属的亲密程度、家属既往的哀伤经历，以及现在所面临的最困扰的问题，希望得到的帮助等，医护人员要制定有针对性的哀伤辅导方案，可以采取的哀伤辅导技巧有体验、角色扮演、空椅子技术和保险箱技术等。哀伤辅导可以帮助丧亲者重新适应环境和树立新的正面自我形象、意识和生活观念。及时调整好负面情绪，以免把悲伤情绪转化为愤怒情绪，做出伤害其他人并扰乱正常社会秩序的行为。

本章概要

安宁疗护要注重对生命价值及生存质量的追求，实现全人照顾医疗模式所倡导的理念。本章着重探讨安宁疗护的道德要求，梳理安宁疗护与舒缓医疗的关系，分析安宁疗护与安乐死的本质区别。护理人员应认真学习安宁疗护专业知识，克服安宁疗护实施中的伦理难题，提倡生前预嘱，倡导医患共同决策，保障患者的权益，尽可能满足患者的临终需求，维系患者的死亡尊严。通过死亡教育及哀伤辅导，丧亲者可尽快回归正常生活。

思考题

1. 一个人罹患现代医学无法治愈的绝症，此时应该选择用最好的医疗技术去延长其生命，还是尽力减轻身体及心理痛苦？

2. 安宁疗护团队如何指导慢性非恶性疾病的晚期患者及家属接受安宁疗护？

3. 面对死亡患者的家属，护理人员如何做好哀伤辅导？

案例分析

一位52岁的男性患者因车祸致颅脑外伤，手术后6个月以来一直处于植物人状态，靠呼吸机维持呼吸，管饲流质食物保持基本营养，医生判定患者各方面功能均已衰退，无法再苏醒。患者妻子多次表示希望撤掉呼吸机及胃管，接受安宁疗护，但患者母亲坚决不同意。

问题：①谈一谈你对安宁疗护及相关伦理问题的认知。②本案中，护士应该如何帮助患者及家属做出明智的生死抉择？

（何竞贤　刘　艳　王云岭）

参 考 文 献

[1] 吴玉苗, 奉典旭, 徐东浩, 等. 中国安宁疗护服务政策演变与发展 [J]. 医学与哲学, 2020, 41 (14) : 23-27.

[2] 姜珊, 李忠, 路桂军, 等. 安宁疗护与缓和医疗: 相关概念辨析、关键要素及实践应用 [J]. 医学与哲学, 2019, 40 (2) : 37-42.

[3] 李京儒, 睢素利. 关于预先医疗指令书的相关问题探讨 [J]. 中国医学伦理学, 2015, 28 (3) : 386-389.

[4] 张新庆, 王云岭. "生命尊严" 系列讨论之三: 终末期患者的尊严 [J]. 中国医学伦理学, 2018, 31 (1) : 25-32.

[5] 许礼安. 安宁缓和疗护. 第2版. 台北: 华杏出版股份有限公司, 2018.

[6] GHANDOURH WA. Palliative care in cancer: managing patients' expectations [J]. J Med Radiat Sci, 2016, 63 (4) : 242-257.

护理技术（nursing technology）是指为满足人类身心健康需求所必须掌握的一系列与护理相关的技术，是保障优质护理的必要手段。新技术应用于护理实践过程中引发诸多伦理问题或伦理困扰，对护士提出新的技术伦理要求。因此，护士遵守护理技术中的道德规范，才能合乎伦理地实现护理技术目的。

第一节　护理技术与伦理

一、护理技术的内涵

（一）护理技术目的

技术（technology）是借助科学原理或工具手段，干预、改造或控制自然过程，达到特定实践活动目的的产品或服务的总和。一项技术通常包括如下要素：有形的工具载体及无形的科学知识、操作经验、窍门等。这些要素会以多种形式融入产品和服务之中。例如，放射治疗是一种利用放射线治疗肿瘤的方法。它会借助直线加速器来对肿瘤局部进行照射治疗。这期间，医生凭借医学知识和临床经验给患者开具检查单，随后凭借诊断结果来选择适合放疗的患者，明确治疗靶区，实施治疗方案。

护理技术（nursing technology）是指护理实践活动中应用到的各种技术手段的总称。护理技术有一个漫长的发展历程。远古时期人类为生存积累的同伴照顾经验（如伤口包扎、冷水降温等），具备了护理技术的雏形。古代中医治病时强调"三分治，七分养"，包括改善患者的休养环境和心态，加强营养调理，注重动静结合的体质锻炼等，这些都是中医辨证施护的技术要求。李时珍能医善护，为患者煎药、喂药。孙思邈创造性地把葱叶去尖插入尿道，引出尿液；明清时期为防治瘟病而采用燃烧艾叶、喷洒雄黄酒消毒空气和环境，用蒸汽消毒法处理传染病患者衣物等。16世纪以来，细菌学、消毒法、麻醉术等一系列的科学发现和技术发明为近代护理技术发展奠定了理论基础和物质条件。

现代护理实践广泛采用各式各样的技术手段，其技术目的体现在5个方面：第一，在健康维持阶段，护理技术帮助个体尽可能达到并维持最佳健康状况；第二，在疾病易感阶段，护理技术有助于个体预防疾病的发生；第三，在早期检查阶段，护理技术有助于尽早识别疾病，尽快诊断和治疗，避免和减轻痛苦；第四，在临床诊疗阶段，护理技术帮助患者解除痛苦、治愈疾病或维持生命处于某种质量状况；第五，在疾病恢复阶段，护理技术帮助个体早日康复，减少伤害，提高生命质量。

（二）护理技术与伦理规范

患者从门诊、入院到出院的全过程均离不开护理服务，具体表现在患者卧位与安全护理、清洁卫生护理、生命体征观察、胃肠道、泌尿道护理、给药护理等方面。这些护理服务既需要消毒与灭菌技术、注射技术、静脉输液法、静脉输血法、药物过敏试验法、标本采集法等基本护理技术；也需要在手术室、ICU、介入科等临床科室使用一系列危重患者抢救及护理的高精尖技术。在护理技术操作过程中，护士要遵循伦理规范，善于识别并解决技术应用难题，实现技术目的，服务于患者。

技术伦理（ethics in technology）是指在技术研发和应用过程中，处理或调节人与人、人与社会、人与环境之间关系要遵循的基本伦理原则，以及解决相关伦理问题的一门学问。护理技术活动应当受技术标准、操作规范和伦理准则的约束。庄子说，以道驭术，术必成；离道之术，术必衰。以道为原则，以术为方法，实现护理技术进步与遵循伦理规范之间的内在统一。技术活动要符合技术标准、行为准则和伦理规范，更好地协调技术活动中的各类人际关系，兴利除弊，造福人类。离开了伦理道德制约的技术如脱缰野马，甚至退变为不择手段的技术滥用。护士要具备良好的道德品质，自觉遵守职业操守、行为规范和伦理准则，合乎伦理地使用技术。

二、护理操作伦理问题的表现

（一）护理操作中忽视了知情同意

护士没有充分尊重患者的知情同意权，具体表现在：护士在进行护理技术操作前，没有主动介绍专业身份，在没有告知患者相关信息并询问患者意见的情况下，就要求患者配合护理操作，没有尊重患者的自主性。有些护士在操作前没有向患者或其家属解释护理操作的目的、意义、注意事项，使患者懂得操作必要性、注意事项，以及出现紧急情况下的呼救和处理的方法。此外，为辅助操作治疗，患者应有与之相适应的活动和饮食，但有时也存在护士没有告知患者的现象。

（二）有创护理操作增加了生命安全隐患

疾病对患者而言是一次伤害，而临床诊疗和护理过程中的附加损伤则是对患者的二次打击。例如，抽血化验、动静脉穿刺引起疼痛反应，放置胃管会让患者感到不舒服，术前患者备皮时会身处窘境，导尿、灌肠会让患者感到不适应，其他不当护理操作常常带来二次损伤。

（三）护理操作缺乏人性化

临床护士并非是简单地执行医嘱，而是需要用心去关爱患者。在护理操作过程中，有些护士心不在焉，医疗护理数据记录不全、书写潦草。在实施护理操作前，有些护士没有做到口头的充分告知，态度不和蔼，引发患者不满。大医院的门诊环境嘈杂、拥挤，门诊护士常年暴露于潜在性危害身心健康的压力环境中，使门诊护士对主动为患者提供服务缺乏热情。手术室护理工作强度较大，且有时间不规律、工作复杂等特点，护士精神始终处于紧张状态。有些医院的手术室没有安设休息间，护士缺乏安静、舒适的休息环境。在护理服务过程中，有些护士没有贯彻以患者为中心的理念，责任心不强，处理问题不果断，护理行为不规范。因此，护士要不断优化自身的护理操作技能，同时在运用护理手段时融入人性化关怀。

三、护理操作应遵循的伦理要求

（一）精心制定护理方案，减少身心伤害

护士应积极帮助患者选择疗效好、痛苦少、耗费少、预后效果佳、安全有效的护理方案，实施优质护理，提高护理质量。护理操作好坏关系到患者的生命健康、治疗效果和康复状况。护士应凭良知和责任感，严格执行医嘱，对于医嘱中不合理之处要勇于同主管医生积极沟通，共同参与诊疗方案的制订和实施，维护患者的最佳利益。

护士应该采取对患者有利的护理技术操作，将操作本身带来的伤害降到最低。例如，胃肠镜检查是一种重要的疾病判断方法，但常规检查中患者会出现恶心、疼痛等不良反应，存在抗拒心理。护士若是采用改进型无痛胃镜护理操作，实施的过程中再使用综合护理的各项措施，就会提高患者舒适度。再如，泌尿外科手术后因生殖器局部感染和缺血导致部分组织坏死结痂，使用抗生素和多次伤口换药后，感染得到控制，但病情并没有好转。医生决定为患者实施第二次切除手术，但不少患者有为难情绪，造口伤口专科护士应该针对患者伤口情况，精心制订护理方案，用药物清创来去除黑痂，及时调整治疗换药方案，细心地去除坏死结痂组织，使得患者的伤口逐渐愈合，免除二次手术的痛苦。这两个例子体现了"以患者为中心"的护理操作理念。

（二）坚持"三查七对"，保障护理质量

20世纪50年代，护理专家黎秀芳结合临床实践总结出了"三查七对"的护理工作制度，在全国推广应用至今。护理操作过程中，护士要坚持做到"三查七对"。"三查"指操作前查、操作中查、操作后查，"七对"指查对床号、查对姓名、查对药名、查对剂量、查对时间、查对浓度、查对用法。护士应防止药物错配，严格监测可能有过敏反应的药物，密切观察输液是否顺畅、脱垂。例如，PICC专科护士要自觉遵循技术操作规范，正确开展PICC穿刺、输液（血）器及输液附加装置的更换，冲管及封管、操作前评估、静脉治疗相关并发症处理。坚持"三查七对"的工作制度会显著减少护理差错的发生，保证护理质量。

（三）护理操作时获得患者的知情同意，保护好个人隐私

护士是医生的合作者，也是治疗方案的实施者。在护理技术操作中，护士直接面对患者。患者技术操作的选择权小，处于被动地位，而提供服务的护士在操作中处于主动和主导地位。护理操作带有强制性，如没经患者同意强迫注射、导尿、灌肠、身体敲打或实施约束治疗等，可能造成对患者身体潜在侵犯的危险。因此，护士在护理操作前要征求患者的知情同意。护士要充分告

知患者注意事项及可能的风险或伤害，获得患者或家属的许可后，方可实施护理操作。例如，在进行静脉输注之前，护士应积极与患者沟通，告知静脉治疗可能出现的不良反应，消除患者的顾虑和焦虑。穿刺时应避免在关节部位穿刺，必要时用小夹板固定。护士耐心向患者解释说明，尊重患者的自主决定。护士也应合理行使对患者的干涉权如禁止急性心梗、消化道出血的患者下床活动、禁止胃手术后患者拔胃管的行为等。

智慧护理会采集和分享患者的大量个人信息，此时的隐私保护显得格外重要。例如，不少阿尔兹海默病患者长期居住在养老院、护理院或居家照看。为了保障患者安全、履行照看义务，智能化的看护系统可接入多种物联网设备，通过非侵入、无感知的技术，采集老年人的起居、吃药、出入、跌倒、生命体征、出行定位等方面的信息，以便进行全方位的持续性看护。长期监测患者的行为会采集到的数据信息，增加了隐私泄露的风险及社会歧视的可能性。因此，护士要注意保护患者的个人隐私，避免不必要的身心伤害。

（张新庆　张凤英）

第二节　生殖技术伦理

通过使用避孕、人工流产、绝育等技术手段，人类已经可以有效控制自身生育。日趋成熟的辅助生殖技术为千万不孕不育家庭带来了福音。在实际应用过程中，无论是生育控制技术，还是辅助生殖技术，均引发了诸多的伦理、社会和法律问题。

一、生育控制技术伦理

（一）避孕技术及其伦理争议

避孕（contraception）是指用技术和方法阻止怀孕，以满足个体或社会调节人口数量和其他医学及非医学需要的限定性生育措施。避孕使人类可以有节制、更合理地生育，已经为人们所普遍接受，但同时也引发了一些伦理争议。一是避孕将"性"与"生殖"分离开，是否应该这样做？反对避孕者认为，性爱的目的是生殖，避孕切断了性与生殖之间自然而神圣的纽带，这是不道德的。支持避孕者认为，避孕减少了女性意外受孕的风险，避免给意外怀孕的女性带来健康损害，且生育并不是婚姻和性生活唯一且必需的目的。按照反对者所宣称的"性"与"生殖"间存在着所谓"自然的联系"，将两者分离则为"不自然"，但"不自然"并不等同于"不道德"，否则就犯了自然主义的谬误。实际上，避孕与否是人们个体的自主选择。二是避孕是否会导致性行为的混乱？反对避孕者认为，避孕导致性关系混乱以及婚姻关系的破裂。支持避孕者则认为，性关系混乱与否由社会环境、文化、道德、教育等因素所决定，不是某一技术或药物所能改变的。因此，应加强未成年人的性教育，妇产科的医护人员应开展性健康和生殖健康咨询，合理引导人们的性生活和生育行为。

（二）人工流产引发的伦理争议

流产是指胚胎或胎儿在妊娠28周前的终止，包括自然流产和人工流产两种。自然流产常常是自发的，不为人的意志所控制，不存在伦理争议。人工流产是指人为地借助药物或医疗器械终止胚胎或胎儿继续生长发育的医学干预手段，又称诱发流产或堕胎。根据孕妇怀孕周期的不同，人工流产的手段也有所不同。人工流产的动机多样，有些人没有做好生育准备而意外怀孕，有些人是为了避免严重生理缺陷婴儿的出生，也有因为家庭或社会原因而不得不放弃继续妊娠。任何形式的人工流产均会对怀孕女性带来身心的伤害，也必然导致一个新生命的终止。因此，文明社会是否允许人工流产的问题，在不同的社会文化环境中的看法有显著差异。

保守派认为，生命神圣，从受精卵形成的那一刻开始，胚胎就具备了生命的特征和作为人的权利，因而一切形式的人工流产都是不道德的，应该被坚决禁止。自由派主张，即使胚胎拥有生命权，其权利也不是绝对的，当胚胎的权利和母体的权利相冲突时，母体的权利应得到优先考虑。因此，治疗性人工流产和母体因特殊原因（如遭遇强奸）受孕而采取的人工流产应该得到允许。温和派认为，当胚胎有一定的生存能力之时才拥有生命权。因此，怀孕早期的人工流产可以被接受，但怀孕后期的人工流产应当受到谴责。

以上3种立场都在一定情形下是合理的。用唯物辩证法的观点看，至少要做到具体问题具体分析。显然，任何形式的人工流产均得不到伦理辩护的观点过于偏激，也与多数国家的政策法规和文化习俗不符。人工流产对出生人口性别比有着一定的影响，胎儿性别鉴定技术的滥用加剧了出生人口性别比例失衡，我国明确禁止性别选择性人工流产。

（三）优生优育伦理

提高人口素质直接关系到民族的繁荣昌盛、国家富强、人民的幸福安宁。实现优生优育是人们追求美好生活的基本前提。20世纪上半叶流行于西方社会的优生学（eugenics）理念及相应的生物医学干预措施或社会干预措施，带来了巨大的社会消极后果和伦理争议。优生学可分为积极优生学（positive eugenics）和消极优生学（negative eugenics）。积极优生学要通过人工授精、体外受精、基因编辑等技术来限制、改造不良基因，促进体质健康和智力优秀的个体繁衍。消极优生学则是要借助禁止近亲婚育、禁止智力严重低下者婚育、禁止某些严重遗传病患者婚育、产前诊断等社会医学干预的办法，设法降低或防止有身心残疾或严重智力低下者出生。积极优生学引发的突出伦理问题有胚胎的道德地位、后代是否有开放性未来的权利、不公平对待生命等；消极优生学引发的突出伦理问题有生育权利、出生权利等。

上述2种类型的优生理念是误导性的，相应的优生实践也有很多弊端。实际上，人类遗传基因本身乃至人种、种族之间也不存在优与劣。影响人口出生素质的因素主要有5种：①家庭其他成员的健康情况和生活方式，包括有无不良的身心状况、有无烟酒等不良嗜好；②生殖细胞是否带有致病的遗传基因突变；③孕产妇在生活与工作环境中是否接触有毒、有害物质；④胚胎在子宫内的生长环境是否正常；⑤胎儿的娩出是否顺利，有无早产、窒息、感染等情况发生。同时，人的品德、气质、能力等更多与家庭、社会环境相关。

实际上，在我国，优生（healthy birth）是指健康地出生。基于此理念下再选择可以得到多数社会成员在道义上和法理上接受的技术干预手段和社会政策措施。参与生育控制的护理人员要致力于通过有效途径进行健康教育，用优生优育的知识和技术，依据生育控制的法律法规指导群众的婚育行为。

优生优育的做法主要包括：第一，婚前自愿检查。结婚前，男女双方要主动接受常规体格检查和生殖器官检查，若发现疾病，早介入，采取积极的预防措施，促进双方和下一代的健康。第二，重视产前诊断。通过对宫内胎儿性别及健康状况的检测，以防止患有遗传病、发育畸形等胎儿出生。技术操作要规范到位，防止疏忽大意，避免不负责任地进行检查并签署诊断意见。第三，做好围生期保健。围生期孕妇应定期检查，及时掌握胎儿生理、病理变化；慎重对待孕期医疗，正确指导孕妇用药，防止药物对胎儿产生消极影响；严格按接生、助产常规操作，保证分娩顺利进行；做好新生儿的喂养和护理等。第四，积极开展遗传咨询。医务人员在婚前、产前，通过询问、检查、收集家族史等来解答遗传病患者或其亲属提出的有关该病病因、遗传方式、诊断、治疗及预后等问题，预测疾病风险，并提出遗传咨询建议。

（四）生育控制的护理伦理要求

在生育控制技术应用中，护士承担着重要的职责，要遵循如下伦理要求。

1. 有利于优生优育　生育控制的实施必须有利于服务对象的身心健康，促进家庭幸福和社会发展。护士不得参与违反国家生育政策规定或损害患者利益的活动。禁止为了个人利益而进行非法人工流产，或严禁参与推销未经过国家有关部门审批的避孕药物。

2. 尊重自愿选择　对接受生育控制的服务对象，护士有义务向他们告知有关生育控制各项措施的原理、风险、受益和具体方法等信息，任何控制生育的手术都必须在患者签署书面知情同意书后才可以施行。当个人利益与社会利益发生冲突时，护士要尊重当事人实施生育控制的自愿性。

3. 隐私保护　生殖控制技术涉及患者的隐私部位。护士提供技术服务的过程中，要特别重视患者的隐私保护，不议论、不宣扬，帮助患者减轻后顾之忧，安心地接受各项生育控制技术与服务。特别是对那些由于婚外性行为而寻求帮助的服务对象，护士不应歧视他们，要做到一视同仁。

二、辅助生殖技术伦理

人类辅助生殖技术是指运用医学技术和方法对配子、合子、胚胎进行人工操作，以达到受孕目的的技术。可分为人工授精和体外受精-胚胎移植技术及其各种衍生技术。其改变了人类生育的自然过程，给不孕不育者带来了福音，但也对传统伦理道德观念产生了重大挑战。

（一）人工授精技术伦理

人工授精（artificial insemination）是指收集丈夫或捐精者的精液，将精子放入女性生殖道内，实现精子和卵子自然结合以达到妊娠目的的技术。根据精子来源不同，人工授精可分为同源人工授精和异源人工授精。同源人工授精使用的是丈夫的精子，异源人工授精使用的是自愿捐精者的精子，人工授精技术在应用过程应关注以下几个伦理问题。

1. 单身女性的人工授精应受到严格限制　为了满足不结婚而生育子女的愿望，单身女性可以通过人工授精技术而直接生育后代。那么，单身女性该不该这样做呢？或者说，社会是否应该允许医疗机制对单身女性实施人工授精呢？按理，生育权是每个公民的权利，单身女性也具有合法的生育权，但在国内医疗机构开展辅助生殖技术需要结婚证、身份证和准生证，因此，目前这种做法得不到政策法规的支持。允许单身女性通过人工授精技术生育，一方面会导致大量孩子缺失父亲，可能会影响其人格的健全和发展；另一方面，会给传统婚姻家庭伦理观造成冲击，使社会逐渐失去婚姻家庭功能的支持。因此，通过行政手段严格限制单身女性人工授精生育是非常必要的。

2. **禁止精子的商品化**　精子商品化得不到伦理辩护。一是精子的质量问题。由于利益的驱动，精子的提供者可能忽视精子的质量，甚至捐精者隐瞒自己的某些遗传缺陷或传染性疾病，危害到胎儿或接受精子的受者。二是血亲通婚问题。使用同一供精者的精子产生的后代，从生物遗传的角度来看，都是同父异母的兄弟姐妹，他们之间的通婚就形成血亲通婚，这是伦理和法律不允许的。在确保捐精者身体健康、不存在遗传疾病的情况下，不应当允许母亲选择捐精者。

3. **知情同意和隐私保护**　采用异源人工授精方法出生的婴儿存在两个父亲：一个是生物学父亲，即捐精者；一个是养育父亲。只有当夫妻双方协商、自愿表达通过人工授精方式受孕的决定并共同签署知情同意书后，医疗机构才能进行人工授精。养育父亲与婴儿虽无生物学上的血缘关系，但具有道义和法律上的权利和义务，而捐精者并无帮助利用其精子所生子女的法定义务。国家应严格管理有权进行人工授精的机构，并对通过人工授精方式生育子女的情况、捐精者的身份、身体状况进行登记、核查，并对这些资料进行严格的保密。

（二）体外受精–胚胎移植技术伦理

体外受精–胚胎移植技术（in vitro fertilization-embryo transfer）是指用人工方法从女性体内取出卵子细胞，在器皿内培养后，加入经技术处理的精子，待卵子受精后继续培养，到形成早期胚胎时，再转移到子宫内着床，孕育成胎儿直至分娩的技术。运用此种技术生育出来的婴儿俗称"试管婴儿"。此技术主要解决由女性不孕症引起的生育障碍，如输卵管阻塞、女性无卵或卵功能异常等；也可以解决因男性少精或弱精而导致的不孕问题。试管婴儿技术引发的伦理问题主要有：

1. **多胎妊娠和减胎中的医疗风险**　在不孕症的诊疗和护理过程中，有时医生没有制定恰当的治疗方案，发生了医源性多胎。例如，一名不明原因不孕症患者经诱导排卵后，出现四胎妊娠，引发了巨大的医疗风险。多胎妊娠一旦出现，需经患者充分知情同意后，在适当时机合理运用减胎术，优化治疗安全性，以便保证母婴安全，改善母婴结局。

2. **父母的身份界定**　在体外受精技术中，因配子来源和妊娠场所的不同，试管婴儿就有多个父亲，多个母亲。经体外受精技术出生婴儿的父母也可以分为2种情形：一种是提供卵子或精子的生物学父母，另一种是养育父母。

3. **剩余胚胎的处置**　受精卵和胚胎的处置面临着很多伦理问题，如胚胎研究是否符合伦理规范，是否能对受精卵和胚胎进行操纵，将多余的胚胎销毁或丢弃是否构成杀人等。探讨这些问题的关键是对受精卵和胚胎的伦理和法律地位认定。一种意见认为生命神圣，受精卵是人的开始，胚胎是人，不应被视为工具手段。胚胎具有发展成完全意义的社会人的可能性，为了维护人的生命的尊严，不能任意操纵和处置他们。

三、商业化代孕引发的伦理问题

（一）代孕的含义和类型

代孕（surrogacy）是指在具备临床指征前提下，授权代理孕母完成与委托夫妇有或没有遗传联系的胚胎妊娠及分娩过程。根据代理孕母与胚胎有或没有遗传联系，可将代孕分为完全代孕和部分代孕。根据代孕母亲的动机分为商业性代孕和非商业性代孕。在商业代孕中，代孕母亲的动机基本以金钱报酬为出发点，由委托人与代孕者签立商业合同，保证孩子出生后委托人向代孕者支付医疗、生活补偿等费用，代孕母亲将孩子交付给委托人。

（二）商业化代孕引发的问题

商业化代孕过程包含医学技术操作风险，可引发一系列的伦理、社会和法律问题，其中的伦理问题包括隐私保护、不公平对待、自主选择权受限，不可接受的风险－受益比，以及冒犯人格尊严等。

1. 代孕女性工具化冒犯了人格尊严 子宫是怀孕、分娩的主要器官。一位女性选择代孕可能是因生活所迫而将孕育后代行为变成可以用金钱衡量的交易。代孕的女性子宫被赋予了商品的属性；孕育新生命的过程退变成一种商品交易行为，生命被标价出售。代孕女性的子宫确实是充当了满足代孕需求方得到自己孩子的工具，有损代孕者的尊严。代孕者的子宫被出租，作为实现他人生殖目的的孵化器。代孕女性的生殖能力具有工具属性的使用价值。涉及金钱报酬的代孕将生殖功能商业化，把本应受尊重的生理功能贬低为异化劳动的形式，女性的人格尊严被贬低。

2. 对代孕母亲带来的身心伤害 进行商业性代孕的女性通过自身的生殖能力为委托人生育后代，将婴儿交给代孕需求方，代孕需求方给女性相应的生殖劳动报酬。代孕者的身体可以被商品化，母子的情感劳动亦可能被物化。代孕关系剥离了孕妇与胎儿建立在生理基础上的母子亲情，把婴儿处理为可移交的"产品"。由于在代孕的过程中可能会出现妊娠并发症或其他意外，甚至被终止妊娠，让代孕母亲承受巨大的身心伤害。

3. 代孕有可能破坏家庭稳定 代孕母亲与其孕育的婴儿没有遗传关系，但十月怀胎的漫长过程使二者之间拥有生理上的母子或母女关系，以及心理上难以割舍的复杂感情，这有可能引发代理母亲和不孕夫妇的纠纷，进而影响不孕家庭的稳定。由于代理母亲的身体或生活不良习惯所导致的胎儿发育不良，也容易引发法律纠纷。非商业化的代孕，如母亲为女儿代孕、姐姐替妹妹代孕等情况，虽说通常是出于善良的利他动机，但也可能导致孩子出生后伦理关系的混乱，从而引发其他法律和社会问题。

（三）商业化代孕行为的监管

我国卫生部颁布的《人类辅助生殖技术管理办法》（2001年）和《人类辅助生殖技术和人类精子库伦理原则》（2003年）均明确规定：医疗机构和医务人员不得实施任何形式的代孕技术，否则将追究医疗机构的法律责任；禁止以任何形式买卖精子、卵子、受精卵及胚胎。各种形式的商业化代孕难以得到伦理辩护。商业化代孕向社会传达了一种钱可以购买生殖劳动和婴儿的错误导向，甚至诱发性代孕行为。政府应立法严格禁止任何组织机构开展任何形式代孕，避免商业性代孕诱发代孕技术的误用和滥用，侵害个人权益和社会公益。不过，从伦理学视角看，有些体现了人道主义精神的代孕可以得到伦理上的辩护，如直系亲属间的援助性代孕后针对某些特殊不幸家庭的志愿者代孕。

四、辅助生殖技术应遵循的伦理要求

根据《人类辅助生殖技术管理办法》和《人类精子库管理办法》的规定，护士在参与辅助生殖技术的过程中应遵循以下伦理要求。

1. 加强医护患之间的风险信息沟通　在治疗过程中，不孕不育夫妇不仅要考虑妊娠率，还有其他因素如花费、时间、身体和精神负担、潜在风险等。卵子质量不佳、卵巢反应不良、多胎妊娠等均可能导致受孕失败。女方承担了较大的心理压力，如要服用较大的药物来促排卵，承受胚胎移植的手术，甚至可能提前结束妊娠。辅助生殖过程中带给母亲的不良合并症，如超排卵引起的卵巢过度刺激综合征、取卵手术穿刺带来的风险、子宫的损伤、腹腔内出血或者血肿、多胎带来的风险等；远期安全性需要注重该技术对胚胎、子代健康的影响。护士要鼓励丈夫和妻子之间进行积极地交流，在价值观和需求上达成一致意见。

2. 不孕不育夫妇利益至上，保护后代权益　护士在参与辅助生殖技术方案形成的过程中，应积极提供不育夫妇病理、生理、心理及社会方面的信息，协助制订最有利于患者的技术方案；同时不执行任何以多胎和商业化供卵为目的的促排卵措施。为保障辅助生殖技术所孕育后代的家庭及社会地位，辅助生殖技术孕育的后代与自然受孕分娩的后代享有同样的法律权利和义务。护士不得参与实施代孕技术或胚胎赠送助孕技术等。

3. 做到充分知情同意，保护隐私　护士有义务告知接受辅助生殖技术夫妇相应的程序、风险、成功的可能性、接受随访的必要性等信息，供夫妇权衡利弊和抉择。任何辅助生殖技术都必须在夫妇双方签署书面知情同意书后方可实施。护士在参与辅助生殖过程中须对供、受体的信息严格保密，供方与受方夫妇应保持互盲；供方与实施辅助生殖技术的医护人员保持互盲；供方与受方后代之间保持互盲，减少不必要的医疗纠纷，保护当事人各方的权益。

4. 严于律己，杜绝商业行为　护士不得参与对单身女性以及不符合国家人口和计划生育法规规定的夫妇实施人类辅助生殖技术；不得参加非医学需要的性别选择和生殖性克隆技术；不参加违反伦理规范的配子和胚胎试验研究及临床工作。护士要协助医生严格掌握辅助生殖技术的适应证，控制适用范围，反对买卖精子、卵子的商业行为。

（冯　琼　张新庆）

第三节　中医护理技术伦理

一、中医护理伦理思想

中医护理是指在中医整体观和辨证观指导下的辨证施护、预防保健、养生康复的护理方法。中医护理伦理思想是对中医诊疗、护理实践及相关预防、保健、康复等活动过程中伦理反思的结

果。它蕴含了丰富的辩证思维。中医护理从患者利益出发，针对不同病情，应用"扶正祛邪""标本缓急""同病异护""异病同护""正护反护""因人、因时、因地制宜"及"预防为主"等原则来制定相应的护理措施。中国古代医护药不分，医儒同道。医疗和护理都受儒家思想的影响。儒家仁者爱人、济世救人的思想对护理伦理产生了良好的影响。《大医精诚》说："人命至重，贵于千金，一方济之，德逾于此。"人命比千金还要贵重，要尽力去救治。医护人员应该本着尊重生命的理念关心爱护患者。

中医护理技术源自对生命的"关爱"，孙思邈论述为"先发大慈恻隐之心，誓愿普救含灵之苦"。患者以性命所托，医护人员需一颗仁爱之心。在中医护理技术应用过程中，护士应充分尊重患者自主性，在不损害他人和社会利益的前提下，最大限度地维护患者利益。所有的中医护理技术都有相应应急方案，实施过程中观察患者反应，积极预防不良反应和并发症，这体现了"不伤害"原则。中医护理技术要尽量做到价格低廉、便捷、适宜。在医疗政策导向下，中医护理技术服务下沉基层，资源优化配置，最大限度地确保患者受到公平公正对待。

二、中医护理技术中的伦理蕴含

（一）临床科室护理技术的伦理蕴含

1. 量病选术，辨证施护　中医护理技术应用需根据患者病情而定，体现中医护理整体观和辨证观。中医护理是在常规护理基础上，以中医药理论为指导，充分体现辨证护理及整体观念，以患者为中心，针对不同病证进行护理，根据患者不同病情和需求以及中医护理技术的适应证、禁忌证等综合考量，恰当选择相对应的中医护理技术，量病选术，体现中医护理的精髓。中医整体护理思想贯穿于护理全过程，在不同阶段采取不同措施。中医认为，口舌生疮是心火上炎或小肠实热所致，治疗除选用清热解毒、导热下行的药物外，还应选取一些寒凉清火食物。同时要避免情志过激，以免出现过喜伤心、急躁伤肝之弊。辨证施护是中医护理的特点，包括同病异护、异病同护两个方面。

2. 遵循标准化的护理流程，减少伤害　中医护理技术均有标准化的护理流程，正确地实施标准流程可以有效促进患者康复，减少并发症发生，提高患者治疗自信心。护士要遵循流程标准，落实好无菌观念、物品准备等，提升操作方法的精准性和熟练度，部分操作还应注意患者隐私保护，评估技术操作过程中潜在的风险并做好预案，尽量减少患者痛苦，保证护理效果。

3. 动态评估患者，实现患者受益最大化　临床患者病情复杂多变，临床护士在实施中医护理技术过程中要注重患者的变化，及时评估中医护理技术的适应证和禁忌证，做好动态评估和辨证，及时调整方法，使中医护理技术效果最大化。

4. 注重与患者的沟通和交流，改善护理效果　现代研究认为，非语言沟通与语言沟通具有相似的作用。在技术操作过程中临床护士的言行举止均对患者的心理和生理产生一定的影响，正确运用则可达到积极的作用。护士可通过加强与患者语言沟通消除患者的不良情绪，提高治疗配合度和身体耐受力。同时注意举止轻柔，注重眼神、体态及手势等非语言交流的充分应用，将中医情志护理的方法融入中医护理技术操作中，使者气机畅达，保持积极的心理状态，提高遵医行为，树立战胜疾病的信心。

（二）延续性中医护理技术的伦理蕴含

延续性护理适应了人口老龄化及慢性病多发的医疗护理需求，提升了患者生存质量和回归社会。延续性中医护理技术适用于糖尿病、高血压、脑卒中、肿瘤、心血管疾病等慢性疾病及产后康复等。常用的有中药热罨包、中药封包、中药熏蒸、中药硬膏热贴敷、灸法、耳穴贴压、穴位贴敷、穴位按摩、小儿捏脊等护理方法，以及中医辨证施膳、情志护理等方式，能满足诸多患者的延续性护理需求。不过，延续性护理中的中医护理技术操作规程中也存在安全隐患，如艾灸和中药熏洗等可能会导致烫伤等不良事件。耳穴贴压、小儿捏脊等需要专业人员指导方可发挥作用。因此，在延续性护理实施过程中，做好患者及家属的健康教育，出院后及时跟踪随访，确保延续性护理的有效性、安全性和可持续性。

（三）情志护理的伦理蕴含

中医护理强调情志护理，即通过调节情志来治疗脏腑疾病的方法。《黄帝内经》云："人有五脏化五气，以生喜怒悲恐忧"。情志正常，可使脏腑之气舒畅条达，促进脏腑的功能发挥；情志异常，就会导致脏腑气血功能紊乱，伤及内脏。根据五行理论对情志的疏理，可有利于疾病的治疗，《素问·阴阳应象大论》中说："悲胜怒、恐胜喜、怒胜思、喜胜忧、思胜恐"。中医护理应具有"七情"辨别的能力，根据患者性格特征观察其情绪的变化，综合应用移情、疏导、相制的矫正方法，使患者保持舒畅、宁静的心理，保持良好的情绪状态。

（四）中医护理技术在社区应用中的伦理

中医护理技术在养生保健、疾病护理、康复护理等方面具有独特优势，这些都与社区的健康需求相一致，已被社区人民认可和接受。中医护理技术具有简、便、廉、验、效的特点，在我国经济基础薄弱的背景下，中医护理在社区开展具有得天独厚的优势。中医护理的服务功能对于健康人群，以预防保健为主；对于伤残、疾病后遗症、术后人群，以康复护理为主；对于急、慢性患者，以疾病护理为主。护士要发挥中医护理技术优势，结合社区特点进行针对性的慢性病居家调养等护理服务，遵循有利、不伤害原则，开展各种常用技术的培训指导，让患者掌握居家保健的常用技术，提高社区保健水平，体现卫生资源配置的公平性。

三、中医护理技术应用中的伦理问题

（一）侵害患者隐私权

中医护理技术的应用对象是整体的人。艾灸、拔罐、刮痧等中医护理技术需要暴露患者体表循经施展，如不注意安全措施应用，容易造成患者身体隐私曝光。除患者身体隐私外，个人信息隐私也有可能被收集倒卖，用于广告宣传、电信诈骗等非法活动。

（二）操作不当造成不良护理事件

以烫伤为主的皮肤完整性受损是中医护理技术（如艾灸、火罐、热敷等）最常见的不良护理事件。刮痧、中药涂擦等中医护理技术可能引起皮下血肿或皮肤破溃。穴位贴敷在敏感部位留置时间过长，易导致患者局部皮肤破损。

（三）信息不对称，患者自主选择权受限

信息不对称指中医护理技术实施者拥有比一般患者更多的中医护理知识储备。信息不对称影响到患者的知情选择权，使患者被动接受护理。信息不对称导致中医护理技术在临床中重操作、轻理论，反馈患者信息公式化，护患之间缺乏积极对话、反馈，脱离辨证施护，不利于改进护理质量。

四、中医护理技术操作的伦理要求

（一）技术精湛，护病求本

中医护士要熟练掌握各种中医护理方法。根据不同病情采用扶正为主或祛邪为主的护理措施。治疗和护理的目的是改变正邪双方力量的对比，扶助正气，祛除邪气，使疾病过程向着痊愈的方向转化。在护理过程中，要抓住疾病的本质。以临床治则（正治与反治）为依据采取正护与反护。正治是指疾病的临床表现和其本质一致情况下的治法，又称逆治逆护法，即"热者寒之""寒者热之""虚则补之""实则泻之"。护理则采取逆其象而护。反治是指疾病的临床表现和本质不一致时的治法，即顺其疾病现象而治护的方法，如"热因热用""寒因寒用""塞因塞用""通因通用"，如积滞伤食所致腹泻，淤血内滞所致崩漏。

（二）人性化护理操作

中医护理倡导辨证施护，体现人性化理念，主要体现在生活、饮食、起居以及服药等方面。《黄帝内经》云："人以天地之气生，四时之法成。"中医将自然界正常气候变化称为"六气"，当气候急剧变化或六气侵犯人体成为致病因素时称为六淫。六淫致病多与季节气候、居住环境有关，护士要主动掌握气候变化规律，做好时令护理，做到"因人、因时、因地"制宜，针对不同时令和季节提醒患者增减衣物，调整饮食，加强身体锻炼，帮助患者减少或预防疾病发生。在服药时间上，中医护理强调因人、因病、因药、因时服药，如危重患者要少量多次频服；昏迷、小儿、食管手术等不能口服时可采用取鼻饲给药等；治疗寒证疾病药宜用热服、温服等。护士要善于总结，探索最佳的给药时间，防止患者服药潜在损害，保障患者安全不受侵犯。

（三）爱心、同情心，谨慎、负责

关爱患者是中医护理伦理的核心理念。清朝名医喻昌在《医门法律》指出，"医仁术也，仁人君子，必笃于情。笃于情，视人犹己，问其所苦，自无不到之处。"设身处地为病者着想，体贴患者的难处，牵挂患者安危，这是对患者生命的最大尊重。《千金要方》中谈到："省病诊疾，至意深心，详察形候，丝毫勿失，处判针药，无得参差，虽曰病宜速救，要须临事不惑，唯当审谛覃思。"护士要严谨慎重，在医药配供上更加谨慎、负责。

（四）贯彻以预防为主的护理理念

未病先防、既病防变是中医突出于现代医学的优势。护士应树立预防为主的护理理念，以多种形式、多方位、多层面的健康教育和科普知识传播提高患者的防疾意识，提高人群的健康素养，提供基本的信息权和健康权，指导患者通过饮食、运动、精神调摄等个人养生保健方法和手段来维系人体的阴阳平衡、调养正气，提高机体内在的防病、抗病能力，以达到"正气存内，邪不可干"的预防目的和维护"虚邪贼风，避之有时，精神内守，病从安来"的健康状态。

总之，中医护理技术蕴含着中医大医精诚的核心理念，影响着现代护理技术的发展，也体现了中医是瑰宝的珍贵价值。护士在传承和发展中医护理技术的同时，守正创新，弘扬中医国粹，使中医护理技术造福人民大众，为健康中国建设发挥最大的作用。

（刘晓辉）

第四节　智慧护理伦理

进入21世纪，电子医疗记录、可穿戴设备、健康监测手机应用程序和远程医疗等技术已经日渐融入健康照护领域，成为现代护理服务的重要补充。智慧护理服务模式可优化护理流程，提高护理效率，为患者提供个性化护理服务。智慧护理在带来优质、高效护理服务的同时，也带来了诸多伦理挑战。

一、智慧护理及其社会价值

（一）智慧护理的含义

智慧护理（smart nursing）由医院智慧护理信息系统及区域、家庭健康护理系统构成，对患者的健康状况及各项医疗信息进行采集、存储、输送等智能化处理，实现智能化护理服务。智慧护理信息系统贯穿医院全程护理，从门诊入院办理延展到出院随访管理，包括门诊和住院诊疗的接诊、检查、诊断、治疗、处方和医疗医嘱、病程记录、会诊、转科、手术、出院、病案生成等信息。通过患者的计算机或智能手机设备访问，从远程位置收集患者信息、提供出院指示、指导患者和评估患者健康状况。

（二）智慧护理的社会价值

护理信息技术扩展了护理范围，实现动态、连续、个性化的延续性管理；信息系统保障执行医嘱的时间准确性，确保执行各种治疗护理措施。智慧护理有助于减少护理差错，强化风险控制，促进患者安全。

1. 降低护理工作强度，提高服务效率　移动便携式设备、健康二维码使护士能够快速准确地识别患者身份，及时处理和执行医嘱。护理文书的录入、患者信息的收集和查看等操作基本实现了无纸化办公，节省了护理人力，提高了护理服务的精准度和工作效率。

2. 动态监控各个护理环节，保障患者安全　物联网技术有助于医护人员全面、准确掌握患者的检验报告、影像、病理报告、家族史、过敏史等情况，并对诊疗方案、护理报告等进行全程监控及纠错报警，防范医疗差错的发生。例如，针对某一特定高血压患者的年龄、身高、体重、基础疾病及基础血压值等数据，预设高血压危险值。一旦患者因情绪波动大、剧烈运动、减药或停药等原因，导致血压值突破预设高值，系统即会发出提醒或报警，并监督患者正确服药等关键环节，实现动态管理，使整个治疗过程安全可靠。

3. 实现个体化护理，促进远程护理指导　云计算、大数据、移动互联网、物联网等信息技术的应用，促进了病患信息的收集、记录、分析、处理，提供个体化的护理决策，保证患者能够得到及时、准确、便捷、优质的健康指导及护理服务，使家庭随访和门诊随访等延续性护理更便捷。通过智能可穿戴设备监测并记录患者脉搏、血压、心电活动、血糖等健康信息，同步调整护理措施，并进行远程指导或提示，提高护理服务质量。

4. 促进患者自我健康管理，参与健康管理决策　电子病历、健康自我管理的App的使用，使患者能及时、准确、合法地获取健康数据，保障了患者的知情权，促进患者参与健康管理决策，为自主家庭医疗拓展了空间。同时，信息技术实现了医疗服务与数据获得的平等、开放、透明和可及。智能护理机器人辅助于躯体照顾，提高卧床不起老年人和残疾人士的生活质量，增强生活自理能力，减少对他人的依赖。例如，床上智能化如厕可以遥控操作，并具备臀部清洁和烘干功能，全程无须专人辅助，如厕马桶可以自洁和密封防臭，保持室内环境空气不受影响。

二、智慧护理面临的伦理问题

智慧护理伦理问题主要表现在隐私泄露、侵犯知情权和自主权、稀缺医疗资源的不公平分配、责任主体界定、数据所有权问题等。

（一）责任主体划分不明晰，安全隐患多

1. 健康数据可靠性问题　医疗数据包含了患者的生命指征信息。若这些数据信息遭泄露则会带来难以挽回的损害或不良影响。数据传输过程中的各个环节都存在着安全问题。智慧护理检测到的大量原始数据均通过移动网络进行实时传输，这就对智慧护理数据传输的安全可靠性提出了挑战。智慧护理在终端设备的介入控制和用户认证上尚存在安全隐患，智慧护理技术产品质量良莠不齐，健康数据的可靠性差。数据在通信网络上的存储、传输和共享，可能会被非法窃取、截获、篡改或毁坏。有些数字健康人工智能工具尚未经过严格的测试，也缺乏成熟的风险评估工具，这将使患者暴露于医疗风险之中。

2. 责任主体划分不明晰　在智慧护理过程中，从医生开处方到护士发放药物有多达50个步骤，牵涉患者信息系统、医生开处方、药剂师检查、机器报警、机器人抓取药物、护士发放药物及患者最终服下药物等。任何一个环节出现事故或故障，都会导致医疗差错。人工智能医疗系统的不确定性更高，相关的责任也被分解为多个环节。那么，在智慧护理过程中出现了诊疗差错，医护人员、医疗机构乃至机器人的生产者、销售者都需要承担责任，但目前责任承担的界线划分不明确。当前的人工智能的智能化程度不高，缺乏自主性，出现的算法偏倚和判断失误应该由医生或护士来审核其判断结果，医生和护士需要对智慧护理的差错承担责任。假如将来智能机器人

完全自主地开展临床诊疗活动而不再受人类约束，则人类医护人员便无须担责。因智慧护理技术设计缺陷而导致的伤害，厂家和医疗机构要根据过错程度而共同承担责任。

3. 假警报触发的急救警报加重护患负担　智慧护理产生过多的警报会引发警报疲劳。在智慧护理实践中，每天围绕临床护士的假警报很多，产生很多假警报触发的急救警报事件，但也有错误地关闭警报之后导致患者死亡的病例。导致错误警报的原因主要有错误的阈值设定、电池失效及传感器松动等。假警报会让护士产生警报疲劳，也对患者的身心健康带来身心影响。有些新生儿可穿戴传感器，让父母可以清楚地知道新生儿的睡眠质量、心率或呼吸情况，但父母过度跟踪新生儿信息会感到焦虑，也会诱导医护人员对新生儿进行不必要的医疗护理，加重其工作负荷，导致工作倦怠，反而降低护理服务效能。

（二）人文关怀的缺失

护理的目的不仅要照护患者的身心，还要敬畏、尊重和关怀生命。智慧护理不能像传统护理一样实现护患双方面对面的交流，护士无法直接观察患者病情，更无法借由细致温情的言语、动作给予患者心理慰藉，导致人文关怀的缺失。

1. 智慧护理对护患沟通的双重影响　智能化护理技术的应用可减轻护理工作强度，减少工作时间，让护理人员有更多的时间和精力与患者进行沟通。但如果护理人员过度依赖智能化技术，反而会减少护患之间的面对面沟通。电子病历等使部分工作在电子设备上完成，患者成为了健康信息的"数字患者"。机器人医生会在一定程度上变革医学模式和护理模式，深刻地影响到护患沟通的形式和内容。护士应该学会将护理实践与人工智能相结合，逐渐实现护理角色和工作模式的转变。

2. 患者信息被上传至网络系统，加大隐私泄露风险　在智慧护理模式下，患者可识别的诊疗数据、实验室数据、护理数据及生活数据信息被传输至网络系统，隐私泄露的风险也随之增高。可穿戴医疗设备无时无刻不在搜集着服务对象的身份信息、位置信息和环境信息等，并在毫无察觉的状态下将这些信息传输并存储至云端进行分析处理。例如，智能监护、慢性病管理和养老监护系统产品的应用需要全时段、无盲区地监控患者或老年人日常起居，而视频数据的实时采集、传输、分析等可能会导致隐私泄露。随着远程医疗和在线咨询的普及，数据在传输过程、储存过程信息泄露的可能性加大。当然，通过指纹、虹膜等生物识别技术保障信息安全，能缓解患者和医务人员对隐私泄露的担忧。

（三）智慧护理资源分配不公平问题

我国优势医疗卫生资源主要集中于中心城市的大医院中。虽然智慧护理可以整合优势资源，缓解医疗资源分配不均的问题，维护护理服务的公正性，但数据智能反而会因不同地区、不同群体对信息技术的开发、掌控和使用程度存在差异而产生"数据鸿沟"，有可能会造成新的不公正现象。智慧护理的成本较高，患者可能因经济能力较差而无法接受智慧护理，导致了医疗权利上的不平等。

三、智慧护理的伦理要求

在智慧护理实践中，护士将成为信息集成者、健康训练者和护理传递者。护士需要将护理经验、知识和技能转变为学习思考和处理信息的新方式，这对护士提出了更高的道德要求。

（一）富有同情心，加强医护患沟通

提供安全、富有同情心、称职和道德的护理是护理人员应坚守的核心价值。护士可以通过沉默、积极倾听及关心、尊重、友好的态度来表达情感。在全新的数字世界里，医护沟通和护患沟通都将会产生变化。医护人员从电子病历等数据中获得所需的患者信息。患者与医护人员一起通过视频讨论健康档案，参与到医疗护理决策中来。

（二）保护患者隐私，促进数据合理使用

面对智慧护理中不断产生的数据，有效保护患者个人隐私显得尤为重要，应通过技术手段，使数据使用和保护隐私之间达到平衡。医疗信息的规划和使用需要兼顾安全性和开放性。通过在信息获取端对信息进行处理、加工等，降低隐私的泄露风险。实施智慧护理过程中，护士应妥善保管患者的数据信息，不得参与医疗数据信息的非法买卖。

（三）完善责任监管，保障患者安全

在智慧护理模式中，护士要谨记仪器运行也会存在偏差，不能轻信电脑软件和监测器所提供的信息。护士要时刻保持警惕心，用扎实的知识准确甄别各种仪器报警的假阳性和假阴性。例如，给患者静滴氯化钾，当患者自动调节输液器使输液滴速加快时，输液监控采集到实际滴速值，结合用药知识库中关于滴速的警戒范围，系统进行推理判断后，通过手持终端及护理信息显示屏发出警告，护士要及时避免医疗事故发生。

（四）患者参与医疗决策，增进智慧护理获得感

智慧护理模式要强调以患者为中心，使患者平等地获取医疗服务和健康数据。护士在智慧护理实践中应考虑数据鸿沟和患者对电子健康技术运用的实际能力，尊重患者参与智慧护理决策的意愿，保证患者有权利自由平等地获取医疗数据和信息，促进医疗从家长式管理转向合作模式。

本章概要

护理技术的研发和应用旨在满足人类身心健康。护理人员要具备良好的伦理素养，合乎伦理地使用护理技术。本章介绍了护理技术与伦理，以及辅助生殖技术、中医护理技术和智慧护理中的伦理蕴含。各种护理技术应用中均要减少对患者身心伤害、保护患者隐私和提高护理质量，这就需要护理人员遵循相关的伦理要求。中医护理技术实施过程中，护理人员要尊重患者自主性，倡导护病求本、预防为主。智慧护理技术在扩展护理工作领域和改善护理工作模式的同时，也存在着数据的不可靠性、信息被利用、隐私被泄露、责任主体划分不明确、资源分配不公平等问题。

思考题

1. 描述护理操作中遇到的某一类突出伦理问题，并提供对策建议。
2. 举例说明辅助生殖技术应遵循的伦理要求。
3. 描述中医护理技术存在的某一类伦理问题，并给出对策建议。
4. 描述智慧护理中存在的某一类伦理问题，并提出对策建议。

案例分析

小李和小高通过商业化代孕生下了异卵双胞胎。这对夫妻将双胞胎抚养到5岁时，丈夫小高因意外去世。祖父母要求成为孩子的监护人，但儿媳小李坚决不同意。于是，二老将小李告上法庭，辩护理由是自己的儿子是两个孩子的生父，但代孕的卵子并非儿媳小李的。

问题：①国家不应开放商业化代孕的伦理依据是什么？②本案中双胞胎的监护权到底应归属谁，为什么？

（冯 琼）

参 考 文 献

[1] 侯滢, 李亚军, 侯建平. 我国智慧医疗发展中数据智能的伦理问题及其适应性治理 [J]. 中国医学伦理学, 2019, 32 (11)：1406-1409.

[2] 李金亭, 王志敏, 崔乃强. 中西医结合护理在外科快速康复的研究进展 [J]. 中国中西医结合外科杂志, 2019, 25 (2)：241-244.

[3] 谢雅红, 陈晓洁, 祝亚男. 乳腺癌中医护理方案效果评价体系的构建 [J]. 中华护理杂志, 2019, 54 (1)：70-75.

[4] BUCHANAN C, HOWITT ML, WILSON R, et al. Nursing in the age of artificial intelligence：protocol for a scoping review [J]. JMIR Res Protoc, 2020, 19 (4)：e17490.

第**14**章 护理研究伦理

护理研究（nursing research）是运用科学的方法探索、回答和解决护理实践、教育、管理等方面相关问题，认识和揭示人类健康、疾病及其防治的本质和规律的一种探索性活动。护理研究成果会更新科学知识，改进护理干预措施和方法，为护理决策提供可靠、有价值的证据，有效指导护理实践。涉及人的护理研究会碰到其他临床研究中常见的伦理问题，护理研究过程也会引发科研不端行为。护理科研人员要遵从护理研究伦理规范，坚守道德底线，负责任地开展护理研究，促进护理学理论和人文护理实践的健康发展。

第一节 护理研究伦理问题

一、护理研究的特点

随着医学进步和社会发展，护理研究的深度和广度都有所延伸。近年来，循证护理实践、高级护理实践、延续性护理、精准护理、患者自我报告结局等成为护理研究的热点。护理研究具有创新性、系统性、普遍性和社会性。这意味着护理研究也可能面临独特的伦理问题。

（一）研究对象的复杂性

护理的研究对象（research participant）是患者或健康志愿者。在护理研究过程中，研究者要充分考虑研究对象的个体差异性，包括形态、功能等生物学上的差异，以及心理特征、文化背景、宗教信仰、生活方式等社会方面的差异，切实保障研究对象的生命安全、健康照护等方面的权益不受侵犯。

（二）研究内容的广泛性

护理研究对象的多样性和复杂性决定了研究内容的广泛性。与人的健康相关的生理、心理、社会适应方面的内容均可作为护理研究的内容。护理研究与其他相关学科研究不断交叉渗透，充分整合了基础医学、临床医学、心理学、社会学、管理学等众多学科的理论和实践，向微观和宏观领域双向扩展，丰富了护理研究的内容。

（三）研究方法的多样性

护理研究内容的广泛性决定了研究方法的多样性。护理研究不仅采用临床观察、社会调查、试验研究等量性研究方法，收集数据，进行统计分析，还应用现象学研究、扎根理论研究、民族志研究等质性研究方法，总结普遍规律，发现个性差异。护理研究可以通过采集血液、组织样本、生命体征等客观指标来收集资料，也可以通过分析问卷、访谈、文本、影像等资料来获取信息。如何针对主要的护理研究问题，将各种研究方法有机结合，是护理研究者需要思考的问题。

二、护理研究伦理问题的主要表现

护理研究是通过科学理论和技术手段，揭示护理现象的本质以及护理现象之间的相互关系，提高护理质量，促进人类健康福祉的科学探索活动。不过，涉及人的护理研究各阶段均不同程度地存在伦理问题，需要得到及时鉴别和妥善处理。

（一）研究方案设计的伦理问题

确定研究问题、设计研究方案是护理研究的第一步。护理研究均可能会对研究对象带来某种程度的伤害，有些设计不合理的方案甚至给研究对象带来严重的身心伤害。护理研究中所用到的新型药物、技术、材料和措施的安全有效性具有不确定性。一些描述性研究和质性研究为护理干预措施指明方向，具有科学价值，但研究对象难以获得直接受益，还要面临个人信息遭泄露的风险。因此，护理研究选题和方案设计阶段要权衡科学价值和研究对象利益之间的冲突，充分评估研究的风险－受益比，最大限度地保护研究对象的利益。

（二）研究对象招募过程中的伦理问题

临床护理研究计划的设计者和实施者，要明确研究目的、方法和实施过程，对研究的结果、风险和补救措施也有较为专业的预判，处于主动地位。而研究对象通常只能从研究者处获得研究相关的信息，处于被动地位。研究者与研究对象之间存在信息不对称和地位不平等，有些研究者夸大了研究收益，而弱化了研究风险，患者在不正当影响的情况下参与了研究，患者也可能迫于研究者护理人员的身份压力，担心不参与研究会影响自身的医疗护理待遇，而无形中被迫参与研究。个人信息的采集和分享意味着在护理研究和实践过程中可能是在不知情的情况下收集的，个人的知情同意权和隐私权的保护受挫。同时，在国际合作研究中，护理研究者在不同文化背景下应提供文化适应性的招募信息，保证招募信息通俗易懂。因此，研究者应给研究对象留有充足时间阅读知情同意书，鼓励研究对象提问，真正明白研究的目的、方法和潜在风险等，明确其在研究中的权利和义务，明确是否参与研究不会影响其临床照护，并自愿做出是否参与研究的决定。研究者要尊重研究对象中途自由退出的权利。

（三）研究资料收集过程中的伦理问题

研究对象在同意参加研究后，有义务配合研究的开展和数据资料的采集等。然而，在具体实践中，有时采集的数据资料不完整、不合理，导致了研究结果的偏倚。有些研究者可能利用研究便利，收集与本研究无关的生物样本或资料。研究对象也可能隐瞒某些症状、体征，提供不真实的研究数据，或不积极配合干预方案的实施，导致研究结果的不全面、不准确。因此，研究者要科学设计研究方案，并严格按照方案开展研究，在研究前应详尽告知研究对象其权利和义务，解释真实的数据对研究的重要性，取得研究对象的理解和配合。在研究过程中要将研究对象的利益放在首位，保护其隐私和权益。

（四）研究资料分析和论文发表中的不端行为

在研究资料分析过程中，研究者可能为了得到更有利的数据而弄虚作假，篡改部分数据，这将严重违背科研诚信。在论文发表过程中，研究者也可能为了发表便利，选择性发表部分有利于自己的研究结果，而隐瞒或忽略不利的结果，这会造成研究结果的不真实，导致发表偏倚。在研究资料分析和发表过程中应注意客观、真实，不可弄虚作假，要全面报道研究结果，避免偏倚。同时要注重保护研究对象的隐私，在论文发表中要用代号等替代研究对象姓名，删除住院号、地址等直接表明研究对象身份的信息。涉及人的护理研究也要经过伦理委员会的审查和批准后才能开展。许多护理研究者在中文期刊上发表的论文中未报告伦理审查情况，甚至未提及知情同意相关内容，这可能意味着不少护理研究没有经过伦理审查，也就无法在公开发表的论文中提供伦理审查意见。应该对护理研究者开展系统的科研诚信和科研伦理培训，对科研不端行为零容忍。

（五）研究者与照护者的角色冲突

护理研究者往往也是临床照护者。研究者的主要职能是保障研究按照计划开展，而照护者的责任是为患者提供最佳照护，这两个专业角色之间会存在冲突。例如，在干预性护理研究中，研究者往往需要将研究对象进行分组，以比较两组数据，得出研究结论，但这意味着对照组要承受一定的风险但又可能难以从中受益。此时，护士作为照护者，可能面临着无法为患者提供最佳照护的情况，也可能观察到干预措施对患者带来的不良影响，即使已经获得了知情同意，作为照护者，仍会遭受内心谴责。研究者在调查患者的生理、心理状况，或者通过访谈和观察了解患者的疾病体验和状态时，需要保持中立态度，以保证研究资料的可靠性，但作为照护者的护士会萌生对患者的同情，希望帮助患者。护士作为研究者和照护者，需要明白护理研究的目的是增进科学知识，开发最终将造福患者的护理干预手段或推进护理理论研究的进步。即使护理研究没有产生直接的健康收益，仍不能否定护理研究的科学价值和社会价值。同时，在研究方案设计和实施过程中要充分评估风险-受益比，保证患者真正知情同意，在研究后，可对研究对象进行补偿性干预，最大限度地保护患者利益。

（黄晓燕）

第二节　护理研究伦理原则与伦理审查

一、护理研究相关伦理规范

目前，我国尚未出台专门针对涉及人的护理研究的伦理规范或准则，而是参照遵循了国内外医学研究相关伦理规范，并参考国外护理研究相关伦理规范。

（一）国际医学研究伦理规范

1947年发布的《纽伦堡法典》是国际社会颁布的第一个医学研究伦理准则。它明确规定了人体试验需要获得受试者绝对的知情同意，受试者有权随时自由退出研究。1964年，世界医学联合会通过的《赫尔辛基宣言》，是二战以后国际上涉及人的医学研究所应遵循的最重要的伦理文件和行为指南之一。《赫尔辛基宣言》及其多次修订版本涉及了医学研究的伦理原则及要求、弱势群体保护、伦理审查等方面内容。1979年，美国发表的《贝尔蒙报告》明确指出行医与科研的区别，提出了涉及人体试验的生物医学和行为学研究的基本伦理原则包括尊重、有利、不伤害和公正。2016年，国际医学科学组织理事会（CIOMS）和世界卫生组织（WHO）制定了《涉及人的健康相关研究国际伦理准则》，之前已经过两次修订，涉及人的健康相关研究中的科学社会价值和尊重权利、在有限资源条件下开展研究、选择研究对象、风险与受益、对照组选择、照护参与者的健康需求、社区参与、合作关系与研究审查能力、知情同意、数据收集、存储与使用、参与者的报销与补偿、脆弱个人和群体、灾难与疫情下的研究、群体随机试验、网络环境和数字化工具的数据、伦理审查、研究的公共责任、数据冲突等方面内容。这些国际文件中所体现的一系列科研伦理准则和规范，对护理科研行为起着一般性的指导作用。

（二）我国护理研究相关伦理规范

我国1998年颁布实施的《执业医师法》明确规定，医师进行试验性临床医疗，应当经医院批准并征得患者本人或者其家属同意。2003年国家食品药品监督管理局实施的《药物临床试验质量管理规范》对药物临床试验全过程进行标准规定，包括方案设计、组织实施、监查、稽查、记录、分析总结和报告等内容。2020年的修订版强调：药物临床试验应当符合《赫尔辛基宣言》原则及相关伦理要求，受试者的权益和安全是考虑的首要因素，优先于对科学和社会的获益。我国的《涉及人的生物医学研究伦理审查办法》（2016年）规定：伦理审查应当遵守国家法律法规规定，在研究中尊重受试者的自主意愿，同时遵守有利、不伤害、公正等伦理原则。这些法规性文件都强调了科研人员在涉及人的医学研究中需要遵守的伦理原则和规范，对合乎伦理地开展护理研究提供了依据。我国护士职业伦理规范相关文件中也涉及了一部分护理研究内容。中华医学会医学伦理学分会和中国生命关怀协会发布的《护士伦理准则》（2014）提出：护士要尊重人格尊严、知情同意权、自主权、个人隐私权和文化背景，也指出护士要积极参与护理科研，坚守学术诚信，求实创新，自觉抵制剽窃、杜撰、抄袭等学术不端行为。中华护理学会和中国生命关怀协会人文护理专业委员会制定的《中国护士伦理准则》（2020）提出：护士要开展科学研究，坚守学术诚信，遵循科研与技术伦理规范，抵制学术不端，以科研和教学助力护理学理论体系和实践模式的创新与持续发展。中国生命关怀协会人文护理专业委员会制定的《重大传染病疫情防控护理伦理专家共识》（2020）提出：护士在进行护理救护、实施研究期间，以及发表与疫情防控护理相关的文章时，应该采取措施，保护患者和被照护者及其家人的隐私。涉及国家机密或秘密的，应该按照国家相关规定处理。鉴于护理研究的特殊性以及我国护理发展的特点，制定我国护理研究伦理规范是非常必要的。

（三）国际护理研究相关伦理规范

国际护士会和欧美国家的护理学会在护士职业伦理守则中均有条目用以指导护理研究的开展。国际护士会制定的《护士伦理守则》指出：护士要开展、传播和利用研究来推进护理专业发展。美国护理学会的《护士职业伦理准则解释声明》指出：护士要保护研究参与者。护士要尊重研究对象的自主决定权、知情同意权等，要保护脆弱人群，强调研究要经过伦理委员会审批；当护士以任何身份主持或参与研究活动时，都应充分了解主要研究者的资格、了解研究参与者的权利和义务。对于存在伦理问题的研究，护士有责任质疑，如有必要有责任报告，并拒绝参与。英国、加拿大等国家护理学会发布的护士伦理守则中均有护理研究相关条目。

欧美国家的护理学会也制定了专门的护理研究相关伦理规范，用以指导护理研究的开展。1968年，美国护理学会制定了护理科研伦理原则。1985年，美国护理学会发表了《护士临床及其他研究的人权指引》，强调研究对象的知情同意权、隐私权、保密权和匿名权等。英国皇家护理学会于1977年发布了《研究伦理：英国皇家护理学会护士指南》，此后进行了多次修订，对护士在研究中的伦理规范进行了规定。2002年加拿大护理学会发布的《注册护士研究伦理指南》强调对无行为能力的人应予以适当的保护，减少对研究对象的精神、道德或身体的伤害。2015年，爱尔兰护士与助产士委员会发布的《科研伦理专业指南》强调了研究中尊重人/自主权、有利、不伤害、公正、真实、忠诚、保密等原则，强调知情同意、伦理审查和对脆弱人群的保护，也指出护士/助产士在各个研究阶段均应遵守伦理规范，并讨论了使用护理记录和临床试验的伦理问题。

二、涉及人的护理研究应遵循的伦理准则

护理研究需要遵循生物医学研究的基本伦理原则：尊重、有利、不伤害和公正。

（一）尊重原则

尊重原则要求在涉及人的护理研究中，研究者要尊重研究对象的尊严和自主决定权，在研究前取得研究对象的知情同意，并尊重研究对象的隐私权和保密权。

1. 尊重原则的内涵 尊重原则要求护理研究者尊重和保障研究对象是否参加研究的自主决定权。研究对象有权决定是否自愿参加，以及有权在任何时候自由撤出研究而不受到任何歧视和报复，研究者不得使用欺骗、利诱、胁迫等手段使研究对象同意参加研究。

尊重原则要求护理研究者要保护研究对象的隐私权。隐私权（right to privacy）是自然人享有的对其个人的与公共利益无关的个人信息、私人活动和私有领域进行支配的一种人格权。在护理研究过程中，可能需要采集研究对象的人口学信息，如姓名、性别、年龄、文化程度、职业、婚姻状况等，以及个人健康相关的信息，如疾病诊断、治疗、家族疾病和遗传史等。研究者要注意保护研究对象个人或群体隐私，未经同意不得采集个人信息资料。在隐私权的基础上，研究对象享有匿名权和保密权，即研究者要保证不对任何无关人士公开研究对象的身份和信息，并要妥善保存研究对象的可识别的个人信息资料，未经授权不得将涉及受试者隐私的资料和情况向无关的第三者或者传播媒体透露。

2. 知情同意　尊重原则要求护理研究者在开展研究前必须取得研究对象的知情同意。知情同意指研究对象已被充分告知研究相关的信息，并且能够充分理解被告知的内容，具有自愿选择参加或退出研究的权利。

知情同意包含信息告知、理解和自愿选择三个要素。信息告知要素指研究者需要将研究相关信息告知研究对象，一般要求签署知情同意书，在知情同意书中要提供研究题目、研究目的、基本研究内容、流程、方法及研究时限；研究者基本信息及研究机构资质；研究结果可能给研究对象、相关人员和社会带来的益处，以及给研究对象可能带来的不适和风险；对研究对象的保护措施；研究数据和研究对象个人资料的保密范围和措施；研究对象的权利，包括自愿参加和随时退出、保密、补偿、受损害时获得免费治疗和赔偿、新信息获取、再次同意、获得知情同意书等；研究对象在参与研究前、研究后和研究过程中的注意事项等。

理解要素指研究对象要充分理解被告知的内容。这要求在知情同意过程中，研究者要根据研究对象的认知水平、文化程度、社会背景等，向研究对象提供全面可靠、通俗易懂的信息，避免使用专业术语、含糊其词。研究者或其指定人员应给予研究对象足够的时间和机会以询问有关研究的详细情况并决定是否参加研究。研究对象或其合法代理人提出的所有与研究相关的问题均应得到令其满意的答复。

自愿选择要素要求研究对象在理解的基础上能够自愿做出选择。这要求研究对象在行使知情同意权时要具备一定的理解能力和判断力，以及法律上的行为能力和责任能力。对于无知情同意能力的潜在研究对象，如儿童、精神障碍者、神志不清者、临终患者等无行为能力或限制行为能力者，研究者需寻求其法定代理人的知情同意。当被视为无知情同意能力的潜在研究对象能够做出同意参加研究的决定时，研究者除寻求法定代理人的同意外，还必须寻求该研究对象的同意，当该研究对象做出不同意的意见时应予以尊重。

在护理研究中应注意，如果潜在研究对象与护理研究者有依赖关系，可能导致被迫表示同意，在这种情况下应特别谨慎，可以由一个适当的有资格且独立于这种依赖关系之外的人来寻求知情同意。知情同意一般应以书面形式获取，如果不能以书面形式表达同意时，非书面同意必须被正式记录并有见证。如果研究设计仅仅涉及较小的风险，如研究仅仅涉及护理病史的内容分析，研究者可以向伦理委员会申请免除知情同意过程。

（二）有利和不伤害原则

有利原则要求护理研究要促进护理学知识的增长，有助于患者和健康需求者的利益，有利于全人类健康，有利于社会生产能力和生活水平的提高。不伤害原则要求在护理研究中应尽量减低对研究对象的身体伤害（包括疼痛和痛苦、残疾和死亡）、精神伤害和经济损失，尽量减少对人群的公共卫生的风险或危险及对生态环境的危害等。在护理研究活动中，应事先评估和分析研究的风险和受益，研究对象的权益、安全和健康必须高于对科学和社会利益的考虑，在任何情况下都必须把研究对象出现的危险或痛苦降到最低程度。一般来说，在护理干预性研究中，研究目的是使研究对象在预防、护理和康复中直接获益，这时应通过论证，确定研究的风险－受益比，与现有的其他干预方法相比，至少可以有同样的获益。研究者不应进行已知对研究对象有较高风险的研究，也不能把不成熟的护理干预措施应用到人体上。对于调查性研究、质性研究等非干预性研究来说，研究对象难以从中获得健康受益，但会加深对自身的了解，增强自尊心，获得满足感，但也可能引起心理上的不适，存在个人信息泄露的潜在风险。在这种情况下，对研究对象的个人风险必须与预期的社会受益进行权衡和论证，将风险限制在可接受的范围内，实现风险最低化。当研究涉及无行为能力或限制行为能力的研究对象时，应该对招募此类研究对象的科学性和伦理性进行论证，须存在极充分的科学上的理由和根据并获得机构伦理委员会审查和批准方可进行。

（三）公正原则

在护理研究中，公正原则要求公平地选择研究对象，研究过程中应公平分配风险和受益。所有研究对象的风险不应超过其参与研究公平承担的风险。同样，任何人群都不应被剥夺公平地获得研究利益的权利，包括参加研究的直接受益，以及受益于研究项目产生的新知识。招募研究对象时，不应该考虑种族、性别、经济地位等，除非存在合理的科学理由，如某项研究就是专门针对偏远地区的女性患者。儿童、精神障碍者、临终患者、穷人等脆弱人群被直接排除在研究对象之外，也会造成不公正，使这些脆弱人群无法享受研究成果，影响他们的预防、治疗和护理。在评估研究的受益和风险的情况下，不应刻意排除脆弱人群参与临床研究，但研究方案中必须包括额外的保护措施以维护这些脆弱人群的权益。

公正原则还要求公平对待研究对象。干预性研究所采取的随机分配等措施，可以保证研究对象被公平地分入不同组别，在无法进行随机分组的情况下，也要采取措施保证研究对象的纳入、分组和干预依照既定科学程序进行，不受研究者主观意志的控制。在部分研究中，对照组的资料收集结束后，可进行补偿性干预。研究的过程和内容应按照知情同意书的协议内容进行，未经研究对象同意，不得擅自更改。对不同性别、年龄、种族、经济水平、社会地位的研究对象应一视同仁，避免歧视。对于决定不参加研究或中途退出研究的受试者，不能产生偏见，不能影响其治疗护理，更不能打击报复。研究对象参加研究是不得收取任何费用的，研究对象在研究过程中支出的合理费用还应当给予适当补偿，受到的意外伤害应给予合理赔偿。

三、护理研究的伦理审查机制

为了保障研究对象的权益，规范研究行为，世界各国越来越重视对研究对象权益的保护。从20世纪50年代开始，各国相继通过规范性文件要求对涉及人的生物医学研究进行伦理审查。20世纪80年代开始，美国、加拿大及西欧国家相继建立了机构审查委员会（Institutional Review Board）。20世纪90年代以来，我国北京、天津、上海等地的教学医院开始建立伦理委员会（Ethical Committee）。2007年卫生部设立医学伦理专家委员会，目前各大医疗卫生机构和医学研究机构一般均设有医学研究伦理委员会。目前，我国的《涉及人的生物医学研究伦理审查办法》（2016）和《涉及人的临床研究伦理审查委员会建设指南》（2020）对我国涉及人的生物医学研究的审查方法和伦理审查委员会的建设进行了规范，成为涉及人的健康相关研究伦理审查的重要依据。

（一）机构伦理委员会的组成

《涉及人的生物医学研究伦理审查办法》规定：从事涉及人的生物医学研究的医疗卫生机构是涉及人的生物医学研究伦理审查工作的管理责任主体，应当设立伦理委员会，并采取有效措施保障其独立开展伦理审查工作。

在我国，机构伦理委员会由多学科专业背景的委员组成，包括医药、伦理学、法学领域的专家以及公众代表，人数一般不少于7名。伦理委员会设主任委员一人，副主任委员若干人。委员任期一般为5年，可以连任。委员应当具备相应的伦理审查能力，并定期接受伦理及相关法律法规培训。必要时可聘请独立学术顾问，对所审查项目的特定问题提供咨询意见，但独立顾问不参与表决。

涉及人的护理研究项目也需要通过机构伦理委员会的审查。在临床伦理审查过程中，可能发生部分机构不了解护理研究过程等现象。随着护理研究的深入开展，部分护理院系也成立了伦理委员会，对护理研究进行伦理审查。

（二）机构伦理委员会的职能

机构伦理委员会的职责是保护受试者合法权益，维护受试者尊严，促进生物医学研究规范开展；对涉及人的生物医学研究项目进行伦理审查，包括初始审查、跟踪审查和复审等；组织相关伦理审查培训。

机构伦理委员会收到申请材料后，应当及时组织伦理审查，并重点审查以下内容：①研究者是否具有研究要求的资格、经验和技术能力等；②研究方案是否符合科学和伦理原则的要求；③研究对象可能遭受的风险与研究预期的受益相比是否在合理范围之内；④知情同意书的有关信息是否完整、通俗易懂，获得知情同意的过程是否恰当；⑤是否对研究对象个人信息及相关资料采取保密措施；⑥研究对象的纳入和排除标准是否恰当、公平；⑦是否明确告知研究对象其应当享有的权益，包括在研究过程中可以随时无理由退出且不受不公平对待的权利等；⑧研究对象参加研究是否得到合理补偿；若研究对象参加研究受到损害，给予的治疗和赔偿是否合理、合法等。

机构伦理委员会应当对审查的研究项目做出批准、不批准、修改后批准、修改后再审、暂停或者终止研究的决定，并说明理由。伦理委员会做出决定一般应当得到伦理委员会全体委员的二分之一以上同意。伦理审查时应当通过会议审查方式，充分讨论达成一致意见。

（黄晓燕　张新庆）

第三节　护理研究中脆弱人群的保护

研究参与者在我国医学研究中通常称为研究受试者，在护理研究中一般称为研究对象，对受试者的保护是涉及人的健康相关研究中的核心问题之一。《涉及人的健康相关研究国际伦理准则》（2016年版）第15条规定：当研究招募脆弱个人和群体时，研究者与研究伦理委员会必须为研究实施过程中个体和群体的权利与福祉提供具体的保护。《药物临床试验质量管理规范》（2020年版）指出：伦理委员会的职责是保护受试者的权益和安全，应当特别关注弱势受试者。

一、脆弱人群的定义

脆弱人群（vulnerable population）又称弱势群体、弱势受试者，指不具备签署知情同意能力的人或在某些情况下更易受到伤害的人。我国《涉及人的临床研究伦理审查委员会建设指南》指出：脆弱人群是指那些能力或自由受到限制而无法给予同意或拒绝同意的人，包括儿童、因为精神障碍而不能给予知情同意的人等。《药物临床试验质量管理规范》中规定：弱势受试者指维护自身意愿和权利的能力不足或者丧失的受试者，其自愿参加临床试验的意愿，有可能被试验的预期获益或者拒绝参加可能被报复而受到不正当影响。包括：研究者的学生和下级、申办者的员工、军人、犯人、无药可救疾病的患者、处于危急状况的患者、入住福利院的人、流浪者、未成年人和无能力知情同意的人等。

《涉及人的临床研究伦理审查委员会建设指南》提出：受试者的脆弱性（vulnerability）可以包括（但不限于）经济脆弱性、机构脆弱性、认知脆弱性、社会脆弱性、医疗脆弱性和遵从脆弱性。①经济脆弱性：指受试者在社会品和服务（如收入、住房或医疗）分配方面处于不利地位，可能导致其因研究受益和/或补偿的不当引诱而参加研究，从而威胁了他们选择的自主性，以及受剥削的危险。②机构脆弱性：指受试者因屈从于其他人的官方权威而参加研究，如罪犯、士兵、学生。③认知脆弱性：指受试者在不能充分理解信息、仔细思考的情况下做出是否参加研究的决定。④社会脆弱性：指通常受人轻视、歧视的社会群体，其成员的利益、福利以及对社会的贡献往往遭到轻视或漠视。社会上脆弱的人也往往是经济上脆弱的人。⑤医疗脆弱性：指患严重疾病而没有满意指南治疗的受试者（如癌症转移患者、罕见病患者），可能因其或其医生认为研究干预措施是最佳疗法而参加研究。⑥遵从脆弱性：指受试者屈从于社会建构的非官方权威，如基于性别、种族或阶层的不平等，医患之间权力和知识的不平等，或者性质更为主观性的，如父母通常会遵从他们成年儿女的愿望。

二、保护脆弱人群的伦理要求

（一）慎重招募脆弱人群

一方面，当招募脆弱人群作为研究对象时，应该确保采取了额外的保护措施，以保障其权益。唯有这项研究是针对脆弱人群的健康和护理需要，或者是该人群优先关注的问题，而且该研究在非脆弱人群中无法开展的情况下，方能认为该研究是正当的。此外，脆弱人群参加研究要有可接受的风险－受益比，获得知情同意，绝不能因为脆弱人群容易受诱惑，就偏好招募脆弱人群作为研究对象。另一方面，脆弱人群有参加健康相关研究的权利，不能随意将其排除于研究外，需要有充分的证据表明脆弱人群不适合参加研究，才能将他们排除。

（二）做好知情同意

对于无知情同意能力的脆弱人群参与研究，必须获得其法定监护人或法定代理人的书面知情同意，并且这种知情同意已经考虑了研究对象之前形成的偏好和价值观。研究者还应该辨析法定监护人或代理人做出知情同意时是否考虑到脆弱人群的利益，是否因担心拒绝参加研究而受到报复或歧视，从而影响其决策。如果研究对象存在部分知情同意能力，还必须征得本人的许可，让其有机会在其理解水平上参与讨论。

三、护理研究中不同脆弱人群的保护策略

（一）儿童受试者保护

在临床医学和护理研究中，为了获得儿童疾病和健康相关的信息和知识，将儿童纳入研究中是不可避免的。《药物临床试验质量管理规范》规定：儿童作为受试者，应当征得其监护人的知情同意并签署知情同意书。当儿童有能力做出同意参加临床试验的决定时，还应当征得其本人同意，如果儿童受试者本人不同意参加临床试验或者中途决定退出临床试验时，即使监护人已经同意参加或者愿意继续参加，也应当以儿童受试者本人的决定为准，除非在严重或者危及生命疾病的治疗性临床试验中，研究者、其监护人认为儿童受试者若不参加研究其生命会受到危害，这时其监护人的同意才可使患者继续参与研究。

在实践中，如何评估儿童是否有能力做出同意参加研究的决定尚无统一的标准。我国对儿童自主决定参与研究的年龄并未做明确规定，但法律规定8岁以上的未成年人为限制民事行为能力人，可以进行与其年龄、智力相适应的民事活动，因此一般认为8岁以上的未成年人参加研究，必须征得本人知情同意。而16周岁以上者，以自己的劳动能力为主要生活来源，视为完全民事行为能力人，即有能力进行知情同意。实际研究中，应综合评估儿童的认知水平和理解能力，根据儿童的智力和发育程度在允许范围内征求儿童本人参与研究的意愿。研究人员应以儿童能够理解的、通俗易懂的语言和方式解释研究的目的、方法、潜在风险和受益等，利用图片、视频等帮助儿童理解和表达，并在能力范围内对是否参加研究做出判断。对于幼童，可以口头告知并取得其赞同（assent）：表达一种同意的过程，而不仅仅是无异议；对于能做出书面同意的儿童，应提供儿童版本的知情同意书，以符合儿童理解水平的文字和语言表述方式，必要时配以图文解释，并获得本人的书面同意。

涉及儿童的护理研究应遵循风险最小化的设计原则。如果儿童不能直接受益，研究产生的普遍性知识要对于理解和改善该人群的健康状况是重要的。研究者还应充分评估该研究对儿童生长发育的可能影响，如果预期研究可能对生长发育或生殖造成影响，应制定针对性的长期随访计划。

涉及儿童的护理研究还应遵循痛苦最小化的设计原则。研究者应注意儿童的体验，尽量将儿童可能受到的疼痛、不适、恐惧、焦虑等降到最低程度。如果涉及静脉穿刺、气管插管等侵入性

操作或检查，应注意尽量减少操作的次数和程度，涉及生化检测时，应选用灵敏度较高的检测方法，并由经验丰富、技术熟练的专业人员来实施。研究中要注意与儿童的交流，随时关注儿童的心理变化，用与儿童年龄、认知发育相适应的语言和方式与其交流，注重儿童自我报告的体验和健康结局，可以让儿童用绘画、照片、日记等形式表达自我感受。当研究内容涉及心理创伤体验时，应提供相应的心理咨询服务，并在研究方案和知情同意书中予以说明。在研究中，还要注意尊重和保护儿童的隐私，任何研究步骤实施前均要与儿童沟通，特别是涉及可能暴露其身体的操作，泄露其秘密的调查和访谈。在研究中，要尽量避免儿童与监护人分离，以减少其分离性焦虑和不安全感。如果研究不允许监护人在场，应该加以解释，并在知情同意书中明确说明。

（二）孕产妇受试者保护

孕产妇的脆弱性往往来自其胎儿或婴儿，纳入孕产妇的研究必须明确其研究目的是解决孕产妇和/或其胎儿或婴儿的健康问题，满足其健康和护理需求。研究必须严格评估风险－受益比，一般要求其对孕产妇和/或其胎儿或婴儿的潜在风险不得大于最小风险。如果稍大于最小风险，应评估其风险是合理的，与其现在接受的措施相当，且研究无法在非孕产妇人群进行。在对孕产妇开展研究前，应考虑现存证据是否支持研究的开展，保证对孕产妇及其胎儿或婴儿的风险降到最低。

对于孕产妇的研究需要取得孕产妇本人的知情同意，孕产妇需要被充分告知研究可能对自身及其胎儿/婴儿造成的风险。研究需要保障孕产妇的权益，保证其对是否参与研究做出自主决定，避免其因为社会文化等因素影响而被诱导或限制参加研究。孕产妇的研究可能涉及胎儿或婴儿的利益，一般来说，涉及孕妇的研究需要保证孕妇本人具有自主决定权，如果孕妇愿意，可与胎儿父亲协商，但不得用胎儿父亲的决定代替孕妇本人的决定。不过，涉及产妇的研究如母乳喂养等研究，涉及婴儿的利益，通常需要征询父亲的意见。

（三）老年受试者保护

联合国规定：发达国家65岁以上、发展中国家60岁以上为老年人。我国《老年人权益保障法》规定：老年人是指60周岁以上的公民。随着年龄增长，老年人特别是高龄老年人生理功能减退，认知功能和语言表达能力可能下降，不少人就成了脆弱人群。在这种情况下，需要对老年人的认知功能进行评估，判断其是否具有知情同意的能力。保证提供的材料通俗易懂，字体大小合适，保证老年人对参与研究相关问题有充分认识，能充分表达自己意愿，在真正知情的情况下参加研究。在老年人认知功能显著受损时，需要取得其监护人的知情同意。此外，老年人还可能存在社会功能的减退，存在对子女或其他照护者的依赖，特别是生活不能自理的老年人。在这种情况下，部分研究可能还需要取得子女等直系亲属的知情同意，以保证研究的顺利开展。但要注意，子女或其他照护者的意见不能代替老年人自身的意见，在认知能力许可的情况下，需要首先充分尊重老年人自身的知情同意权。

（四）精神障碍受试者保护

精神障碍又称精神和行为障碍、精神疾病，是对各种精神或心理异常的总称。对于精神障碍患者的研究必须保证研究目的是获取有关精神障碍特有的健康知识，且研究只能在精神障碍患者身上进行。精神障碍患者参加研究需要事先获得其法定监护人的同意。

由于多数情况下，精神障碍患者的知情同意能力是动态变化的，随着疾病的自然病程、治疗护理效果等因素而波动，医护人员应定期评估其知情同意能力。精神障碍患者具备一定的知情同意能力，即使法定监护人同意患者参加研究，仍应尊重患者本人的意愿。如果患者的知情同意能力受损，应在其精神状态和理解能力许可范围内允许其参与研究讨论，给予其机会对参与研究表示同意或拒绝。如果患者反对参加对他们没有直接受益的研究，他们的意愿应该受到尊重，绝不可在没有患者本人同意的情况下将其纳入研究。由于缺乏对精神障碍患者参与研究的具体规定，也没有对精神障碍患者知情同意能力评估的权威工具，伦理委员会可以要求由独立、有资格的专家评估此类患者知情同意的能力。

（五）终末期患者保护

终末期患者往往会出现比较严重的身心痛苦，相关的护理研究应以理解患者的身心状态，减轻其身心痛苦，提高其生活质量，正确面对死亡为目的。研究者应评估研究的风险－受益比，不影响他们接受治疗和护理，将其参与研究的风险降到最低。由于终末期患者忍受着较大的痛苦，可能希望通过一些预期有效的干预性措施来缓解症状，因此应保证研究者能公平招募研究对象。纳入终末期患者的研究应取得本人的同意，并签署知情同意书，并由非直接照护患者的医护人员来获取知情同意，以免患者迫于对医护人员的依赖或压力而参与研究。对于无能力做出知情同意的终末期患者，应取得其法定监护人或代理人的知情同意。现有关于预立医疗照护计划的研究主要探讨如何了解患者将来的治疗意愿，未来还需要进一步探讨如何了解患者将来参与研究的意愿，以保证患者的自主权。

（六）突发传染病患者保护

突发传染病是指严重影响社会稳定、对人类健康构成重大威胁，需要对其采取紧急处理措施的急性传染病和不明原因疾病等。研究者往往对突发传染病（如新型冠状病毒肺炎）的病因、诊断、治疗、护理缺乏经验和知识储备，因此要充分评估突发传染病研究干预措施的潜在受益和风险，关注相关研究的前期基础是否充分，是否提供了证实有效的相关数据、既往治疗护理经验和文献支持。在突发传染病疫情暴发的情况下，有潜在效果的干预性研究可能比较有限，许多患者可能希望参与研究，因此研究者应保证公平招募研究对象，对纳入或排除某些特殊患者群体时应有充分、合理的理由。在突发传染病情况下，患者对医护人员的依赖性加强，可能导致患者忽视参与研究的风险，因此应由不直接参与治疗护理的人员取得患者的知情同意，告知患者是否参与研究不影响其治疗和护理，避免造成患者因依赖或压力而参与研究。研究者应向患者说明研究与临床治疗护理的差别，说明研究存在的风险，取得患者的知情同意。对于书面知情同意书无法获取的情况，可以用音频或视频方式记录，并获得有效见证。对于无知情同意能力的患者，应取得其法定监护人或代理人的知情同意。

本章概要

本章讨论了护理研究伦理问题、护理研究伦理原则与伦理审查、护理研究中脆弱人群的保护、护理科研不端行为及防范。护理研究在方案设计、研究对象招募、研究资料收集、分析和发表等方面均有伦理问题，护理研究者与照护者之间存在角色冲突。涉及人的护理研究应遵循的伦理准则包括尊重、有利、不伤害和公正，并介绍了护理研究的伦理审查机制，包括机构伦理委员会的组成和职能。护理研究需要对儿童、孕产妇、老年人、精神障碍患者、终末期患者、突发传染病患者等脆弱人群进行特殊保护。此外，护理科研人员要诚实守信，杜绝科研不端行为，加强科研诚信教育培训。

思考题

1. 护理研究应遵守哪些基本伦理原则？
2. 如何防范研究和论文发表过程中的不端行为？
3. 伦理委员会对护理科研项目应重点审查哪些内容？
4. 将儿童纳入护理研究时，应如何取得知情同意？

案例分析

患者杨某，女性，50岁。因胃癌行胃切除术住院治疗，住院期间骶尾部出现压力性损伤，护士长告知患者目前有一种新型敷料，对压力性损伤治疗效果良好，目前正在进行临床护理研究，与传统辅料效果进行对比，希望患者参加研究，但因为研究缺乏经费支持，敷料费用需要患者自付。患者表示不明白研究的意义，不能决定是否要参加，护士长告知患者没关系，只要在知情同意书上签字即可，患者按要求签字。患者核对缴费清单时发现所用敷料价格昂贵，要求中途退出研究，护士长对患者行为表示不满，患者担心退出研究会影响后续治疗和护理。

问题：①本案例中患者中途退出临床护理研究是否合理，为什么？②本案例中护士长的做法是否遵循护理研究的伦理规范，为什么？

（黄晓燕）

参 考 文 献

[1]程金莲,韩世范,褚银平,等.护理人员科研伦理实施过程中存在的问题及对策研究[J].护理研究,2019,33.

（13）：2192-2197.

［2］国家卫生健康委员会医学伦理专家委员会办公室，中国医院协会. 涉及人的临床研究伦理审查委员会建设指南（2020版）［EB/OL］.（2020-10-26）［2021-01-18］. http://www.cha.org.cn/plus/view.php?aid=16175.

［3］沈一峰，王谦，白楠，等. 保护脆弱受试者的伦理审查要点［J］. 医学与哲学，2020，41（14）：12-18.

［4］DOODY O, NOONAN M. Nursing research ethics, guidance and application in practice［J］. British Journal of Nursing, 2016, 25（14）：803-807.

［5］WELCH MJ, LALLY R, MILLER JE, et al. The ethics and regulatory landscape of including vulnerable populations in pragmatic clinical trials［J］. Clinical Trials, 2015, 12（5）：503-510.

第**15**章 护理道德培育

护理学的实践性强，护士需要将自身获得的专业知识和技能灵活地运用于实际的临床工作中。护理人员要在实践工作中，学习护理道德知识，培养道德情感，加强道德修养，提高道德评价和判断的水平与能力，开展人文护理实践，提高护理质量，融洽护患关系。

第一节　护理道德教育

一、护理道德品质的内涵和特点

（一）美德思想的渊源

美德伦理学主要研究和诠释做人所应该具备的品格、品德或道德品质。它试图探讨道德上的完人应当具备怎样的品格，以及如何才能成为道德上的完人。美德是个人通过学习和实践养成的良好、稳定的道德品质。美德由情感、认知、意志和行为组成。美德伦理学的历史源远流长。

古希腊哲人苏格拉底最早提出"美德即知识"；柏拉图提出了"四主德"（智慧、勇敢、节制和正义）；而亚里士多德构建了较完整的美德论体系，他在《尼各马可伦理学》中将美德定义为："人的美德就是既使一个人好，又使他出色地完成他的活动的品质"。他所关注的美德、幸福、道德情感、实践智慧等议题，其出发点是道德主体的应然状态以及实现该状态的品格特质；而品格教育在强调个体行为规范养成的同时，也注重对道德主体内心世界的观照，注重个体道德体会的培养，把道德体会与道德认知的结合看作履行道德行为的巨大动力。阿拉斯代尔·麦金代尔在《德性之后》一书中明确主张："美德必定被理解为这样的品质：将不仅维持实践，使我们获得实践的内在利益，而且也将使我们能够克服自己所遭遇的伤害、危险、诱惑和涣散，从而在相关类型善的追求中支撑自己，我们还将把不断增长的自我认识和对善的认识用来充实自我"。

（二）道德品质的含义

护理道德品质（moral character in nursing）是指护士对道德原则和规范认知基础上的护理道德行为中产生的稳定的心理特征和行为习惯。在护理实践中，护士应该具备的优良道德品质包括仪表端庄、慈善仁爱、严谨求实、正直廉洁、平等待人、团结协作、精益求精和乐于奉献等。护理美德是正向概念，而护理道德品质则是中性概念。既有好的护理道德品质，也有诸如不负责任、不公正之类不好的护理道德品质。

（三）道德品质与道德行为的关系

道德品质和道德行为是一个相互作用、相互影响的统一体。道德品质是在道德行为的基础上形成的，并且通过护理道德行为来加以体现和印证；道德品质是道德行为的综合体现；已经形成的道德品质对道德行为有导向和支配作用。

二、护理道德教育的过程

（一）掌握护理伦理知识

美德是一种被社会大众所认可的价值规范，是人类优良的特质。护理伦理知识与护士美德之间相辅相成、缺一不可。通过学习系统的道德理论来帮助护理人员进一步完善道德观，提高道德水平，同时，护理美德也可指导护理伦理学科发展。

（二）榜样示范

榜样示范（demonstration by example）是美德品格教育的重要教学策略。品格教育中的"榜样示范"是指教育者向教育对象呈现一个用于模仿的典范，并以理解和仿效的方式引导教育对象发现行为榜样的道德吸引力，进而引发教育对象的模仿行为。榜样示范并非某种知识传授，而是让护理人员感受榜样的积极生活方式和态度，最终理解并从内心接纳榜样。护理道德榜样承载着促成道德人格与品格潜在发展的心理功能。开展榜样示范教育，可以激发教育对象的美德品格的升华。

模仿是榜样示范的关键。亚里士多德将其视为一种蕴含情感、意动、认知及行为要素的情感美德。在品格教育"榜样示范"的过程中，不仅要重视对榜样的行为模仿并类推实践的方法和具体措施，还要注重培养模仿者独立的道德品质，摆脱模仿者对榜样不假思索顺从的困境。从实践角度看，应从多方面审视和改善护理伦理教育的示范效果。护理专家、资深护士或临床带教教师以身作则、身体力行，并全身心投入教学，其言行本身就是一种榜样。医疗机构不定期地挖掘、培养护理榜样，并确认榜样的真实特质，确保榜样与广大医护人员内心认同的美德有较高的契合度，由此来强化护理德性的内驱力，培养护理道德能动性，促进护士的道德层面的知行转化。

在榜样示范实践中创设道德情境，激发情感共鸣，增强对模仿对象的心理认同。借助护理人员丰富的情感体验，提升其对道德榜样所呈现的道德品质的辨识力和洞察力，使其更为正确地感受、观察道德榜样，产生情感上的共鸣与依恋，进而增强对其心理认同感。教育者可以采用"角色扮演"的形式，让护理人员在具体的道德情境中体悟行为榜样的道德品质，以培养道德能动性，促进其道德层面的知行转化。

（三）强化护理美德实践

护理美德是在长期的护理实践中护士群体不断修养、锻炼而逐渐形成的一种稳定的行为品质。

护士应遵循仁爱慈善、公正诚实、审慎认真、勇于进取、廉洁正派等道德规范，减轻患者心理负担，提高医疗效果，促进患者早日康复。护士应主动地关心、体谅患者，耐心细致地做好心理疏导，解除患者的种种疑虑，使患者以良好的心态接受手术。护士要协调好医、护、患之间的关系，避免恶性刺激。

护士应该理解患者家属的焦急心情，给予关心和安慰。耐心回答家属提出的疑问，以解除患者的忧虑和不安。术后患者由于伤口疼痛，饮食受限，身上的各种插管带来行动上的不便，有的患者产生焦虑、忧郁等心理问题。护士应视患者如亲人，体察和理解其心情，勤于护理，从每个具体环节来减轻患者的疼痛。

三、确立护理道德信念

（一）护理道德信念的含义

护理道德信念（moral beliefs in nursing）是护士在长期护理实践活动中形成的，对道德理想、主体责任等方面确信的看法或思想状态。它的产生源于护士的责任和患者的需求，患者要求尽快解除疾病的痛苦与折磨，使身体得到康复。为了满足患者的需求，护士是其责任的主体，护理道德要求护士要精心呵护患者的生命安全，尊重患者的人格尊严，这些信念要成为护士的行动指针。患者需求和护士责任应统一于道德信念之中。

（二）护理道德信念的特点

1. 稳定性　道德信念是护士对道德理想、目标坚定不移的信仰和追求，它内化于护士的思想观念中，可以调动护士的主观能动性，力求使行为同信念达到统一。道德信念一旦形成，就不会轻易发生变动，尤其在遇到重大护理挑战时也会表现出的一如既往的坚定性。在坚定的道德信念影响下，护理人员不畏艰辛、任劳任怨，保持高昂的意志品质。

2. 坚定性　护理道德信念要求护士抵制社会偏见，承受并化解职业压力，不断提升心理承受力，坚定职业信念，全心全意为患者服务。护理道德信念的重塑既需要外在因素的推动，还需要靠护士坚定的信念，坚定的毅力和为人民健康服务的决心，才能克服一切困难，实现职业道德理想。

3. 持久性　道德信念的形成是一个过程。道德信念首先是"信"，从对道德的相信到信心，再到信任，在信心和信任的基础上形成信念。它是对道德观念、道德原则和道德理想的高度认同，也是对美好结果的坚信，护理道德信念一旦形成，就会对道德原则及其意义的正确性笃信不疑，不会轻易地改变，表现为护士一贯以敏锐的观察力、勤快的动作为患者提供优质服务，一贯完整、准确地把握患者的病况，积极地和医生沟通，主动执行遗嘱。

（三）坚定护理道德信念的意义

不同的人持有不同的道德信念。有的人相信好人自有好报，行善就是积福；有的人相信各人自扫门前雪，莫管他家瓦上霜。护士要不忘初心，牢记使命，树立利他的护理道德信念。确立护理道德信念不仅有助于护士按照护理道德原则、规范指导自己的行为，而且也帮助护士在复杂的道德冲突情境中辨明是非、善恶，做出正确的道德抉择，是促使护理道德认识转化为护理道德行为的重要因素。深化社会主义核心价值观的教育和践履，弘扬护士职业精神和南丁格尔精神都有助于坚定护士群体的道德信念、培养道德意识、加强道德修养，提供高质量的护理服务。

（孙　玫　张新庆　王云岭）

第二节　护理道德修养

护理服务对象的特殊性决定了护士必须具备良好的道德修养。护士从事的是救死扶伤的职业，只有具备良好的护理道德修养、无私的奉献精神，才会时刻想到患者的康复和健康的维持，才能最大限度地促进患者康复。

一、护理道德修养的含义

"修养"包括两方面的含义：一是指人们在政治思想、道德品质、文学艺术和知识技能等方面具备的能力或所达到的水平；二是指为了达到上述能力和水平所进行的自我修炼、自我陶冶的过程。孔子提出要"修己以敬、修己以安百姓"，强调了内省。道德修养（ideological cultivation）是指人们为实现一定的道德理想而在意识和行为两个方面进行自觉锻炼和陶冶的过程，也指经过这种长期努力所形成的道德情操和达到的道德境界。

护理道德修养是指护士在培养道德意识和道德品质等方面进行自我教育、自我锻炼和自我提高的行为过程，以及由此形成的道德情操和所达到的道德境界，即根据护理道德的原则、规范和范畴，培养自己职业道德的过程。护士良好的道德修养对提高护理服务质量、纠正不良的医疗风气、树立为人类健康事业奋斗的崇高职业理想具有重要意义。

二、护理道德修养的境界

护士道德修养的境界是护士进行道德修养所能达到的程度。护士道德境界的高低，由个人主观努力程度来决定，主观越努力，所能达到的护理道德修养境界越高。在实际生活中，由于个人所处的家庭、集体、社会环境不同，所受的道德教育水平不同等导致形成不同的护理道德修养境界。护理道德境界主要包括以下4种类型。

（一）自私自利型

处于该境界的护士往往是把自己的利益放在第一位去考量，为此有时甚至会损害患者的利益以满足自己的利益和需求。这样的人在自己的利益与他人利益发生矛盾时，总是优先满足自己的利益需求，甚至不惜损害他人利益。虽然处于这种修养境界的护士占极少数，却给整个护士队伍建设带来了极坏的影响。这样的护士常常不安心于本职工作，在工作中推卸责任，为了图一己之私甚至不顾患者的利益等。对待这一类护士，应该加强护理道德教育，让其认识到这种不道德境界会影响护患关系的和谐，在工作中极易出现隐患和差错，具有极大的危害性，最终也会影响自己的职业发展和个人利益。

（二）先己后人型

处于该境界的护士主观上会多为自己考虑，客观上也会为他人谋求福利，这是大多数护士的道德境界。他们努力工作，认真负责，尽力减少各种差错，通过自己的努力获取收入，满足自己的经济利益需求和个人职业发展需求。一般而言，当自身的利益与他人利益发生矛盾时，此类护士能够兼顾自身利益与他人利益，不会做损人利己之事。尽管其通常不会牺牲自己的利益来满足他人利益需求，但他们工作的目标是满足自己的利益需求。客观上，他们努力工作为他人带来了利益满足。对处于这样境界的护士，一方面要鼓励他们努力工作，认真负责；另一方面也要激励他们为社会做奉献，能够节制自己的利益需求，优先满足患者的需求，走向更高的道德境界。

（三）先人后己型

先人后己型又称先公后私型，先以他人为重，以社会利益为重，再顾全私利，甚至可以为了保全公利而牺牲私利。在我国护士队伍中，处于该境界的护理人员所占的比重较大，其总是表现为先集体后个人，先别人后自己，往往可以把患者和集体的利益放在优先位置，愿意多做贡献，体现了较高的护理道德修养境界水平。对于这样的护士要注意激励和保护，不仅应予以精神鼓励，还应公正地给予相应的经济报酬以资激励，并帮助他们走向更高的道德境界。

（四）大公无私型

处于该道德境界的护士，在个人利益与他人利益、集体利益发生矛盾时，能够毫不犹豫地牺牲个人利益，成全他人利益、集体利益。他/她们的道德境界是最为高尚的，在工作中能够毫不利己、专门利人，对工作极负责、对患者极热诚，常常可以不计较个人安危和得失。为了患者的健康需求和集体的需要，呕心沥血、鞠躬尽瘁，甚至不惜牺牲自己的生命。这种大公无私的护理道德修养境界不是脱离现实的，而是源于社会实践的、可以实现的。在新冠肺炎疫情暴发期间，驰援湖北的最美逆行者中涌现出了一批大爱无疆，舍小我、保大我，愿意为人民的安全付出生命的人，这些身边的道德楷模，其所达到的道德修养和境界是值得所有人去追求和敬仰的。

三、提高护理道德修养的途径和方法

护理道德修养的培育是护士的自我人格和尊严提升需求实现的过程和结果，外在的客观环境之良莠虽然会对个人的修养过程及达到的境界产生一定的影响，但决定性因素仍然是护士自我的意志力和理性能力，而且越是环境的恶劣也就越是能够凸显、考验这种能力的强弱。

（一）提高护理道德修养的意义

护理道德修养是护士应具备的道德品质的要求，也是提高护士自身综合素质的需要。加强护士道德修养，培养护士的道德品质，有利于护理道德教育的深化和护理道德评价、行为选择能力的提高；有利于优良护理道德作风的形成和社会主义核心价值观的弘扬；也有利于护士树立正确

价值观和人格的完善。

（二）提高护理道德修养的途径

护士要通过护理实践进行自我锻炼和提升，主动地将护理道德的基本规范和具体要求，转化为个人内在的品格，并自觉遵循职业规范去行动。在工作中，明确要执行护理道德的准则和规范的意义，不断地通过生活和工作历练和理性自省来提高道德情操和道德行为意识，自觉地把道德规范、情感、意志渗透到日常的护理实践中。

（三）护理道德修养的培育方法

1. **内省法**　内省法是指反省自己的行为是否符合道德要求。孔子说："内省不疚，夫何忧何惧？"曾子则称："吾日三省吾身。"韩愈认为："早夜以思，去其不如舜者，就其如舜者。"王阳明更是强调了一个人要省察克治。这种自我"内省"是中国人提升个人道德素养的经典方法。欧洲中世纪的基督教神学的重要代表人物奥古斯丁在其《忏悔录》中，以自传的形式详述了个人反省行为得失的经过。"内省"的实质是反思，即考察自身行为是否符合被社会认可的道德规范。护理道德修养的内省法需要护士不断接受护理道德教育，不断对于自身护理行为做自我反思和剖析，发现自身存在的缺点和不足，调整自身的护理行为，提高护理道德修养境界。

2. **学习法**　学习法是自觉培育护理道德修养有效途径之一。护士要学习护理道德理论和科学文化知识，通过教育可以培养高尚的道德情操和优良的业务素质。护士应在牢牢把握护理道德的准则、约束自己的言行举止的同时，通过不断地学习，树立良好的形象和品格。医疗卫生机构也要重视岗前培训，将护理道德修养教育纳入岗前重点培训内容，让护士拥有扎实的理论知识和精湛的技术水平，加强护理道德修养，切实遵循"以患者为中心"护理理念，为患者提供高质量的护理。

3. **慎独法**　慎独典出《礼记·中庸》："莫见乎隐，莫见乎微，故君子慎其独也。"即在无人监督的独处情况下，也要谨慎从事，坚持原则，不做任何违反道德原则和规范的事。临床护理工作中，许多护理工作常常是护士独自进行的，护理对象有可能是不会用言语表达的小儿或昏迷的患者等。这一系列的工作无不需要自律，要求护士慎独。它体现了社会道德的内在性和自我性，以及在个体身上的实现和完善，反映出个人对自我道德、人格、尊严、义务、良心的认识和实践。慎独强调要从"微"和"隐"处下功夫，一方面，不因善小而不为，不因过小而为之，防微杜渐；另一方面，护士也需要在人们不注意或注意不到的地方严格要求自己，按道德行事。护士在临床工作中要达到慎独修养的"隐""微"内涵，就应做到人前人后一个样，有无检查一个样，白天黑夜一个样，忙与不忙一个样，生人熟人一个样，做到言行一致，表里如一，提升自己的护理道德修养和护理境界。

4. **积善法**　积善法是指护士要通过不断积累善行或美德，使之巩固强化，以逐渐凝结成优良的品德。要做到积善成德，需要从多方面努力。从善的方面来说，护士不要轻忽小善，应乐于从小善做起，自觉地"积善不息""见善如不及"。从恶的方面来说，护士应重视小过、小恶，及时克服，对恶应"无微而不改""见不善如探汤"。护士也需要从小事做起，积善成德，认真履行临床护理规范，严谨执行护理操作，对待患者亲切友善，对待工作专业热忱，同时也应该防微杜渐，及时改正现存的小问题，不断累积善行，提升护理道德修养。

（孙　玫　王云岭　尹秀云）

第三节　护理道德评价

在社会生活中，人们会依照一定社会或阶级的道德标准对自己和他人的行为进行善恶判断和评论，表明其褒贬态度，即道德评价。道德评价对道德行为进行考察并做出裁决，分析判断特定行为的善恶；对善的行为给以赞扬、褒奖，对恶的行为加以批评、谴责，帮助人们明确所承担的道德责任。道德评价可以揭示一个人行为的善恶价值，判明这些行为是否符合一定的道德原则和规范，是否符合道德理想，从而通过社会舆论和内心信念，形成一种巨大的精神力量，弃恶扬善，以调整人与人之间以及个人与社会之间的关系。

一、护理道德评价的方式

护理道德评价是人们依据一定的护理道德标准对医疗卫生机构及护理人员的执业行为及各种护理道德现象的道德价值所做的判断。护理道德评价包括两类：一是社会或同行对护理行为和活动的评价，即社会舆论；二是护理人员的自我评价，对自己行为的道德价值做出评判，即个人良心。因此，护理道德的评价方法一般可分为3种，即社会舆论、传统习俗和个人良心。

（一）社会舆论

社会舆论是指众人对护理行为发表的议论、意见和看法，可以分为官方舆论和非官方舆论、正确舆论和错误舆论，对一些护理行为和做法予以表扬或批评，对护士的行为加以褒贬。社会舆论，尤其是官方舆论和正确舆论对护士的道德行为起调节作用，使护士在医疗护理实践中，能够反省自己的护理行为。凡是符合社会舆论的行为可推动护士奋进有为；反之会使护士感到内疚、羞辱、不适。社会舆论也促使护理领导和护士很好地总结经验教训，改正缺点，对护理工作和护士的行为起着调整、指导作用。

（二）传统习俗

传统习俗是人们在长期社会生活中，逐渐形成和沿袭下来的人们习以为常的一种行为倾向、行为规范和道德风尚。传统习俗是一种道德规范，可以作为道德评价的标准。它对护理行为起着约束和评价作用。传统习俗发挥了道德规范的作用。依照道德相对主义的观点符合传统习俗的行为是道德的，违背习俗的行为是不道德的。不过，传统习俗并不都是健康的、积极的，需要具体问题具体分析。

（三）个人良心

良心是一种个人的、特殊的自我道德评价，是对个人行为、意图或性格好坏的道德价值的反应。《孟子·告子上》："虽存乎人者，岂无仁义之心哉？其所以放其良心者，亦犹斧斤之於木也。"

朱熹集注："良心者，本然之善心。即所谓仁义之心也。"作为一种道德心理现象，良心也是护理人员对自身责任和义务的一种自觉意识和情感体验，以及由此而形成的个人内心的是非感、责任感，或引起对于做坏事的内疚和悔恨。良心是一种对于道德自我、活动评价与调控的心理机制。每一名护士良心的强弱既与自身的道德修养等因素有关，又取决于品德好坏相关的赏罚利害之多少。如果一个人因品德好而得到的赏誉越多，因品德坏而遭到的惩罚和损失越多；那么，他做好人而不做坏人的道德动机便越强，其良心便越强。

二、护理道德评价的依据

护士的行为总是在一定动机、目的的支配下采用相应手段进行，并产生一定的行为效果。对护士行为的评价可以根据动机与效果相统一、目的与手段相统一，开展道德判断和评价。

（一）动机与效果相统一

动机是指护理行为意识中的动因，指护士在临床工作中自觉追求一定目的的愿望或意图。效果是指护理行为所产生的客观后果，是护士行为价值最后的体现。动机论者强调，道德评价的根据只能是行为动机的好坏，至于行为的后果如何是无关紧要的。康德是动机论的突出代表。效果论者强调，只有道德行为的后果才是道德评价的唯一根据，而动机如何和道德评价没有关系。动机和效果是相互依存、相互贯通、相互转化的，同时动机和效果的统一是以实践为基础的曲折过程。在进行护理道德评价中，看问题要全面；在不同环节上对动机和效果要有针对性的侧重，应该是评价行为时侧重效果，评价人的道德品质时侧重动机。

（二）目的与手段相统一

目的是护士在医疗护理实践中通过努力后所期望达到的目标。手段是指护士为达到这一目标所采用的各种措施、途径和方法。目的决定论者认为，只要目的是合乎道德的，不必考虑手段是否正当。目的决定一切，目的可以为任何手段辩护。为达到目的，可以不择手段。手段决定论认为手段就是一切，手段是因，目的是果，手段是脱离目的而独立存在的。目的和手段统一论认为，目的和手段是辩证统一的，目的和手段相互联系、相互依存、相互制约。相对于一定的行为，行为过程是手段，行为结果是目的；但在更大的行为中，包括上述行为手段和目的的整个行为，又是该更大行为的手段。目的决定手段，手段服从目的。在具体行为中，护理行为目的和手段的善恶表现有时会不一致。在护理道德行为评价时，避免目的与手段相背离而得出片面性的结论，使目的与手段达到有机的统一。

三、护理道德评价的标准

道德评价的标准主要源自伦理原则或道德规范。道德是在一定社会群体中约定俗成的行为规范与品质规范的总和。道德规则体系包括伦理原则和道德规范。道德原则是一种宏观的道德要求，包含了若干的道德规范、道德准则。传统习俗也是一种道德规范。道德源于习俗，品质规范超越了社会习俗而独立存在。

（一）道德原则

护理道德原则标准可具体化为有利、不伤害、尊重和公正、互助等基本原则。有利原则包括不伤害的反面义务（不应该做的事）和有利的正面义务（应该做的事）。不伤害是指不给患者带来本来可以完全避免的躯体和精神损伤、疾病甚至死亡，同时护理人员有许多正面义务，即应该帮助患者治疗或治愈疾病，恢复健康，避免过早地死亡。尊重原则包括尊重服务对象的自主权、知情同意权、保密权和隐私权。公正原则要求公平对待，绝不能进行歧视，做到医疗资源的公平、合理分配。互助原则要求护理人员与其他的医护人员、患者及家属构建良好的互助关系。护理人员必须与其他人团结互助，兼顾个人、集体、社会的利益。

（二）道德规范

常见的道德品质包括诚实、自尊、谦逊、智慧、节制、勇敢等。道德品质要转化成道德规范，还需要这样表述：你应该诚实，你应该自尊。护理道德评价与一般道德评价有所不同，不应把一般的道德规范都搬过来。道德规范是道德原则的细化或衍生。知情同意、保护患者隐私、维护患者的尊严等都是尊重原则的细化或衍生。而公正原则又可以细化为对患者一视同仁、公平分配床位、护理程序公正透明、薪酬待遇公平合理等。

四、护理道德评价的作用

护理道德评价可促进护理道德原则和规范转化为护士的道德行为和品质，协调护理人际关系和社会关系，形成良好的护理道德风尚。对护士的行为进行道德意义上的善与恶的评判和裁决，有利于提高护士的道德水准，增强道德观念以及识别纷繁复杂的种种社会道德现象的能力，有利于护士在护理实践中正确地选择道德行为，有直接的调节和引导作用。

（一）调节作用

护理道德评价通过护士个人良心和舆论约束对道德行为和道德现象进行裁断，在护理实践中依据一定的道德原则和规范，调节着护理人际关系中的道德关系，帮助护士自觉控制自己的道德行为，以调节道德关系中个人利益和社会整体利益的矛盾，自觉维护社会整体利益，从而帮助更好地进行临床实践。

（二）引导作用

护理道德评价是一种重要的精神力量。护士道德评价能力的提高可以引导护士树立正确的善恶观及职业道德观，帮助护士明确道德价值的取向，增强护理道德意识，促使并引导护士道德观念转化为道德实践，实现知与行的辩证统一，从而更好地促进医疗护理服务的发展，促进人类福祉。

总之，护理道德评价是护士道德观念、道德品质形成的重要因素，贯穿于道德教育、道德修养等实践活动中。护理道德评价成为医护实践中的一种调控力量，可以引导广大护士分清是非、明辨善恶，避免护理道德失范，增强护士道德责任感和自觉性、主动性，提升自身整体素质。

（孙　玫　王云岭）

第四节　弘扬护士职业精神

一、新时代医务人员的职业精神

2002年，美国内科学基金、美国医师学院基金和欧洲内科医学联盟共同发布了《新世纪的医师职业精神——医师宣言》，中国医师协会于2005年正式加入推行《医师宣言》。《医师宣言》提出了3项基本原则：将患者利益放在首位、患者自主、社会公平；10项职业责任包括：提高业务能力的责任、对患者诚实的责任、为患者保密的责任、和患者保持适当关系的责任、提高医疗质量的责任、促进享有医疗的责任、对有限的资源进行公平分配的责任、对科学知识负有责任、通过解决利益冲突而维护信任的责任、对职责负有责任。医师职业精神是医学与社会达成承诺的基础。

2016年8月在全国卫生与健康大会上，习近平总书记用"敬佑生命、救死扶伤、甘于奉献、大爱无疆"概括了医务人员的职业精神。弘扬职业精神，彰显着白衣天使的光辉形象，也承载着沉甸甸的社会责任和光荣使命。广大医护人员自觉遵守这些职业操守、履行专业职责，致力于提高人民群众的健康福祉，维系医患信任，促进医患和谐。

广大人民群众的健康所系，性命相托，责任重于泰山。因此，医务人员要凭借扎实的专业知识和技能，敬佑生命，救死扶伤，治愈、减缓或控制疾病，守好医者的底线，履行医者的天职。医护人员要有甘于奉献的精神，无畏艰险，全身心地投入卫生健康职业之中，一切从患者出发，一切以患者为中心，而不太计较个人得失。医者贵有仁术，更贵有仁心；急患者之所急，痛患者之所痛。"大道不孤，大爱无疆"，这也展现了医者己立立人、己达达人的价值追求。

护理是整个医学体系中不可分割的重要组成部分，三分治疗，七分护理。广大护士作为医师的助手、工作的性质使其在医师和患者之间起到缓冲矛盾、增进理解的纽带的作用。在长期的护理实践中，护士群体形成了一系列与护理职业相关的社会责任、价值观念和行为规范，构成了护理事业发展的内在动力。在抗击新冠肺炎大流行的战疫中，护士身上也充分体现了生命至上、举国同心、舍生忘死、尊重科学、命运与共的伟大抗疫精神。这也是新时代医务人员职业精神的生动体现。

二、护士职业精神的内涵

（一）护士职业精神的形成过程

护士职业精神是在护理专业形成后逐渐萌芽、形成和发展的。南丁格尔本人就是倡导并践行护士职业精神的先行者。19世纪50～60年代，南丁格尔创办正规的护士学校，开创了规范的护理教育，撰写了《护理札记》《医院札记》等论著。她怀着对伤病者深切的同情与爱心，毕生倡导护理理念，建立符合伤病者要求的护理制度，培养专业人才。以南丁格尔为代表的护士群体身上所表现出来的精神气质、护理理念和价值导向逐渐得到英国乃至国际社会的理解和认可。护士职业精神是在南丁格尔精神的基础上形成和发展的。

1896年，美国和加拿大护理毕业生协会制定了护士伦理守则。1899年国际护士会成立。2012年国际护士会发布的《国际护士伦理守则》概述了护士与公众、护士与实践、护士与专业、护士与同事等方面的人际关系应该遵守的职业道德及履行职业义务。护士伦理守则是基于社会价值和需求制定的行动指南。1950年美国发布了第一个护士伦理守则，2015年发布了最新修订版。该守则明确了护士的伦理价值、道德义务、职责和专业理想，以及对患者、社会做出的承诺的体现。1988年日本颁布了《护士伦理守则》，2003年进行了修订。该守则规定了护士作为专业人员对社会的责任范围，护士提供自我职业道德评价的基准。

国务院于2008年颁布的《护士条例》明确了护士的义务，具体包括：在执业中应当遵守法律、法规、规章和诊疗技术规范；紧急救护，尊重患者，参与公共卫生和疾病预防。2020年，中华护理学会和中国生命关怀协会联合发布的《中国护士伦理准则》明确了护士的职责是要保护生命、减轻痛苦、预防疾病，促进健康，以及应遵循的伦理原则，指导护士在专业行为、专业实践中做出符合伦理的决策。

（二）护士职业精神的含义

美国《韦氏大学英语词典》将护士职业精神（nursing professionalism)定义为护士从业过程中所表现出的善良正直、尽职尽责的行为、熟练的技能和高水准的伦理道德素质。国外学者对护士职业精神的研究主要集中在对职业精神的认知、态度和行为三个方面。护士职业精神特点常被归纳为自主性、知识、胜任力、专业状态、责任感、倡导、合作实践、承诺等不同维度。护士职业精神是护士在职业生涯中所体现出来的护理科学精神与人文精神的统一，其精髓是伦理道德规范，包括责任、自律、尊重、同情、诚实和守信等。护士职业精神涵盖了"以患者为中心"的服务理念、关爱生命、患者利益至上的职业准则和促进患者身心健康的价值取向。

良好的护士职业精神是成为一名合格护士应具备的基本条件，直接关系着人类的生命健康和护理事业发展。护士职业精神的培养应遵循医德素养的形成规律，把握好各阶段的教育培养内容和实践培养方案，把护士职业精神培养内容融入护士的职业生涯中，理论与实践相结合，不断提升护理工作质量，促进护患关系和谐发展，促进优质护理服务的可持续发展。

（三）护士职业精神的测量

为了评估护士职业精神的构成要素，学者们发明诸多量表。霍尔（Hall）从态度角度进行研究，制定了霍尔职业精神量表（Hall professionalism inventory）。该量表主要是从态度角度进行研究，由加入专业团体组织、公共服务理念、专业自主性、自律、职业认同感与使命感5个维度组成。问题的选项采用Likert 5点计分法，分数越高说明护士职业精神水平越高。霍尔将职业精神视为一个整体的综合性概念，体现了个人、职业与团体之间的内在联系。他认为，专业组织、自律和自主性是护士职业精神的核心，对该3方面的把握能增强护士的专业决策能力。韩国庆熙大学Hwang职业精神量表共有5个维度，包括自我概念、社会意识、服务角色、职业化状态和创造性。答案均采用Likert 5点计分法表示，分数越高，表明护士职业精神积极的态度分值越高。

三、影响护士职业精神的因素

（一）个人因素

护士职业精神水平的高低受到护士年龄和临床工作经验的影响。有研究结果发现，年龄越大、从事护理工作年限越长，护士的职业精神水平越高，护士在职业精神的"参与专业组织""自主性"和"使命感"方面也有提高。这可能与资深临床护士的专业知识和技能更加完善与扎实，通过加入护士协会等专业团体组织从而获得更多的专业信息、培训机会有关。学历、薪资、工作量、工作满意度、政府投入程度以及家庭、社会和患者对护理专业的看法也会影响护士的职业精神，与医务人员间的团队合作度越高，护士自觉自主性水平较高，职业精神也较好。

（二）组织因素

加入专业组织或学会在加深护士对护理专业的理解和认识的同时，增强其对护理的认同，影响其职业精神。加入教育培训项目的机会，参与相关活动决定，职业发展规划、鼓励、正性反馈和周末加班补偿等因素会影响护士职业精神。同时，护士的职业精神也与科室文化和氛围等环境因素以及专业自主性等专业实践因素密切相关。先进的医院组织文化是护士职业精神的积极促进因素，浓厚组织文化氛围的医院环境也是促进患者满意的重要资源。

四、培育护师职业精神的途径

（一）全社会倡导护理专业价值

随着社会择业观念的变化，不少青年护士职业忠诚度偏低，这需要教育和医疗机构等多部门加大护理专业价值的社会宣传力度，特别是要给予相应专业价值认可，强化职业声誉，提高薪酬水平等。

（二）合理规划职业生涯，强化专业认同感

帮助护生和年轻护士开展职业生涯规划，明确个人的人生定位和目标，将个人价值的实现与专业发展相结合，提高专业认同和专业自豪感，增强为专业发展不断奉献的信念。将职业规划教育纳入护生的培养体系和护士的继续教育中，改进课程建设、师资力量、教学方式等方面，让每个护生能够对未来职业发展充满信心。

（三）促进护理教育改革，培养护生的职业精神

护生在进入临床工作之前，除专业知识和技能的储备外，还要在思想上认同临床护理工作的意义，并以关怀仁爱的信念对待患者。因此，要重视职业精神教育在护生培养体系中的地位，开设包含慎独精神、人文关怀、道德修养等在内的课程，创新教学方法，并在专业课教育中融入职业精神教育等，提升护生护理人文关怀能力，弘扬职业精神内涵。

（四）加强护理文化建设，改善护理执业环境

医院应将社会主义核心价值体系与医护人员救死扶伤的专业性质相结合，围绕技术精湛、仁爱奉献、护患和谐等理念进行医院和科室文化建设。护士应公平对待患者、同情接纳患者、培养慎独精神、倡导生命至上、增强人文关怀能力。对新入职护士开展职业精神培训，使其牢固树立为患者服务的理念，强化对护理事业的荣誉感和责任心，为患者提供具有保护性的、利于康复的心理环境，使患者需求得到最大限度的满足，构建和谐护患关系。

本章概要

护理人员要在实践工作中学习护理道德知识，培养道德情感，加强道德修养，提高道德评价和判断的水平，开展人文护理实践，提高护理质量，融洽护患关系。掌握护理伦理知识，发挥榜样示范教育作用，坚定护理道德信念，强化护理美德实践。先人后己、大公无私的道德境界值得追求和敬仰。护理道德的评价方法可分为社会舆论、传统习俗和个人良心。道德评价要坚持动机与效果相统一、目的与手段相统一。护士在职业生涯中要体现科学精神与人文精神的统一，自觉遵守自律、尊重、同情、诚实和守信等道德规范。

思考题

1. 什么是护理道德信念，有哪些特点？
2. 你觉得护士应当达到怎样的道德修养境界？
3. 护理道德评价的方式有哪些，会发挥怎样的作用？
4. 简述你对护士职业精神的理解。

案例分析

在2003年抗击急性重症呼吸综合征（SARS）疫情中，广东省中医院急诊科护士长叶欣献出了年轻的生命。她一直工作在最前线，恪尽职守、救死扶伤、不怕牺牲。在救护SARS患者时，叶欣不顾个人安危，冲锋在前。她常说："这里危险，让我来吧。"在确诊SARS后，叶欣记挂的仍是患者的安危、同事的安全。在隔离初期，叶欣每天都要打电话回科里，嘱咐大家要做好防护，提醒护士给患者做好翻身、拍背。后来，病得连说话都困难了，她就在纸上写下"不要靠近我，会传染"。叶欣永远地离开了我们，临终前家人给她换上了她坚守了一生的护士服。

问题：①叶欣身上凸显了哪些护理美德？②我们应当如何去学习、培育和弘扬她身上的护士职业精神？

（孙 玫 张新庆）

参 考 文 献

[1] 张彦和, 胡俊. 品格教育中榜样示范的问题与回应: 以亚里士多德美德论为考量视角 [J]. 道德与文明. 2020, 3: 103-108.

[2] 张新庆. 论护士专业精神及其内涵 [J]. 中国医学伦理学, 2012, 25 (3): 299-302.

[3] 邹顺康. 论道德评价中的几个基本理论问题 [J]. 伦理学研究, 2006 (6): 47-51.

附 件

附件1 《护士条例》（2020年修订版）

第一章 总 则

第一条 为了维护护士的合法权益，规范护理行为，促进护理事业发展，保障医疗安全和人体健康，制定本条例。

第二条 本条例所称护士，是指经执业注册取得护士执业证书，依照本条例规定从事护理活动，履行保护生命、减轻痛苦、增进健康职责的卫生技术人员。

第三条 护士人格尊严、人身安全不受侵犯。护士依法履行职责，受法律保护。全社会应当尊重护士。

第四条 国务院有关部门、县级以上地方人民政府及其有关部门以及乡（镇）人民政府应当采取措施，改善护士的工作条件，保障护士待遇，加强护士队伍建设，促进护理事业健康发展。

国务院有关部门和县级以上地方人民政府应当采取措施，鼓励护士到农村、基层医疗卫生机构工作。

第五条 国务院卫生主管部门负责全国的护士监督管理工作。

县级以上地方人民政府卫生主管部门负责本行政区域的护士监督管理工作。

第六条 国务院有关部门对在护理工作中作出杰出贡献的护士，应当授予全国卫生系统先进工作者荣誉称号或者颁发白求恩奖章，受到表彰、奖励的护士享受省部级劳动模范、先进工作者待遇；对长期从事护理工作的护士应当颁发荣誉证书。具体办法由国务院有关部门制定。

县级以上地方人民政府及其有关部门对本行政区域内做出突出贡献的护士，按照省、自治区、直辖市人民政府的有关规定给予表彰、奖励。

第二章 执业注册

第七条 护士执业，应当经执业注册取得护士执业证书。

申请护士执业注册，应当具备下列条件：

（一）具有完全民事行为能力。

（二）在中等职业学校、高等学校完成国务院教育主管部门和国务院卫生主管部门规定的普通全日制3年以上的护理、助产专业课程学习，包括在教学、综合医院完成8个月以上护理临床实习，并取得相应学历证书。

（三）通过国务院卫生主管部门组织的护士执业资格考试。

（四）符合国务院卫生主管部门规定的健康标准。

护士执业注册申请，应当自通过护士执业资格考试之日起3年内提出；逾期提出申请的，除应当具备前款第（一）项、第（二）项和第（四）项规定条件外，还应当在符合国务院卫生主管部门规定条件的医疗卫生机构接受3个月临床护理培训并考核合格。

护士执业资格考试办法由国务院卫生主管部门会同国务院人事部门制定。

第八条 申请护士执业注册的，应当向批准设立拟执业医疗机构或者为该医疗机构备案的卫生主管部门提出申请。收到申请的卫生主管部门应当自收到申请之日起20个工作日内做出决定，对具备本条例规定条件的，准予注册，并发给护士执业证书；对不具备本条例规定条件的，不予注册，并书面说明理由。

护士执业注册有效期为5年。

第九条 护士在其执业注册有效期内变更执业地点的，应当向批准设立拟执业医疗机构或者为该医疗机构备案的卫生主管部门报告。收到报告的卫生主管部门应当自收到报告之日起7个工作日内为其办理变更手续。护士跨省、自治区、直辖市变更执业地点的，收到报告的卫生主管部门还应当向其原注册部门通报。

第十条 护士执业注册有效期届满需要继续执业的，应当在护士执业注册有效期届满前30日向批准设立执业医疗机构或者为该医疗机构备案的卫生主管部门申请延续注册。收到申请的卫生主管部门对具备本条例规定条件的，准予延续，延续执业注册有效期为5年；对不具备本条例规定条件的，不予延续，并书面说明理由。

护士有行政许可法规定的应当予以注销执业注册情形的，原注册部门应当依照行政许可法的规定注销其执业注册。

第十一条 县级以上地方人民政府卫生主管部门应当建立本行政区域的护士执业良好记录和不良记录，并将该记录记入护士执业信息系统。

护士执业良好记录包括护士受到的表彰、奖励以及完成政府指令性任务的情况等内容。护士执业不良记录包括护士因违反本条例以及其他卫生管理法律、法规、规章或者诊疗技术规范的规定受到行政处罚、处分的情况等内容。

第三章　权利和义务

第十二条 护士执业，有按照国家有关规定获取工资报酬、享受福利待遇、参加社会保险的权利。任何单位或者个人不得克扣护士工资，降低或者取消护士福利等待遇。

第十三条 护士执业，有获得与其所从事的护理工作相适应的卫生防护、医疗保健服务的权利。从事直接接触有毒有害物质、有感染传染病危险工作的护士，有依照有关法律、行政法规的规定接受职业健康监护的权利；患职业病的，有依照有关法律、行政法规的规定获得赔偿的权利。

第十四条 护士有按照国家有关规定获得与本人业务能力和学术水平相应的专业技术职务、

职称的权利；有参加专业培训、从事学术研究和交流、参加行业协会和专业学术团体的权利。

第十五条　护士有获得疾病诊疗、护理相关信息的权利和其他与履行护理职责相关的权利，可以对医疗卫生机构和卫生主管部门的工作提出意见和建议。

第十六条　护士执业，应当遵守法律、法规、规章和诊疗技术规范的规定。

第十七条　护士在执业活动中，发现患者病情危急，应当立即通知医师；在紧急情况下为抢救垂危患者生命，应当先行实施必要的紧急救护。

护士发现医嘱违反法律、法规、规章或者诊疗技术规范规定的，应当及时向开具医嘱的医师提出；必要时，应当向该医师所在科室的负责人或者医疗卫生机构负责医疗服务管理的人员报告。

第十八条　护士应当尊重、关心、爱护患者，保护患者的隐私。

第十九条　护士有义务参与公共卫生和疾病预防控制工作。发生自然灾害、公共卫生事件等严重威胁公众生命健康的突发事件时，护士应当服从县级以上人民政府卫生主管部门或者所在医疗卫生机构的安排，参加医疗救护。

第四章　医疗卫生机构的职责

第二十条　医疗卫生机构配备护士的数量不得低于国务院卫生主管部门规定的护士配备标准。

第二十一条　医疗卫生机构不得允许下列人员在本机构从事诊疗技术规范规定的护理活动：

（一）未取得护士执业证书的人员。

（二）未依照本条例第九条的规定办理执业地点变更手续的护士。

（三）护士执业注册有效期届满未延续执业注册的护士。

在教学、综合医院进行护理临床实习的人员应当在护士指导下开展有关工作。

第二十二条　医疗卫生机构应当为护士提供卫生防护用品，并采取有效的卫生防护措施和医疗保健措施。

第二十三条　医疗卫生机构应当执行国家有关工资、福利待遇等规定，按照国家有关规定为在本机构从事护理工作的护士足额缴纳社会保险费用，保障护士的合法权益。

对在艰苦边远地区工作，或者从事直接接触有毒有害物质、有感染传染病危险工作的护士，所在医疗卫生机构应当按照国家有关规定给予津贴。

第二十四条　医疗卫生机构应当制定、实施本机构护士在职培训计划，并保证护士接受培训。

护士培训应当注重新知识、新技术的应用；根据临床专科护理发展和专科护理岗位的需要，开展对护士的专科护理培训。

第二十五条　医疗卫生机构应当按照国务院卫生主管部门的规定，设置专门机构或者配备专（兼）职人员负责护理管理工作。

第二十六条　医疗卫生机构应当建立护士岗位责任制并进行监督检查。

护士因不履行职责或者违反职业道德受到投诉的，其所在医疗卫生机构应当进行调查。经查证属实的，医疗卫生机构应当对护士做出处理，并将调查处理情况告知投诉人。

第五章　法律责任

第二十七条　卫生主管部门的工作人员未依照本条例规定履行职责，在护士监督管理工作中滥用职权、徇私舞弊，或者有其他失职、渎职行为的，依法给予处分；构成犯罪的，依法追究刑事责任。

第二十八条 医疗卫生机构有下列情形之一的，由县级以上地方人民政府卫生主管部门依据职责分工责令限期改正，给予警告；逾期不改正的，根据国务院卫生主管部门规定的护士配备标准和在医疗卫生机构合法执业的护士数量核减其诊疗科目，或者暂停其6个月以上1年以下执业活动；国家举办的医疗卫生机构有下列情形之一、情节严重的，还应当对负有责任的主管人员和其他直接责任人员依法给予处分：

（一）违反本条例规定，护士的配备数量低于国务院卫生主管部门规定的护士配备标准的。

（二）允许未取得护士执业证书的人员或者允许未依照本条例规定办理执业地点变更手续、延续执业注册有效期的护士在本机构从事诊疗技术规范规定的护理活动的。

第二十九条 医疗卫生机构有下列情形之一的，依照有关法律、行政法规的规定给予处罚；国家举办的医疗卫生机构有下列情形之一、情节严重的，还应当对负有责任的主管人员和其他直接责任人员依法给予处分：

（一）未执行国家有关工资、福利待遇等规定的。

（二）对在本机构从事护理工作的护士，未按照国家有关规定足额缴纳社会保险费用的。

（三）未为护士提供卫生防护用品，或者未采取有效的卫生防护措施、医疗保健措施的。

（四）对在艰苦边远地区工作，或者从事直接接触有毒有害物质、有感染传染病危险工作的护士，未按照国家有关规定给予津贴的。

第三十条 医疗卫生机构有下列情形之一的，由县级以上地方人民政府卫生主管部门依据职责分工责令限期改正，给予警告：

（一）未制定、实施本机构护士在职培训计划或者未保证护士接受培训的。

（二）未依照本条例规定履行护士管理职责的。

第三十一条 护士在执业活动中有下列情形之一的，由县级以上地方人民政府卫生主管部门依据职责分工责令改正，给予警告；情节严重的，暂停其6个月以上1年以下执业活动，直至由原发证部门吊销其护士执业证书：

（一）发现患者病情危急未立即通知医师的。

（二）发现医嘱违反法律、法规、规章或者诊疗技术规范的规定，未依照本条例第十七条的规定提出或者报告的。

（三）泄露患者隐私的。

（四）发生自然灾害、公共卫生事件等严重威胁公众生命健康的突发事件，不服从安排参加医疗救护的。

护士在执业活动中造成医疗事故的，依照医疗事故处理的有关规定承担法律责任。

第三十二条 护士被吊销执业证书的，自执业证书被吊销之日起2年内不得申请执业注册。

第三十三条 扰乱医疗秩序，阻碍护士依法开展执业活动，侮辱、威胁、殴打护士，或者有其他侵犯护士合法权益行为的，由公安机关依照治安管理处罚法的规定给予处罚；构成犯罪的，依法追究刑事责任。

第六章 附 则

第三十四条 本条例施行前按照国家有关规定已经取得护士执业证书或者护理专业技术职称、从事护理活动的人员，经执业地省、自治区、直辖市人民政府卫生主管部门审核合格，换领护士执业证书。

本条例施行前，尚未达到护士配备标准的医疗卫生机构，应当按照国务院卫生主管部门规定的实施步骤，自本条例施行之日起3年内达到护士配备标准。

第三十五条 本条例自2008年5月12日起施行。

附件2 中国护士伦理准则

依据我国《护士条例》的宗旨，参照国际护士会的《护士伦理守则》的内容，结合我国卫生健康事业发展需要，中华护理学会和中国生命关怀协会人文护理专业委员会于2020年共同制定了《中国护士伦理准则》。该伦理准则明确了护士职责和应遵循的伦理原则，指导护士在专业行为、专业实践中做出符合伦理的决策，促进专业品格和人文素养的全面提升。

第一章 总 则

第一条 护理宗旨：保护生命、减轻痛苦、预防疾病，促进健康。

第二条 护理对象：个体、家庭、人群、社区。

第三条 护士职责：为护理对象提供专业的关怀照护、病情观察、专科护理，协同医师实施诊疗计划，及时与医疗团队沟通，开展健康教育、心理护理、康复指导，协调社会资源，提供全方位、全生命周期的身心整体护理。

第四条 伦理原则：尊重、关爱、不伤害、公正。

第二章 护士与护理对象

第五条 尊重权益：敬畏护理对象的生命权、健康权、身体权，维护生命尊严；尊重知情同意权、自主权、隐私权，维护个体尊严；理解护理对象的原生文化、生活习俗、个性特征，维护人格尊严。

第六条 关爱生命：悲悯仁爱、感同身受，将救护护理对象的生命安全放在第一位，护佑生命、守卫健康。为护理对象提供具有个性化的生理、心理、精神、社会、文化的人文关怀和多元文化的整体护理。

第七条 安全优质：恪尽职守，审慎无误，坚守良知，避免因不当的护理行为造成的不适、疼痛、痛苦、残疾、死亡等身心伤害和经济负担；在实施有创护理措施时，最大限度做到受益大于伤害。为护理对象提供安全、规范、高效、低耗、优质的专业护理。

第八条 公正合理：不论护理对象的性别、年龄、肤色、外貌、地域、国籍、种族、宗教、信仰、贫富、社会地位等一律平等对待；在卫生资源紧缺或其他极端特殊情况时，应遵循基于国家利益、医学标准、社会价值、家庭角色、余年寿命、个人意愿等综合权衡做出伦理决策。为护理对象提供公平正义、一视同仁的专业护理。

第九条 和谐共赢：全面掌握护患沟通技能，认真倾听护理对象主诉、深入分析、及时判断、合理解释，有效化解护患矛盾，在良性互动中分享职业荣誉感和执业动力，护士思想及人格得到升华，实现护患双赢，建立相互理解、信任、合作、愉悦和谐的护患关系。

第三章 护士与合作者

第十条 平等互尊：护士与护士、医师、药技、工勤人员以及卫生行政管理人员之间，相互尊重、保持人格平等、专业价值平等。

第十一条　团结合作：围绕护理宗旨和目标，相互学习、相互支持、理解宽容；共建诚信、团结、合作、高效、和谐的医护患命运共同体。

第四章　护士与专业

第十二条　依法行护：遵守国家法律、法规；遵守各级医疗行政机构颁发的法规和管理规范；遵守护理规章制度、诊疗护理技术规范和疾病护理指南，合法地开展护理工作。

第十三条　以德施护：忠诚护理事业，爱岗敬业；加强人文社会科学知识学习，全面提升人文素养，提高人文关怀能力；将护理职业精神、护士伦理准则内化于心，外化于行，落实在每一个护理实践行为中。

第十四条　科教兴护：尊师重教、关爱学生、为人师表，重视传统文化，弘扬中华文明；促进学术交流，善于循证、勇于创新、拓展和深化专科护理实践；开展科学研究，坚守学术诚信，遵循科研与技术伦理规范，抵制学术不端，以科研和教学助力护理学理论体系和实践模式的创新与持续发展。

第十五条　学习强护：坚持终身学习，刻苦钻研、与时俱进，注重知识更新，强化专业素养，仁心仁术，精益求精，增强岗位胜任能力，始终确保为护理对象提供高质量的护理实践。

第五章　护士与社会

第十六条　国家使命：投身健康中国战略的国计民生工程，以健康教育、个案管理、延续护理、护理服务＋互联网等多种形式推进全民健康及社会发展，不忘初心，奉行国家使命。

第十七条　社会责任：在突发公共卫生事件时，保护生命、维护公众健康，人民至上、生命至上，不计报酬、不论生死；主动请缨，勇敢担当，积极参加救护，承担社会赋予的责任。

第十八条　专业价值：积极参与医疗护理改革和社会公益活动，勇于开拓创新，敢于建言献策，促进医疗护理公平，展现专业内涵，维护职业尊严，彰显专业价值。

第六章　护士与环境

第十九条　患者环境：建立护理安全文化和持续护理质量改进机制，防范医源性损害和医疗废物污染，营造和提供安全、安静、整洁、舒适、舒心的物理环境与人文服务环境。

第二十条　执业环境：维护护士合法权益，坚守职业生涯持续发展目标，促进有利于护理事业发展的法律、法规、政策和制度的出台，有效预防职业危害、防范工作场所暴力，创建和维护健康、公平、诚信和谐的执业环境。

第二十一条　网络环境：自觉遵守和维护国家、相关部门关于网络信息管理的法律、法规、制度；关注网络环境对人类健康的影响，制定相关护理对策；在医疗护理专业领域应用互联网时，注意个人隐私保密，共同维护健康、安全的网络环境。

第七章　护士自身修养

第二十二条　以德修身：坚守社会公德，善良正直，胸怀宽广；仪表端庄，言行优雅；自尊自爱，自信自强；严谨慎独，求真务实，至善至美，陶冶良好的专业品质和人格特质。

第二十三条 身心健康：注意自身保健，保持良好的形象和身体状态；情绪稳定，精神饱满，直面困难，化解压力；积极进取，修炼良好的自控能力和社会适应能力，维护身心健康。

第二十四条 家国情怀：心怀天下，爱国爱家，以业报国，以情护家。维系亲情，尊老爱幼，互敬互爱，提升个人与家庭成员幸福感，平衡工作与家庭关系，促进事业与家庭的和谐发展。

索　引